¿Soy yo o son mis hormonas?

Margaret Smith y Patricia Michalka

¿Soy yo o son mis hormonas?

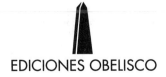

EDICIONES OBELISCO

Si este libro le ha interesado y desea que lo mantengamos informado
de nuestras publicaciones, escríbanos indicándonos qué temas son
de su interés (Astrología, Autoayuda, Ciencias Ocultas, Artes Marciales,
Naturismo, Espiritualidad, Tradición) y gustosamente lo complaceremos.

Puede consultar nuestro catálogo en: www.edicionesobelisco.com

Colección Salud y Vida Natural
¿Soy yo o son mis hormonas?
Margaret Smith y Patricia Michalka

1.ª edición: mayo de 2008

Título original: *Is It Me or My Hormones?*

Traducción: *Joana Delgado*
Maquetación: *Olga Llop*
Corrección: *Mª Ángeles Olivera*
Diseño de cubierta: *Enrique Iborra*

© 2006, Margaret Smith & Patricia Michalka
Edición original publicada en Australia y Nueva Zelanda
por Finch Pub. Ltd., Sidney
(Reservados todos los derechos)
© 2008, Ediciones Obelisco, S.L.
(Reservados todos los derechos para la presente edición)

Edita: Ediciones Obelisco, S.L.
Pere IV, 78 (Edif. Pedro IV) 3.ª planta 5.ª puerta
08005 Barcelona - España
Tel. (93) 309 85 25 - Fax (93) 309 85 23
E-mail: obelisco@edicionesobelisco.com

ISBN: 978-84-9777-457-4
Depósito Legal: B-11.794-2008

Printed in Spain

Impreso en España en los talleres gráficos de Romanyà/Valls, S.A.
Verdaguer, 1 - 08786 Capellades (Barcelona)

No había empezado con la menopausia, pero no habría servido de nada decirlo; para la mitología familiar había sido útil, por lo visto, tener una madre menopáusica. A veces se sentía como un pájaro herido picoteado hasta la muerte por los pájaros sanos, o como un animal martirizado por unos niños crueles.

El verano antes de la noche, Doris Lessing

De improviso nos vemos embarcados en la segunda mitad de la vida. Sin estar en absoluto preparados, con la falsa idea de que nuestras verdades e ideales se mantendrán como hasta ahora. Pero no podemos vivir la tarde de la vida con los planes de la mañana de la vida.

Carl Jung (1875-1961)

Deseo hacerme mayor, cuando tu imagen es cada vez menos importante y lo que importa es lo que eres.

Susan Sarandon

Introducción

En los últimos siete años, aproximadamente, la pregunta «¿es peligrosa la terapia de sustitución hormonal (HRT, siglas en inglés, y TSH, en español)?» ha generado un gran debate. Los titulares de los medios informativos sobre el posible incremento del cáncer de mama y de los problemas cardiovasculares en las mujeres que siguen una terapia de sustitución hormonal han causado alarma y confusión entre las menopáusicas. Muchas mujeres han interrumpido la terapia, pero siguen buscando ayuda para superar los grandes cambios que tienen lugar en esa etapa de la vida. Para algunas mujeres, recurrir a la terapia de sustitución hormonal es una necesidad, y, al adoptarla, confían en que una vida mejor no tiene por qué suponer una vida más corta. Este libro ofrece ciertos datos que pueden trasmitir esa confianza, entre ellos las últimas investigaciones sobre el cáncer de mama y los riesgos de sufrir enfermedades cardiovasculares.

En los años sesenta, se convenció a las mujeres norteamericanas de que debían seguir la terapia sustitutiva de estrógenos (ERT, siglas en inglés) con la falsa promesa de una «femineidad eterna». En los setenta, la preocupación de que el estrógeno por sí solo pudiera incrementar el riesgo de cáncer en el revestimiento del útero (cáncer de endometrio) condujo a que los facultativos se replantearan la proporción entre riesgos y beneficios en la terapia hormonal. En los ochenta, se introdujeron los progestágenos en la terapia sustitutiva de estrógenos, y ésta pasó a llamarse tratamiento hormonal sustitutorio, el cual incluía ambas hormonas y se les administraba a las mujeres menopáusicas. En esa época se creía que dicho tratamiento tenía efectos beneficiosos para el sistema cardiovascular y que ofrecía una protección fundamental contra los infartos y los derrames cerebrales. Los estudios realizados ya habían demostrado que el TSH podía evitar la pérdida de calcio en los huesos causada por la falta de estrógenos y prevenir, por tanto, la osteoporosis; por ello, muchas mujeres decidieron seguir el tratamiento hormonal sustitutorio a largo plazo. Se creía también que el TSH mejoraba la función cerebral.

En los años noventa se advirtió de que las mujeres que habían seguido esa terapia durante más de cinco años podían ver incrementado el riesgo de sufrir cáncer de mama, y después los estudios demostraron que el TSH en mujeres que ya habían sufrido un ataque de corazón o un derrame cerebral no les proporcionaba protección frente a un posterior ataque. Estudios posteriores realizados en mujeres de mayor edad (las cuales no habían tenido síntomas de menopausia) mostraron que el TSH no les había supuesto una mejor calidad de vida ni les había protegido de la pérdida de funciones cerebrales.

Todos estos estudios se llevaron a cabo en mujeres que habían seguido un TSH estándar en Estados Unidos: Premarin y Provera. Sin embargo, en Australia se recetaban dosis inferiores de estrógenos y diferentes progestágenos.

Actualmente, la creencia es que las mujeres deben seguir el TSH durante períodos no demasiado prolongados (de dos a cinco años) para aliviar los síntomas característicos de la menopausia, pero la promesa de «femineidad eterna» tiene que someterse a revisión. Es importante utilizar el TSH juiciosa y apropiadamente, y cada caso debe evaluarse individualmente.

«¿Soy yo o son mis hormonas?» es la pregunta que se hacen con más frecuencia las mujeres de mediana edad. Una mujer de esa edad lo expresa muy bien cuando afirma: «Si no es la menopausia es que debo estar enfermando.»

En este libro explicamos las diferencias que deben establecerse entre los síntomas causados por una insuficiencia hormonal y los que tienen una causa médica o emocional, para proporcionar el adecuado tratamiento.

Las hormonas empiezan a cambiar, es decir, a disminuir, entre los 35 y los 55 años, período al que se llama premenopausia. Por ello hemos incluido historias de mujeres de esas edades, no sólo de aquellas que pasan por la menopausia.

Antes de 1960, médicamente apenas se hablaba de la menopausia. Es algo reconocido actualmente, aunque hay quien critica que la profesión médica haya intentado controlar su proceso natural, lo que se denomina la medicalización de la menopausia. Un adecuado control médico que incluya factores mentales, emocionales y físicos favorece una buena evaluación de la menopausia. Ésta no es una condición médica ni mental, sino un período natural en la vida de toda mujer, si bien puede ir asociado a problemas de salud. Un 50 % de las mujeres no sufre ningún problema orgánico o emocional. Sin embargo, hay muchas mujeres que necesitan consejo y ayuda de tipo emocional, pero no se les escucha ni tampoco encuentran respuesta a sus preguntas.

Todos nosotros experimentamos cambios y atravesamos por diferentes etapas, pero en muchas mujeres «el cambio» (es decir, la menopausia) es una época muy significativa. Para algunas mujeres se trata tan sólo de un paso más en el trayecto, marcado tan sólo por el calendario y la ausencia de la menstruación. Para una minoría es prácticamente una muerte tras otra, con cambios terribles –tanto físicos como emocionales– casi intolerables. Virgina Woolf se preguntaba: «Por qué será tan trágica la vida, tan parecida a una angosta vereda sobre un abismo. Miro hacia abajo: siento un mareo; me pregunto cómo podré caminar hasta el final». La escritora sufrió depresión la mayor parte de su vida, pero en la menopausia llegó a serle insoportable y finalmente acabó con su vida. Se trataba de una depresión profunda e interna (endógena) relacionada con una angustia infantil y juvenil.

Para la mayoría de las mujeres, la menopausia no tiene por qué ser una experiencia tan terrible como la sufrida por Virginia Woolf, pero puede existir asimismo, una angustia psicológica antigua, bien sea ignorada o encubierta. De hecho, con frecuencia, las mujeres que a lo largo de su vida han ido acarreando los problemas, obviándolos, en esta época tan importante se encuentran con un montón de asuntos por resolver. La vulnerabilidad de esta etapa los hace aflorar. Hemos visto mujeres que empiezan una nueva vida y otras que pierden totalmente el rumbo durante la menopausia, y es muy fácil echar la culpa de todo ello a nuestras hormonas.

Otra pregunta muy frecuente es: «¿Cuándo empieza la menopausia?» La edad más común es entre los 45 y los 55 años. La edad media de la menopausia (en la que se tienen las últimas reglas) es la de los 52 años, pero deben transcurrir doce meses sin menstruación para que podamos decir que se trata de la última regla. Sin embargo, las mujeres más jóvenes, entre 35 y 40 años, que siguen menstruando, aunque perciben cambios físicos y emocionales, se equivocan cuando atribuyen esos cambios a una menopausia precoz. Pero de ello hablaremos en capítulos posteriores.

La deficiencia hormonal es sólo uno de los aspectos de la menopausia; por consiguiente, el TSH es sólo parte del tratamiento. Hay otros factores médicos que tienen que definirse y tenerse en cuenta. Si el problema principal es el emocional, las mujeres precisan alguien que les escuche; algunas requieren ayuda psicológica, y otras, quizás, tratamiento psiquiátrico. En el siglo pasado hubo mujeres que se volvieron literalmente locas en esa etapa de la vida y tuvieron que ingresarlas en manicomios. «Una taza de té, un Bex (un fármaco) y una buena siesta» (anuncio radiofónico muy famoso de la radio australiana en los años cuarenta y cincuenta), eso era lo único que podían permitirse nuestras madres y nuestras abuelas. Pero limitarse a ocultar los síntomas no es adecuado, por lo que ese método fue realmente peligroso (el uso prolongado de las píldoras Bex provocaba fallos renales, y, posteriormente, conducía a la diálisis y a los trasplantes de riñón. Una década más tarde, a muchas mujeres se les recetaba Valium o Serepax, y cayeron en la adicción a esos fármacos. Eran como unas muletas de las que no podían prescindir.

Entonces, si no son mis hormonas, ¿soy YO? ¿Qué me está pasando? ¿Qué puedo hacer? La mayoría de nosotras cree que lo que nos sucede mentalmente acaba reflejándose en nuestro cuerpo. Solemos decir frases como: «Me pone enferma sólo pensar en eso», «el resentimiento la está matando», «es como una punzada en el corazón». Sabemos de modo instintivo que se necesita tener una mente sana para tener un cuerpo sano. Hay estudios clínicos que lo confirman.

Además de los cambios físicos y hormonales, hay respuestas emocionales que pueden sobrepasarnos. Si las entendemos y las tratamos, no nos sentiremos impotentes. Más adelante, observaremos las actitudes y las percepciones, cómo vemos a los demás y cómo nos vemos a nosotras mismas; examinaremos nuestros comportamientos y nuestras elecciones.

En la actualidad, todos estamos vinculados y parece que seamos más conscientes; siempre estamos relacionados con algo o con alguien. Esto se hace muy patente en mujeres de mediana edad, con hijos que crecen y padres que envejecen y mueren. Nuestras opciones con respecto al propio bienestar repercutirán, por consiguiente, en la vida de los otros tanto como en las propias.

Todos deseamos tener felicidad, salud y paz mental, pero muchas mujeres en vez de ello sienten sufrimiento, soledad y marginación. En los países subdesarrollados, donde las mujeres se enfrentan al terror y a la destrucción, sufren limitaciones y mutilaciones de las que tenemos noticias, pero que apenas podemos imaginar. En nuestra sociedad, «más adelantada», hay también limitaciones y mutilaciones psíquicas que impiden a las mujeres disfrutar de libertad y felicidad. Las historias que se narran en este libro pueden ayudar a algunas mujeres a salir de detrás del escudo emocional en el que se esconden. Todas queremos ser felices, y la mayoría de nosotras anhelamos tener paz interior, especialmente en la edad madura, cuando los cambios hormonales y emocionales producen tanta agitación.

En los siguientes capítulos se incluyen algunas informaciones y también herramientas que pueden mejorar el estado físico y emocional en la edad madura, así como historias de mujeres y su búsqueda de paz interior. En nuestra vida cotidiana y en nuestras relaciones necesitamos medios que nos ayuden a conseguir salud y felicidad. En las páginas siguientes veremos el tema de la práctica del perdón, una fuente de liberación personal que se consigue sólo con la voluntad firme de llevarlo a cabo.

Parte 1

¿Soy yo o son mis hormonas?

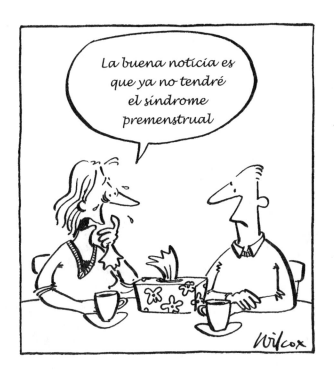

1

Hormonas: ¿podemos *funcionar* sin ellas?

Si los cambios que tememos son tan irresistibles,
¿Qué nos queda sino aceptarlos en silencio?
Samuel Jonson (1709-1784)

¿Podemos funcionar sin hormonas? ¿Es la menopausia, como dicen algunos médicos, una dolencia debida a la falta de estrógenos para la cual *todas* las mujeres requieren un tratamiento hormonal? ¿O por el contrario se trata de un período de transición totalmente natural como lo es la menarquía (principio de la menstruación), y por ello *ninguna* mujer necesita el TSH?

La palabra *hormona* proviene del griego y significa «poner en marcha» o «mensajero». Las hormonas sexuales son moléculas *esteroides* que se producen en unas glándulas especiales, principalmente en las suprarrenales, en las endocrinas y en los testículos. Estas hormonas se secretan en el torrente sanguíneo y se desplazan en él hasta los órganos capacitados para utilizarlas. Hay unos tejidos que las recogen por medio de unos *receptores* que se encuentran en la superficie de las células, de modo que las hormonas *sólo* afectan a las células que pueden captarlas. Es un procedimiento diferente al de otros tipos de medicación de uso común, como, por ejemplo, los fármacos utilizados para el tratamiento de la presión arterial alta que son discriminatorios en su función y pueden por ello tener efectos secundarios significativos, pues actúan en todo el cuerpo y no sólo en las células con unos receptores específicos.

Las hormonas actúan *específicamente* en tejidos *específicos*, lo cual determina respuestas *específicas*, tales como el crecimiento y la división de células propios de los estrógenos y la producción y la secreción de nutrientes típicas de los progestágenos.

En este libro, si no se indica lo contrario, cuando hablamos de «hormonas» nos referimos a hormonas *femeninas*. Hay que tener también en cuenta que cuando se utiliza la palabra «esteroide» no se usa como «corticoesteroide», que es el nombre de las potentes hormonas producidas por la corteza adrenal. Se ha hablado mucho de los corticoesteroides porque son unas hormonas muy potentes, con efectos secundarios muy marcados. Pueden salvar vidas, pero deben utilizarse con mucho cuidado. A la glándula pituitaria, o hipófisis, situada en la base del cerebro, se la conoce como «glándula maestra o glándula conductora del sistema endocrino, pues secreta las hormonas que estimulan la producción de las hormonas generadas por las otras glándulas endocrinas.

En un ciclo menstrual normal, la hormona foliculoestimulante (FSH, siglas en inglés) y los niveles de estrógeno empiezan a ascender cuando empieza la menstruación, por ello siempre decimos que el primer día del período es el primer día de un nuevo ciclo. La FSH estimula diversos folículos ováricos para la producción de estrógenos, y el estradiol es el estrógeno más producido. Generalmente, tan sólo un folículo se encarga de producir el mayor número de hormonas; los otros simplemente desaparecen. Cuando los niveles de estrógeno llegan a un nivel máximo, la glándula pituitaria libera la hormona luteinizante (LH, siglas en inglés) a fin de estimular la ovulación. Si así ocurre, el óvulo se desprende (ovulación) y se desplaza hasta el final de la trompa de Falopio donde inicia su viaje con la esperanza de encontrarse con un espermatozoide (hay millones de ellos y sólo un ganador). El folículo produce entonces progesterona y estrógeno, las libera en el torrente sanguíneo y el cuerpo está listo para el embarazo. La palabra «pro-gesterona» significa hormona para la gestación. Si no hay fertilización, los niveles hormonales descienden, las mucosas interiores del útero (endometrio) se rompen y se inicia la menstruación y, por consiguiente, un nuevo ciclo hormonal.

Durante la menopausia, cuando ya no hay óvulos, la FSH y la LH llegan a niveles muy altos y permanecen así porque la producción de estrógeno es tan baja que en la pituitaria no se produce la reacción que permite anular estas hormonas. La menstruación cesa porque el endometrio está muy poco estimulado y, por consiguiente, no existe tejido que sangre.

La medición del estradiol y de la FSH ayuda, por tanto, a diagnosticar la menopausia. En esas mediciones, el estradiol tendría un nivel alto y la FSH, bajo.

Abajo vemos un gráfico de un ciclo menstrual normal y los cambios hormonales del ciclo perimenopáusico. Este ultimo ciclo es a veces todo menos un ciclo, pues las hemorragias pueden ser ligeras o abundantes y el período puede adelantarse o atrasarse con respecto al ciclo normal de 28 días.

Gráfico de ciclo menstrual normal

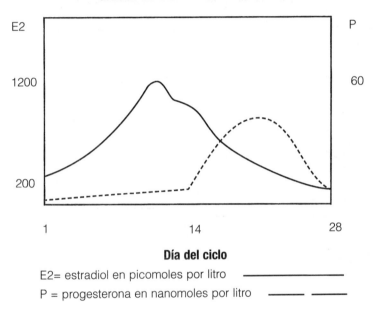

Día del ciclo

E2= estradiol en picomoles por litro ———————

P = progesterona en nanomoles por litro ——— ———

Estrógeno

El primer día de la menstruación es el día 1 de un ciclo.

Como respuesta a la FSH (hormona folículo estimulante) de la glándula pituitaria, en el folículo del ovario se produce estrógeno, y a mitad del ciclo, el día 14, los niveles de estrógeno ascienden a un ritmo constante. Se produce un ligero descenso de estrógenos, éstos vuelven a subir unos días, y después caen a partir aproximadamente del día 25. El día 28 los niveles caen por debajo de su nivel y empieza el siguiente período.

Obviamente, si se produce la concepción, los estrógenos siguen subiendo y el embarazo acaba con la menstruación durante nueve meses.

Progesterona

En la primera mitad del ciclo, el nivel de progesterona es bajo. Si tiene lugar la ovulación, en respuesta a la LH (hormona luteinizante) de la pituitaria, el folículo se desprende del óvulo (ovulación) y la capa folicular restante secreta progesterona. El nivel de progesterona asciende y después empieza a bajar hacia el día 25, momento en que el estrógeno también desciende.

El descenso de ambas hormonas da lugar a la hemorragia que llamamos menstruación o período menstrual.

Gráfico de ciclo perimenopáusico normal

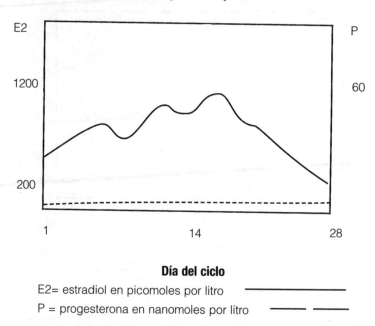

Día del ciclo

E2= estradiol en picomoles por litro

P = progesterona en nanomoles por litro

Si los niveles de estrógeno son elevados pueden producirse síntomas como dolor de mamas y cambios de humor. Si los niveles de estrógeno son bajos, los síntomas pueden ser los típicos de una deficiencia de estrógeno: sofocaciones, cansancio y alteración del sueño.

Como puede verse en el gráfico, los niveles de estrógeno varían mucho y el nivel de progesterona es bajo siempre cuando no se produce ovulación. La falta de progesterona en sí no causa ningún síntoma particular. ¡Las mujeres están a merced de los estrógenos!

¿Significa eso que las hormonas se producen tan sólo para la reproducción, y que las mujeres, pasada esa época fértil, se quedan en la estacada sin hormonas? Parece algo bastante improbable. ¿Se equivoca la naturaleza? Y más importante aún: *¿podemos funcionar sin hormonas?* Todo ello nos lleva a la pregunta que nos hicimos al inicio del capítulo: ¿Es la menopausia una dolencia debida a la falta de estrógeno? ¿O se trata de una etapa de transición totalmente natural?

La menopausia se manifiesta en cada mujer de modo muy diferente. La manera ideal de tratar a una mujer menopaúsica es hacerlo individualmente, lo que significa sopesar los beneficios y los riesgos de seguir o no seguir un tratamiento. Las mujeres nos dicen que tienen miedo del TSH porque «es químico y puede dañar los tejidos». En realidad, las hormonas que se utilizan actualmente, si bien están producidas en laboratorio, son biológicamente equivalentes a los estrógenos que producen las mujeres, por tanto, no son sustancias «químicas» extrañas al cuerpo como ocurre con la mayoría de los fármacos utilizados en la medicina moderna. No obstante, lo prudente es tomar dosis lo más bajas posibles para evitar los efectos secundarios. Susan Davis, profesora del Centro Jean Hailes de Melbourne hizo recientemente en una revista médica el siguiente llamamiento: «Basta de bombardear a las mujeres con el HRT». Sugería el artículo que es preferible la administración de dosis bajas de estradiol por medio de parches transdérmicos (los que se aplican sobre la piel), que hacerlo oralmente en dosis más altas.

Cuando los estrógenos se toman oralmente, se absorben a través del intestino y son procesados por el hígado. El hígado produce una sustancia llamada globulina transportadora de las hormonas sexuales (SHBG, siglas en inglés), una proteína que une las hormonas para transportarlas a través del torrente sanguíneo. Vincula el estrógeno y la testosterona, hormona masculina, de modo que una dosis alta de estrógeno eleva la SHBG y transporta la testosterona que la mujer todavía produce, reduciendo así su efectividad. Es importante medir los niveles de testosterona en las mujeres menopáusicas, sobre todo si se quejan de un descenso de la libido y de falta de energía a pesar de la terapia de sustitución de estrógeno. No

Muchas mujeres pueden vivir sanas y felices sin hormonas.

digo con ello que todas las mujeres o muchas mujeres necesiten trata-miento de sustitución de testosterona, tan sólo que se considere si está el nivel de testosterona bajo y la libido también permanece baja. En el capítulo 21 discutiremos este asunto detalladamente. Las dosis altas de estrógeno pueden propiciar una hiperactividad de las células: por ejemplo, algunas mujeres pueden percibir bultos y sentir dolor en las mamas, y siempre se debe buscar la dosificación justa del TSH a fin de evitar efectos secundarios. El doctor Barry Wren, uno de mis colegas, dice: «Las hormonas no dañan los tejidos, simplemente incrementan la actividad funcional de las células, las cuales crecen y se multiplican. Ello no prueba, por tanto, que produzcan cáncer, pero hacen que los cánceres sensibles al estrógeno se desarrollen más rápidamente».

Muchas mujeres pueden vivir sanas y felices sin hormonas. Algunas mujeres en la menopausia sólo sufren una pérdida gradual de hormonas y apenas tienen síntomas de esa deficiencia; puede deberse a que en sus glándulas adrenales producen el suficiente estrógeno para solventar la pérdida. El estrógeno al que nos referimos es el llamado *estrone* (hormo-na utilizada en algunos de los tratamientos de sustitución, por ejemplo Premarin y Ogen). Los parches, los implantes y algunas píldoras contie-nen *estradiol*, el principal estrógeno producido en los ovarios durante la época reproductiva. Por tanto, el estrone y el estradiol son totalmente naturales.

Hay mujeres que pueden afrontar perfectamente unos síntomas de leves a moderados o bien prefieren no buscar ayuda. Otras evitan someterse a la terapia hormonal, a pesar de tener síntomas de meno-pausia, por razones personales, como pueden ser problemas de coagu-lación o haber padecido cáncer de mama. Las mujeres necesitan estar informadas para poder decidir si recibir o no un tratamiento hormonal sustitutorio.

Hay mujeres que prefieren utilizar los llamados remedios «natura-les», como, por ejemplo, derivados de soja y ciertas hierbas (algonquin, ginseng, etc.). Si bien a algunas de estas plantas se las llama plantas estro-génicas, no se trata de los mismos estrógenos que los producidos por las mujeres y no son demasiado efectivos a la hora de aliviar los síntomas carenciales. A menudo son tratamientos más caros que el TSH y, lamen-tablemente, no han seguido ensayos clínicos rigurosos.

Resumen

- La menopausia es un proceso natural.

- Algunas mujeres pasan la menopausia sin ningún problema; otras sufren síntomas debidos a deficiencias hormonales y necesitan un tratamiento adecuado.

- Cada mujer precisa una valoración individual de su caso para decidir los beneficios y los riesgos del tratamiento hormonal.

- Los productos naturales (que, normalmente, no son auténticas hormonas) pueden tenerse en cuenta, pero no se han estudiado científicamente.

2

Y ahora, ¿qué más me va a pasar?

Nada es cierto excepto la incertidumbre.

Proverbio latino

¿Todo lo que nos sucede en la madurez y en la menopausia es tan sólo un reflejo de nuestro estado hormonal? ¿Qué más está sucediendo? Pueden pasar muchas más cosas, a menudo demasiadas para que la mujer (o aquellos que la rodean) las afronte. A pesar de todos los artilugios que ahorran el trabajo doméstico, muchas mujeres trabajan más que antes y, en realidad, más incluso que sus madres. Los problemas familiares son diferentes: relaciones y matrimonios que se rompen, hijos con problemas de drogas, o falta de empleo.

La historia de Gail nos da una idea de los temas que tiene que afrontar una mujer menopaúsica o posmenopáusica.

¡Todo a la vez!

Gail tiene 60 años. Su menopausia fue relativamente tardía. Dejó de tener la regla a los 54 años y tuvo los síntomas clásicos, por lo que se sometió a un TSH con buenos resultados. Después de tres años de tratamiento lo dejó porque creyó que ya no lo necesitaba y porque tenía dolor de mamas y se estaba engordando. Ahora se siente cansada y no duerme bien. Tiene palpitaciones y no puede afrontar el día a día.

El médico le aconsejó que volviera al tratamiento sustitutorio, pero a Gail le preocupa el riesgo de padecer cáncer de mama, más aún cuando su madre sufrió ese tipo de cáncer. Ocurrió cuando era mayor y murió de un ataque al corazón, no de cáncer de mama. Si bien eso no aumentaba el riesgo de Gail, hizo que recelara de seguir un TSH.

Gail sufre depresión. Es una depresión ligera, pero tiene los síntomas clásicos del despertar de primera hora de la mañana. Ella lo describe así: «No me siento desesperada, pero sí abatida». Toda su vida ha sabido afrontar los problemas, aunque ha pasado por muchas pruebas. Cuando vemos su situación familiar, llegamos a la conclusión de que cualquiera en su lugar habría abandonado. Su hijo mayor es un alcohólico que abandonó a su pareja y a sus dos hijos pequeños. Su hija ha sido adicta a las drogas. Su hijo pequeño ha padecido un cáncer muy grave. Su marido cada vez se ausentaba más de casa, supuestamente por asuntos de trabajo; un día volvió y empezó a comportarse de una manera tan extraña que ella se enfrentó a él y éste le confesó que estaba liado con una mujer y que quería el divorcio para casarse de nuevo. En los seis meses que siguieron, su hermana se separó del marido después de 30 años de matrimonio, su padre murió y su hermana pequeña falleció de cáncer con 50 años.

La pregunta: «¿Y ahora qué más me va a pasar?» es muy significativa. En esta situación, la pérdida hormonal ya no comporta síntomas físicos. Gail ya pasó por la etapa de los sofocos y en ese momento sintió alivio con el TSH. Su depresión actual se debe a causas externas. Es lo que se llama *depresión exógena* o externa, frente a la *depresión endógena* o interna, la cual puede deberse a una causa interna o a una alteración bioquímica. El problema de Gail es más emocional que físico. No necesita TSH o antidepresivos, sino que le escuchen y valoren su dolor y su pérdida. Necesita, asimismo, que le enseñen a cambiar de actitud. Uno puede elegir aquello que le sucede, en vez de sentir que las cosas simplemente «ocurren». En esta época de la vida, estas mujeres necesitan el apoyo de otras mujeres: las amigas íntimas pueden ser una gran salvación y los grupos de ayuda, muy útiles.

La medicalización de la menopausia está suponiendo una traba para muchas mujeres, especialmente a causa de la publicidad adversa y contradictoria que se ha dado a conocer sobre la la investigación del TSH. Pero no podemos permitir que esto sea una razón para volver a la «prehistoria» y hacer como si no pasara nada.

Tal como planteamos en muchos de los siguientes capítulos, en esta etapa, las mujeres experimentan muchas cosas, y todas parecen apelotonarse en ese pasillo llamado «mediana edad». Los achaques, los dolores y las limitaciones físicas al envejecer son bastante naturales, y si bien todo ello puede ciertamente mejorarse con ejercicio, dieta, una actitud positiva y un estilo de vida determinado, hay un momento en que se llega a la conclusión de que la vida es muy corta y nuestro tiempo en ella, limitado. Si «más o menos, por ahí va la cosa», lo mejor es buscar maneras constructivas de sacar el mayor partido de ella.

Hacerse cargo de las propias decisiones

Sentir emociones basadas en el miedo o que produzcan paz interior es realmente una cuestión de elección. La mayoría de nosotros no nos damos cuenta de hasta qué punto estamos cada día, minuto a minuto, eligiendo. Una mujer de mediana edad tendrá seguramente que enfrentarse en ese momento de la vida a una serie de sucesos críticos, y podrá elegir cómo responder a ellos:

- Nuestros padres empiezan a estar muy delicados y necesitan nuestra ayuda, física y emocionalmente hablando.
- Quizás tengamos que afrontar la muerte de nuestros padres.
- Puede que experimentemos la muerte de un ser amado.
- Nos pueden despedir del trabajo, a nosotras o a nuestros maridos, y quizás tengamos que enfrentarnos a un cambio de profesión o de circunstancias.
- Puede fallar o puede romperse nuestra pareja o alguna relación.
- Un hijo puede meterse en asuntos de drogas o abusar del alcohol.
- Los hijos pueden irse de casa para casarse, o irse a vivir a otro país.
- Nos piden que cuidemos a nuestros nietos justo cuando estamos intentando trabajar a tiempo completo, o acabamos de retirarnos y estamos planeando un viaje. Puede que ocurra porque uno de nuestros hijos está abusando de las drogas, está enfermo, haya fallecido su pareja o se haya roto su matrimonio.
- Uno de nuestros hijos «sale del armario».

En esta lista, todos los sucesos son «cosas de la vida», no errores o cosas que han salido mal. Hay personas que tienen más dificultades que otras a la hora de reaccionar ante un infortunio. Aquellas a las que siempre les ha ido bien en la vida son las que a menudo experimentan más angustia. Las mujeres que hasta este momento se han mantenido ocupadas y «aguantan lo que les echen» se sienten sobrepasadas cuando las cosas parecen «fuera de control».

La desaparición de la regla no es el único «cambio» que tiene lugar en la madurez. Es una época de muchos, muchísimos cambios.

La desaparición de la regla no es el único «cambio» que tiene lugar en la madurez. Es una época de muchos, muchísimos cambios. Muy pocos de esos cambios nos dan opción de que sucedan o no. Pero lo que sí podemos hacer es elegir la manera de *responder* a esos cambios. Nosotros somos los maestros y los directores de nuestras propias actitudes. Es nuestra actitud la que determinará cómo contemplar y experimentar esos cambios.

Victor Frankl, un psiquiatra judío, prisionero en Auschwitz durante la Segunda Guerra Mundial, vivió el exterminio de la mayor parte de su familia. Frankl escribió el libro titulado *Man's Search for Meaning* (El hombre en busca de sentido) en el que plasma sus observaciones del comportamiento humano durante esa época inimaginable y terrible que vivió. En el libro hay una cita memorable sobre las actitudes y las opciones: «La libertad final del ser humano es la de optar por una *actitud* personal, elegir el propio camino».

Frankl observó que las personas que respondieron, incluso en aquellas circunstancias atroces, con una actitud basada en el amor (compartiendo la precariedad, ayudando a los demás) sobrevivieron física, emocional y espiritualmente con mayor integridad, mientras que aquellas que reaccionaron con una actitud y unas emociones basadas en el miedo salieron peor paradas, tanto en aquellos momentos como una vez pasada la guerra. No podemos por menos dejar de sentir gratitud hacia un hombre que, a pesar de su sufrimiento, nos ha dejado un legado maravilloso para aplicar en nuestras vidas.

Uno de los grandes cambios para bien que podemos hacer en nuestra vida es evitar sentir una serie de emociones basadas en el miedo a comprometernos y afianzarnos en unas actitudes y emociones basadas en el amor. Es una fórmula segura para lograr la paz interior. Se dice que nuestras funciones cerebrales mejoran cuando nos sentimos seguros, si bien la mayoría de nosotros nos hemos sentido invadidos por emociones basadas en el miedo, tales como:

- Miedo al castigo – «¡Como no te estés quieto, te la vas a ganar!»
- Miedo al fracaso – «¡Y a esto le llamas un informe, me has decepcionado!»
- Miedo a que nos dejen de querer – «¿Cómo puedes hacer eso? No sé qué pensar de ti.»
- Miedo al abandono – «Jovencita, como no estés vestida en el tiempo que tardo en contar hasta tres, me voy sin ti.»

¿Nos suena algo de esto, ya sea como hijos o como padres? Estamos tan programados en el miedo que lo llevamos en cada célula de nuestro cuerpo. Por tanto, tenemos que hacer frente al reto de respirar *seguridad* en nuestro cuerpo, nuestra mente y nuestro corazón. El miedo impide pensar con mayor claridad y dejar de pensar en lo que no podemos hacer, o en lo duro que es tal cosa, o en lo mal que nos sentiremos si fracasamos.

Un joven amigo, tras obtener el carné de conducir, decidió realizar un curso de mejora y perfeccionamiento de la conducción impartido por la policía. Una de las cosas que tenía que hacer en ese curso era conducir recto hasta llegar a tres conos de señalización, frenar y luego pasar entre ellos sin chocar con ninguno. Pues bien, cada vez que lo intentaba, le daba a algún cono. El instructor le decía que no se fijara en los conos, sino en el *espacio* por donde quería pasar; así sería fácil olvidarse de los obstáculos y completar el recorrido.

Hay un dicho extraordinario: «Si te preocupas por algo, acabará sucediendo. Céntrate en otra cosa». Si uno se centra en la parte negativa, acaba inevitablemente sintiéndose un inepto frente a cualquier cosa que tenga que superar. Se sentirá incapaz de superar las situaciones desagradables o difíciles. Surgirá esa vocecilla persistente que internamente nos dice que no podemos controlar la situación, o que fracasaremos, o que todo es demasiado complicado. Esto crea una reacción estresante y estimula *viejos* miedos del pasado que el sistema límbico conduce al cerebro, lo cual, junto con las hormonas, produce bastantes estragos.

Ciertamente, en la época de la madurez, la concentración de diversos temas puede ser apabullante. Pero saber que se tienen opciones es de gran ayuda; nos proporciona seguridad y no nos sentimos acorralados. Poder elegir significa salir del papel de víctima. Victor Frankl no pudo cambiar sus circunstancias, pero pudo elegir una actitud. En ese sentido, Frankl no fue una víctima.

No siempre podemos cambiar la situación en la que nos encontramos, pero seguramente podremos elegir la actitud y los sentimientos con que afrontar la situación.

No siempre podemos cambiar la situación en la que nos encontramos, pero seguramente podremos elegir la actitud y los sentimientos con que afrontar la situación. Uno puede percibir cómo sus propias emociones y actitudes le alejan de los demás y causan daño a uno mismo y a los que le rodean. Puede ser de ayuda poner notas en el frigorífico, en el espejo del cuarto de baño, en el salpicadero del automóvil, etc., que nos recuerden que podemos elegir cómo sentirnos en determinado momento. Es útil pensar:

- Puedo elegir paz en vez de esto que siento.
- ¿Deseo hacer lo correcto o deseo ser feliz?
- Estar tranquilo es sólo cuestión de proponérselo.
- La única persona a la que puedo cambiar es a mí misma.
- Debo centrarme en lo que me une a los demás, no en lo que me separa.

Es de utilidad echar mano de sencillas herramientas cotidianas que nos reafirmen y nos recuerden que somos libres de elegir, cada día y a cada hora. Lo más inmediato lo tenemos en nuestras propias palabras: el lenguaje que utilizamos, en silencio o con los demás, todo es información para el ordenador de nuestro cerebro. Nos decimos: «tengo que hacer ejercicio» o, «debería llamar a Judy», pero no lo hacemos. Debemos decir simplemente: «voy a hacer ejercicio», o «llamaré a Judy». Las palabras que usamos son muy poderosas y continuamente envían mensajes y programan nuestro cerebro.

Es realmente difícil no echar la culpa a los demás de cómo nos sentimos. Son *nuestras* actitudes, percepciones y pensamientos los que nos angustian, no los *demás*. Sabemos cuán cierta es esta afirmación, pero cuando uno está en medio del atolladero es muy difícil pararse a pensar en ello. La historia de Tessa lo deja bien patente.

Tessa era la matriarca de una destacada y gran familia italiana que se derrumbó totalmente por culpa de su hijo. Tenían cuatro hijos. Una de las hijas, una abogada, estaba casada y tenía un bebé. El hijo mayor era un empresario de éxito y el segundo trabajaba en el negocio familiar. Esta mujer se vino abajo a causa de su hijo pequeño, Anthony. Tessa describía a Anthony como el más brillante e inteligente de todos sus hijos. Tuvo unas notas excelentes en el instituto y estaba haciendo la carrera de ingeniería. A mitad de curso del primer año dejó los estudios y empezó a relacionarse con, según Tessa, «una gente rara que le llevó por mal camino».

Cuando el muchacho tenía 20 años dijo a sus padres que era homosexual y éstos le echaron de casa. Seis años después, Tessa estaba sumida en un gran trauma, se sentía culpable y deprimida. Decía: «Desearía que tuviera un cáncer o algo normal que la gente pudiera entender». Ella misma se había alejado de su círculo de amigos porque, según decía: «Me preguntarían por Anthony y no sabría qué decirles». Sólo los familiares más cercanos sabían que Anthony era gay. Tessa no acudía a las bodas ni a las celebraciones de su amplia familia porque «me preguntarían qué hace, o si tiene novia».

La vida entera de Tessa, tal como ella lo percibía, se había venido abajo. No podía dormir y se medicaba día y noche para paliar los ataques de pánico, de ansiedad y la depresión. Vivía en la más completa angustia temiendo que alguien se enterara de la homosexualidad de su hijo. Le era casi imposible darse cuenta de que Anthony no era culpable de sus problemas. «Si tuviera una novia y un buen trabajo, yo volvería a estar bien», solía decir. Para mí también fue un buen aprendizaje, pues estaba muy claro que lo que tenía a Tessa paralizada, emocional, física y espiritualmente, era el sentimiento de culpa. Efectivamente, al creer que Anthony era la causa de sus problemas, lo responsabilizaba de su bienestar. Tessa había tirado por la borda su voluntad, su poder de decisión, y a ello le siguió un sentimiento de total desamparo e impotencia.

La reacción de Tessa deja claro que nuestra capacidad de elegir y de hacernos cargo de nuestras acciones es una clara muestra de nuestra autoestima. Por consiguiente, a mayor sentimiento de culpa, menor autoestima.

Tessa se automarginó de su mundo y de sus amigos, de la familia que amaba y de ella misma. Poco a poco, paso a paso, se animó a Tessa a hacer frente a la culpa, a la vergüenza y al miedo a ser juzgada. Inició un proceso de autoperdón. Después, tras reunir un gran valor, Tessa habló a su madre de Anthony, y del miedo que tenía a preocuparle y a que le juzgara. Le dijo lo sola que se había sentido durante los últimos siete años, sumida en el silencio, y cómo todo ello había afectado a su salud. Su madre la escuchó y juntas lloraron y se perdonaron.

Aproximadamente un mes después, Tessa y su marido fueron a ver a Anthony y a pedirle perdón. Los meses siguientes los pasaron hablando, llorando, compartiendo y amándose. Anthony empezó a asistir a las comidas familiares y, gradualmente, su pareja también fue bien recibida. Un año más tarde, Anthony hizo una fiesta de cumpleaños en su casa a la que invitó a su familia junto a algunos de sus amigos.

Tessa es una mujer cariñosa, compasiva y generosa. Ha vuelto a ocupar su lugar en su familia y en su entorno, y derrocha bondad. Cuando habla con su mirada cálida y tranquilizadora se percibe la fuente de sabiduría de un alma que ha viajado por la experiencia de la vida.

Uno de los grandes pasos que uno puede dar hacia la libertad y la felicidad es saber elegir las propias opciones. Cuando nos damos cuenta que el poder de la felicidad está en nosotros mismos, que no está en la capacidad de convencer o manipular a los demás, nos convertimos en personas conscientes y capaces de elegir; de lo contrario, podemos ser controlados: es nuestra elección. Un camino lleva a la autoestima y a la paz interior; el otro, a la frustración y a la impotencia. *La única persona a la que podemos cambiar es a nosotras mismas.*

Resumen

- En la etapa de madurez de una mujer suceden muchas cosas, y es muy importante identificar los síntomas propios de una deficiencia hormonal.
- Hay muchos síntomas que son de origen emocional.
- Nosotros elegimos; nuestra actitud puede ser la que nos ocasiona la angustia, más que los sucesos o las personas.
- La única persona a la que podemos cambiar es a nosotras mismas.

3

Si no es la menopausia, ¿qué es?

No hagas preguntas y no te mentirán
Proverbio del siglo XVIII

Muchas mujeres se quejan de que cuando preguntan: «Si no es la menopausia, ¿que es?» les dan una respuesta contundente y decepcionante: «Pues, la menopausia no es». No les dan ninguna alternativa. En esa etapa de la madurez muchas mujeres creen que no les dan respuestas porque no las entienden o las ignoran. Puede que no haya una respuesta fácil. Una mujer puede entrar y salir de la etapa de la menopausia, de modo que en más de una ocasión una medición hormonal puede ser la respuesta.

Si una mujer tiene todavía la menstruación, atendiendo a su estricta definición, no es menopáusica. Por tanto, la medición de los niveles hormonales no darán respuesta alguna, salvo la de que no se trata de la menopausia, ya que los niveles de estrógeno, al menos en ese momento, son todavía normales.

A una mujer le cabe esperar que le expliquen eso y que le digan que se encuentra en el período de la *perimenopausia*. Ello significa que está en un período de transición a la menopausia y, por consiguiente, es probable que exista cierta confusión en cuanto a su estado hormonal. A algunas mujeres, los sofocos, el cansancio y otros síntomas característicos de la menopausia les aparecen de modo intermitente, incluso antes de que el período les desaparezca por completo. Diversas mediciones hormonales a mitad de un ciclo pueden mostrar que hay descensos de estrógenos, lo cual prueba que los síntomas anuncian la llegada de la menopausia, y, si los síntomas son importantes, la mujer que los sufre quizá necesite un tratamiento a base de estrógenos. Sin embargo, existe cierta reticencia a tratar hormonalmente a una mujer que aún tiene la menstruación. Seguir un tratamiento hormonal antes de que el período haya cesado por completo puede dar lugar a hemorragias irregulares, pero generalmente proporciona resultados satisfactorios. No hay que prescindir de la terapia hormonal porque la paciente tenga todavía la menstruación, pero puede ser muy complicado administrar la dosis justa a fin de que no se produzcan efectos secundarios, como dolor de mamas, si las propias hormonas de la mujer están contribuyendo al ciclo. Si las menstruaciones son normales y los síntomas específicos tienen lugar justo antes del período, al conjunto de esos síntomas se le llama *síndrome premenstrual* (PMS, siglas en inglés), y no menopausia. En ese caso, los síntomas se deben a un aumento de hormonas o a un desequilibrio de las mismas y no a la falta de estrógenos; por consiguiente, son opuestos a los síntomas de falta de estrógenos en la menopausia. Los síntomas son dolor de mamas, cambios de humor e irritabilidad (más que los sofocos y las alteraciones de sueño, característicos de la menopausia). Pero hay mujeres que experimentan una combinación de todos ellos. El problema debe solucionarse cuidadosamente: los síntomas pueden ser más importantes que los niveles hormonales.

Los cinco síntomas principales de la menopausia son:

- Fin de la menstruación
- Sofocos (con más o menos sudores)
- Alteraciones en los hábitos del sueño
- Sensación de hormigueo en la piel
- Sequedad vaginal

Podemos añadir también ataques de pánico o de ansiedad, si es que suceden en la menopausia y no atienden a una causa clara.

Estos síntomas están *directamente* relacionados en gran parte con la deficiencia hormonal, y la falta de estrógeno en particular. Hay libros y folletos que contemplan otros muchos síntomas, pero no son tan específicos como los cinco citados.

Hay que señalar que *la causa principal de los síntomas que tienen lugar en la menopausia es la falta de estrógeno.* La progesterona, otra hormona femenina, sólo está presente en la mitad del ciclo menstrual y cuando se acerca la menopausia prácticamente está ausente, ya que depende de la ovulación y ésta es infrecuente en esta etapa de la vida de una mujer (las mujeres no son fértiles en esa época). Por tanto, la ausencia de progesterona no produce ningún síntoma importante, mientras que sí ocurre con la de estrógeno. En cambio, John Lee, médico norteamericano que ha escrito muchos libros para lectores legos en la materia, confiere en sus trabajos un total protagonismo a la progesterona. Afirma que la falta de progesterona antes y después de la menopausia es muy importante; por consiguiente, debe utilizarse el tratamiento sustitutorio de progesterona *en vez* del de estrógeno. Su recomendación es utilizar la progesterona en forma de crema. Sin embargo, en un pequeño estudio realizado por mí y por mis colegas hace unos cinco años, no encontramos ningún resultado que lo confirmara.

... que hay muchos síntomas parecidos a los de la menopausia, como cansancio, ausencia de libido, achaques, dolores, depresión, etc. que pueden obedecer a otras causas

Es importante entender que hay muchos síntomas parecidos a los de la menopausia, como cansancio, ausencia de libido, achaques, dolores, depresión, etc. que pueden obedecer a otras causas. En términos médicos, es necesario hacer un *diagnóstico diferencial;* hay que buscar, por ejemplo, otras causas médicas de esos síntomas. A continuación detallamos otras causas que se pueden producir también en esa misma etapa y causar confusión:

- *La anemia* y la falta de hierro producen cansancio. Puede deberse a grandes pérdidas de sangre en la perimenopausia o puede tener relación con la dieta, especialmente en el caso de un vegetarianismo estricto.

- *La disminución de la producción tiroidal* da lugar a cansancio, sequedad de piel, aumento de peso y quizás pérdida de la libido.

- *El aumento de la producción tiroidal* provoca ansiedad y palpitaciones, alteraciones del sueño, pérdida de peso, sensación de calor —más que de sofocos—, lo que a veces se llama «calentamiento global».

- *Una dolencia hepática* puede causar cansancio, si bien una hepatitis viral se detecta por la coloración de la piel o ictericia.

- Hay afecciones poco comunes relacionadas con hormonas que hacen sudar, con sofocos o sin ellos (*véase* la historia de Madeleine).

- *La depresión,* y los fármacos que se utilizan para tratarla, pueden producir alteraciones del sueño y cansancio.

- *La apnea del sueño* provoca cansancio. Esta alteración, que sucede tanto a hombres como a mujeres, está asociada generalmente a los ronquidos. La respiración es irregular y superficial, y la inspiración de oxígeno disminuye. La persona que lo sufre se despierta como si hubiera dormido profundamente, pero todavía se siente cansada.

- Hay enfermedades graves, como el cáncer, que producen cansancio, achaques y dolores, y otros muchos síntomas imprecisos.

Pueden existir otras enfermedades, tales como artritis, diabetes o presión arterial alta, que están más relacionadas con el envejecimiento que con la deficiencia hormonal. Esas dolencias ocasionan síntomas diferentes a los típicos de la menopausia.

Es importante no achacar todos los síntomas de esa época de la vida a la deficiencia hormonal. Pero también hay que reconocer que en *algunas* mujeres la falta de estrógeno en sí puede provocar síntomas graves. Ello es rigurosamente cierto en el caso de aquellas mujeres más jóvenes a las que se les han extraído ambos ovarios, y, por tanto, han tenido una menopausia quirúrgica, lo que a veces se denomina una menopausia de «choque». Pasar de tener unos niveles hormonales altos a no tener prácticamente hormonas en pocas horas es algo catastrófico. A las mujeres que han sufrido una histerectomía, pero cuentan aún con uno o con ambos ovarios, les debe resultar difícil decir que han llegado a la menopausia, pues de todos modos ellas ya no tenían menstruación. La medición hormonal es la única manera de estar seguras de ello. Cuando en el momento de la histerectomía se extirpan ambos ovarios, la mujer en cuestión es ciertamente posmenopáusica.

Las mujeres de mediana edad que siguen tomando píldoras anticonceptivas no pueden saber a ciencia cierta si han llegado a la menopausia o ya han pasado por ella. La única manera de saberlo en dejar de tomar la píldora y, unas semanas más tarde, hacerse un chequeo hormonal. (Es aconsejable utilizar medios anticonceptivos alternativos hasta estar bien segura de tener ya la menopausia. La posibilidad de quedarse embarazada es mínima, pero a veces los milagros/accidentes ocurren.)

Cuando la menopausia aparece antes de los 40 se dice que es una menopausia «prematura». En algunos casos, se trata de algo temporal, pues los ovarios dejan de funcionar meses o incluso años y después vuelven a funcionar durante un tiempo. Es necesario realizar unos análisis de sangre para saber qué está sucediendo. Un estrés profundo puede ocasionar en gran medida la pérdida de la regla. Los análisis de sangre deben valorar el estradiol (estrógeno), el cual desciende notablemente, y la FHS (hormona estimulante folicular), producida por la glándula pituitaria, que asciende hasta un nivel alto y continuado si la mujer es realmente menopáusica, como hemos visto en el capítulo 1.

La perimenopausia es un período de unos cuantos meses o años antes de la menopausia en el que el ciclo menstrual comienza a variar. Las hemorragias pueden ser muy abundantes o ligeras, y los sofocos pueden ir y venir y alternarse con los síntomas típicos del síndrome premenstrual –PMS–, como dolor de mamas y cambios de humor. Realmente algunas desafortunadas mujeres (así como sus parejas y su familia) pueden llegar a sentirse como en una montaña rusa (*véase* capítulo 10). Los análisis de sangre realizados una o dos veces al mes en los momentos críticos son la única manera de determinar qué es lo que sucede. Algunas mujeres pueden ser menopáusicas un mes y ovular al mes siguiente. La mayoría de ellas pueden sobrellevar los altibajos de esta etapa de la vida si alguien les ayuda a comprender qué está sucediendo.

Así pues, ¿somos nosotras o son nuestras hormonas? Puede que sean ambas cosas, o puede que suceda algo más, como, por ejemplo, una enfermedad o una crisis emocional.

Julie tenía 36 años cuando le practicaron una ligadura de trompas. El ginecólogo se sorprendió al descubrir que tenía sólo un ovario, cuando en su historial no constaba que se le hubiera extraído el otro. A los 38 años se le retiró la regla y sufría tantos sudores nocturnos que lo habitual en ella era tener que cambiar la ropa de cama cada noche. Sufría, además, trastornos del sueño y una ligera depresión. Siguió un tratamiento hormonal sustitutorio con el que solucionó los

39

sudores nocturnos, pero en cambio tenía unas reglas muy irregulares. Me consultó el «problema» de la regla. Tras diversas preguntas, averigüé que en los dos últimos meses sólo había tenido una regla y que venía precedida de dolores de mama y de cambios de humor (más excitación que abatimiento). Todo ello encajaba con la clásica etapa premenstrual. Julie dejó de seguir la terapia de sustitución hormonal y se sintió normal. Los análisis de sangre mostraron que todavía no tenía la menopausia.

¿Es o no es menopáusica, Julie? Sí y no. Puede que durante unos meses vuelva a tener reglas regulares, pero es probable que esté teniendo lugar una menopausia prematura. Su madre dejó de tener la regla a los 42 años. ¿Qué otra cosa podía ocurrir? La historia social y familiar de Julie puso de manifiesto algunos sucesos estresantes que podrían haber contribuido a su caos menstrual actual. Es bien sabido que, en la vida, las situaciones alarmantes, como una enfermedad grave, pérdida de peso por inanición o la muerte de alguien cercano pueden hacer que la regla se retire, pero el papel de situaciones menos graves no queda tan claro.

Julie se casó a los 18 años con un hombre que «podía controlar a mi madre», según decía ella. La madre era una persona dominante y violenta y nunca mostró cariño hacia ninguno de sus hijos (Julie creció sin muestras de amor).

Julie tenía tres hermanos mayores. Sus tres hijos también eran todos varones. Su marido, Maurice, es muy dominante y ella no está segura de si quiere seguir casada con él. Recientemente, desde el extranjero, él le ha enviado un fax de nueve páginas en el que le explicaba que la iba a dejar y todo lo que no le gustaba de ella. Pero, para su sorpresa y consternación, volvió como si no hubiera pasado nada. Hace poco se han mudado de casa. Su hijo mediano es hiperactivo y necesita atención especial. El perro mimado de la familia, que tiene seis años, enfermó y ella lo cuidó. Ninguno de sus hijos pudo enfrentar la enfermedad del perro y tuvo que hacerlo ella sola. Fue costoso monetaria y emocionalmente hablando. Maurice y ella han acudido recientemente a un consejero matrimonial. Julie está enfadada porque le parece que esas sesiones no hacen otra cosa que enfrentarles más. Dice que ambos intentan todavía arreglarse como pareja con los métodos de cuando tenían 18 años y que eso ya no es ni adecuado ni útil.

Así pues, si no se debe a la menopausia, ¿qué es? Médicamente, lo mejor es esperar y ver que pasa; no administrar hormonas, pero sí medir los niveles hormonales. Si la regla desaparece y vuelven los síntomas, quizá la respuesta más adecuada sea la terapia hormonal. Emocionalmente, Julie necesita ayuda. Está enojada. Se siente desatendida. Necesita saber qué es lo que le conviene. Si Maurice no quiere cambiar y tampoco ve la necesidad de hacerlo, ¿puede ella hacer frente a la situación y buscar una manera de afianzarse? ¿Tiene que romper la pareja? Necesitaba la ayuda de alguien para decidirse, de modo que le dije que fuera a ver a Patricia, la cual retomó su historia:

De un modo u otro todos negamos los hechos para poder superarlos. Siempre que se nos presenta en la vida una situación difícil o dolorosa tenemos tendencia a crearnos una situación ficticia. En ese momento tiene una función salvadora y protectora, como hacíamos cuando éramos niños. Cuando las cosas iban mal, seguíamos adelante como si no pasara nada y hacíamos lo que podíamos.

Julie actuó así al encontrar un «caballero de armadura reluciente» que la liberó de su madre y se enfrentó y batalló contra ella en su nombre. Desgraciadamente para Julie, el *matadragones* se convirtió en *dragón*. Su marido se fue pareciendo cada vez más a su madre. A Julie eso le parecía muy raro, ¿cómo podía ser? Cuanto más intentaba evitar enfrentarse a esa parte de su ser (la parte controlada por su madre y ahora por su marido), menos podía con ello. En cierto modo, olvidar las cosas desagradables de nuestra infancia aparentemente funciona ¿Sobrevivimos, no? Así pues, no es un método despreciable. Pero los problemas no resueltos no desaparecen, permanecen en lo más profundo de nuestro ser y luego salen a la superficie de modos diversos, a veces cuando menos lo esperamos. En ocasiones hacen que nos enfrentemos a las personas más cercanas. Es como si la vida ansiara darnos la oportunidad de deshacernos de toda la porquería que amontonamos en la cabeza. En el caso de Julie, fue la relación con su marido la que hizo que se removiera toda la porquería almacenada.

Julie nunca tuvo un modelo a seguir para «ser una mujer» o un adulto responsable. En su familia, ella era la tercera generación de mujeres que no había recibido ni cariño ni afecto. A consecuencia de ello, era demasiado tímida e insegura para hacerse valer y llevar sus propias batallas. Al ser la única chica de la familia estuvo muy protegida y nunca le animaron a ser fuerte ni asertiva. Cuando tenía 18 años Julie delegó en su marido la responsabilidad de enfrentarse a su madre.

El bálsamo de camaradería y protección, cosas que le atrajeron de su marido, se tornó pronto en una exigencia de posesión y de control de la que había huido en la persona de su madre. De este modo, Julie cayó en su propia trampa.

Cuando fueron al consejero matrimonial, Julie quiso otra vez que yo tomara la responsabilidad y la «salvara» del marido controlador, del mismo modo que éste la había salvado de su madre. De hecho, Julie se enfadó mucho conmigo cuando decliné esa invitación y empecé a prepararla para que fuera ella misma quien hiciera valer sus derechos frente a su marido. En su desesperación, había empezado a utilizar unas tácticas negativas para forzar a Maurice a ser más cariñoso. Escondía su afectividad mostrándose emocionalmente distante y crítica. La animé a que expresara la rabia y los sentimientos reprimidos que guardaba hacia su madre.

En el tratamiento, se le ayudó y reforzó para que en su casa se sintiera relajada y se mostrara como ella misma, y se le enseñó a sentirse responsable de su propia felicidad, la cual había dejado en manos de su marido. A Julie y a Maurice se les enseñó a escucharse y a empezar a respetar las diferencias del otro. Aprender a escucharse uno a otro aportó seguridad a su relación. Sólo entonces empezaron a sentirse dispuestos a hacer un gran esfuerzo y trabajar por conseguir una relación amorosa igualitaria y madura. Ésta es una habilidad que cualquiera puede adquirir, una herramienta maravillosa en cualquier relación: entre hombre/mujer, hijos, amigos y colegas.

Como ya se ha mencionado anteriormente, una mujer puede experimentar síntomas que no tienen nada que ver con la menopausia. La conclusión que sacamos de ello es muy importante. El hecho de que una mujer esté entre los 40 y los 50 años no significa que todo aquello que experimente se deba a sus hormonas. Como decía Doris Lessing: «Según parece, había sido útil para la mitología familiar que la madre tuviera la menopausia».

Sudores y depresión son dos síntomas que aparecen en la mediana edad y que pueden deberse a otras causas. Un ejemplo muy claro de ello lo encontramos en el caso de Madeleine.

Cuando tenía 46 años, Madeleine nos dijo: «La depresión me derrumbó». La descripción era a la vez gráfica y extraña. Fue una depresión tan repentina y tan grave que tuvo que ser ingresada en un hospital. Madeleine llevaba varios meses sintiéndose mal con su familia y comportándose de un modo muy raro. Experimentaba sudores muy intensos en la cabeza y en el cuello. Sentía que no podía controlarse y describía su estado de ánimo como «vicioso», lo cual era otra extraña descripción. Aún tenía unas reglas regulares. Tomaba antidepresivos, pero algunos de los síntomas que tenía empeoraron. Nos dijo: «Estaba fuera de mí. Me parecía que era otra persona».

No todos sus amigos le fueron de ayuda y sólo unos pocos fueron receptivos. Uno le dijo que no tenía razón alguna para estar deprimida, pues «tienes un buen marido, unos magníficos hijos, una casa preciosa y no tienes problemas económicos. ¡Anímate y deja de quejarte!» Otro le dijo: «¡Debes estar *loca*!». ¡Ella *se sentía* loca, y triste, y mala persona! Llegó a pensar en el suicidio. Aumentó la dosis de antidepresivos y se sintió cada vez peor. Fue perdiendo peso y tuvo ataques de pánico. No era sólo depresión. Madeleine nunca antes había estado deprimida y ahora ciertamente no tenía ningún motivo para sentirse así.

Más tarde, pudo superar esa etapa, pero después tuvo dolores en el pecho y consultó a un cardiologo, quien escuchó su inusual historia. El médico le examinó y vio que tenía la presión arterial extremadamente, peligrosamente, alta. Después le analizó la orina para detectar catecolaminas –hormonas derivadas de la adrenalina y la noradrenalina–, las llamadas hormonas de «lucha y huída». Efectivamente, Madeleine tenía esas hormonas, y una tomografía computarizada mostró que tenía un tumor en la glándula adrenal. Ese tumor liberó unas hormonas que normalmente están ahí para protegernos pero que pueden descontrolarse y hacer daño si no funcionan correctamente.

En este caso, el problema era ciertamente hormonal. Y, por supuesto, eran *otras* hormonas, no las hormonas femeninas. No es de extrañar que Madeleine se sintiera desbordada y fuera de sí.

Afortunadamente, se trata de un caso extremadamente raro y que muestra lo precavido que hay que ser. De no existir un diagnóstico correcto, la situación de Madeleine hubiera sido extremadamente grave.

Los sofocos son muy característicos de la menopausia, pero un examen exhaustivo puede revelar que no siempre la causa de ellos es hormonal.

Pamela me vino a ver por problemas de menopausia. Me contó que se le estaba retirando la regla y que no eran sofocos, sino un calor general. Decía que más que sofocos intermitentes lo que sentía de modo general era mucho calor y que estaba perdiendo peso. Su aspecto físico no hacía pensar en hipertiroidismo, pero su historial era extraño, así que decidí examinarle la tiroides y las hormonas. ¡Tenía razón! Su cuerpo estaba sufriendo una subida general de la temperatura debido a una hiperactividad de la tiroides. Ahora sigue un tratamiento y la tiroides se comporta con normalidad.

Éste es otro buen recordatorio para tener siempre en cuenta de que no todo lo que ocurre durante la menopausia se debe a las hormonas femeninas. Suceden otras cosas.

El cansancio y la *fatiga* pueden tener su origen en la falta de sueño o en un excesivo trabajo físico o mental. El cansancio es también el síntoma más importante de la anemia y la falta de hierro.

Josephine se quejaba de agotamiento extremo. Había tenido toda su vida unas reglas muy abundantes, y recibió de buen grado la noticia de que se acabaran. Durante el día se sentía somnolienta y por la noche, desvelada. Había tenido algunos sofocos y su médico le prescribió un TSH. El cansancio persistía. Se comprobaron los niveles de hierro y se vio que estaba anémica y que tenía las reservas de hierro muy bajas. Anteriormente le habían recetado hierro en pastillas, pero lo había dejado de tomar porque le provocaba estreñimiento. Le receté un tratamiento de hierro inyectable y le desapareció el cansancio. Los síntomas no se debían a las hormonas, sino simplemente a la falta de hierro; además, la causa de esa deficiencia era la abundancia de sus reglas.

La hipoactividad de la tiroides o su deficiencia, a diferencia de la hiperactividad del caso de Pamela, se incrementa con los años, y, por tanto, coincide con la época de la menopausia. Los síntomas clásicos son fatiga y sequedad de piel. Estos síntomas se producen también con la falta de estrógenos y ambas cosas, por supuesto –la menopausia y la deficiencia tiroidal–, pueden coincidir.

Margaret es una reputada académica que viaja mucho por el país y el extranjero. Cuando le «atacó» la menopausia, sintió como si le hubieran cortado su trayectoria. Siguió un TSH, pero no recuperó la energía, si bien los sofocos remitieron. Un análisis de sangre reveló que tenía hipotiroidismo. Sufría la enfermedad de Hashimoto, un problema de autoinmunidad según el cual el cuerpo produce anticuerpos que impiden la correcta producción hormonal de la glándula tiroides. El tratamiento sustitutorio de la hormona tiroidea devolvió a Margaret el placer por la vida.

Los casos que se presentan en este capítulo nos muestran que pueden existir otras hormonas u otras dolencias identificables como síntomas de la menopausia, y que algunas de estas dolencias pueden llegar a ser verdaderamente graves. Por ello, es conveniente que todas las mujeres de mediana edad se sometan a un reconocimiento que determine las causas de sus síntomas.

Resumen

- **La perimenopausia es una etapa de grandes cambios.**
- **En ese período hay muchos síntomas que obedecen a otras causas que no son los cambios hormonales.**
- **La falta de estrógenos tiene unos síntomas específicos.**
- **Otros cambios hormonales, por ejemplo, los cambios de la hormona tiroidea, pueden causar síntomas de menopausia.**
- **Conviene que las mujeres de mediana edad se sometan a un reconocimiento completo para diferenciar entre trastornos físicos y psicológicos.**

4

¡Venga, anímate!

Pequeño animal, pulcro y medroso,
¡Oh, el pánico que alberga tu pecho!
Robbie Burns (1759-1796), «A un Ratón»

Uno de los consejos más irreflexivos y desconsiderados que podemos dar a cualquiera, ya sea hombre o mujer, tanto en la madurez como en cualquier época, es éste: «¡Válgame Dios, venga, anímate!». Eso es especialmente desagradable para el que está sufriendo un ataque de pánico. Nadie desea estar sumido en tal estado de miedo y ansiedad que le haga pensar que corre peligro de muerte.

Los cambios hormonales, especialmente los descensos de estrógenos de la menopausia, provocan en algunas mujeres ataques de ansiedad y de pánico, así como palpitaciones. Los episodios de pánico y de ansiedad suceden a hombres y mujeres en otras épocas ajenas a la menopausia. Según la clasificación de trastornos mentales y de conducta de la OMS (1992), «las crisis de ansiedad (episodio de ansiedad paroxismal) se caracterizan por ataques recurrentes de ansiedad extrema (pánico) que no obedecen a una situación particular o a unas circunstancias determinadas y que son, por consiguiente, impredecibles».

Los síntomas pueden variar, pero los más generales son la aparición repentina de palpitaciones, mareos, dolor de pecho, sensación de asfixia y sentimientos de irrealidad. La víctima siente que se va a volver loca, que va a perder el control o incluso que se va a morir. Conozco a mujeres que, mientras conducían, han tenido que salir de la carretera y recostarse temblando y dominadas por el terror, incapaces de seguir conduciendo. Los ataques de ansiedad generalmente duran sólo unos minutos, pero son terribles. A un ataque de pánico sigue el temor persistente de sufrir otro, lo cual imposibilita a la persona el ir a ciertos lugares o hacer determinadas cosas.

Recomendamos el libro *Power over Panic* (Controlar el pánico), de Bronwyn Fox, una guía práctica para entender y controlar este trastorno que tantos problemas sociales ocasiona y que puede a veces ser muy grave.

Sylvia vive en un pueblo costero a 50 kilómetros de la ciudad. John, su marido, le acompaña a la oficina porque a ella le da miedo conducir, ya que ha tenido que salir de la carretera en dos ocasiones. Esas dos veces sintió que se ahogaba y que se iba a morir. El corazón le latía muy deprisa; sudaba y sentía mareos y náuseas.

Sylvia tiene 52 años y hace cinco meses que no tiene la regla. Tiene sofocos y sudores nocturnos, pero eso es algo que no le preocupa especialmente y ha decidido no seguir un TSH, sino «sudarlo» en sentido literal. Incrementó el consumo de soja en su dieta y utilizó la fitoterapia.

Hacía 30 años, antes de casarse, Sylvia había tenido algunos brotes de ansiedad y había sentido miedo de no ser lo suficientemente buena. Tras cada nacimiento de sus dos hijos sufrió depresiones posparto, aunque ninguna de ellas le fue diagnosticada a tiempo. Cuando le sucedió tuvo que oír a su suegra decir: «¡Venga, anímate!». John siempre la había apoyado, y también sus padres –aunque no se lo demostraron abiertamente–, la secundaron, si bien no llegaron a entenderla.

John había tenido que cambiar recientemente de trabajo. Sylvia está preocupada por su situación económica y teme tener que vender la casa y comprar otra más pequeña y económica. Sus hijos se han ido de casa, pero aún no son totalmente independientes.

Sylvia se encuentra en un estado de ansiedad continua. Su médico le ha aconsejado que siga una terapia contra la depresión, pero ella tiene miedo de seguirla y ser etiquetada como depresiva, o de no poder superarlo. No se siente deprimida, tan sólo tiene ansiedad y miedo de sufrir otro ataque. Siempre ha sido una persona perfeccionista y deseosa de agradar.

Convencí a Sylvia de que siguiera un TSH, aunque no le aseguré que le quitara la ansiedad. Hablamos de sus ataques de pánico y le dije que, a pesar de la intensidad de los síntomas, no se trataba de una dolencia grave, sino de una respuesta normal de «lucha-huida». Eso la tranquilizó, y llegó a reconocer que realmente había llegado a tener miedo a morirse durante uno de esos episodios. Aceptó mi consejo de seguir una terapia cognitiva y de relajación, además del tratamiento hormonal. La vi un mes más tarde y me contó que había tenido dos ataques de pánico leves, pero que había podido superarlos, sobre todo porque no había vuelto a temer morir en medio de un ataque.

Maria fue una de las primeras mujeres a las que traté hace 20 años, cuando empecé a trabajar en la clínica de menopausia. No había podido ir nunca a la clínica porque era agorafóbica y llevaba cuatro años sin atreverse a salir. Fui a verla a su casa. Estaba deprimida y sufría ansiedad y miedo. En esa época yo tenía poca experiencia con los trastornos psiquiátricos. Dado que tenía muchos sudores y sofocos, la convencí para que siguiera un TSH. Hacía cuatro años que no tenía la regla, así que no necesité medir sus niveles hormonales para diagnosticarle falta de estrógenos. Un mes después la volví a ver; se había atrevido a salir de casa, aunque sólo hasta la puerta de la entrada. Estaba más contenta y los sofocos habían disminuido. Su marido creía que sólo era cuestión de tiempo que pudiera traspasar la puerta de casa. Pero sus esperanzas no se cumplieron; Maria dejó de tomar hormonas tras seis meses de tratamiento y volvió a tener ataques de pánico. Estaba convencida de que no había nada que pudiera ayudarla; estaba literalmente paralizada de miedo.

Le aconsejé que siguiera una terapia antidepresiva, pero no quiso hacerlo.

Veinte años después, iba a ser capaz de llevar el caso de Maria. Entonces no consideré la clave de sus problemas. Maria era italiana. Se crió en una familia numerosa, trabajadora y con poco dinero. Dejó la escuela cuando era pequeña y empezó a trabajar en la granja familiar. Cuando tenía quince años, su madre murió de un cáncer de mama y tuvo que ayudar a sus seis hermanos pequeños. A los veinticinco años su padre la casó con un hombre mayor que ella. Después emigraron a Australia. Maria no hablaba inglés, y no tuvo ocasión de aprenderlo. En ocho años tuvo cinco hijos y trabajó mucho junto a su marido en la huerta que tenían. Sus hijos la menospreciaban porque apenas sabía inglés y era medio analfabeta; después, cuando los hijos comenzaron a casarse empezó a aislarse y a perder autoestima. Con la llegada de la menopausia engordó y se sintió una inútil. Un día, mientras hacía la compra, tuvo un ataque de pánico y después ya no quiso salir aunque le acompañara su marido. Todos sus hijos le decían que tenía que animarse.

El problema de Maria no era un problema de menopausia sino un proceso interno que afloró en la madurez de la vida.

La historia siguiente ofrece la esperanza de que el problema del pánico pueda resolverse con comprensión, confianza y terapia, así como con autoayuda.

Cuando la conocí, Barbara tenía 51 años. Vestía de manera elegante, y era delgada e inteligente, pero se había quedado sin recursos para salir adelante. Siempre se había encargado de cuidar a alguien –madre, hermanas, marido, hijos–, pero ahora lloraba por cualquier cosa; era incapaz de decidir qué hacer de comida y le asaltaban ataques de pánico cuando intentaba conducir. Su marido no entendía ese bajón y se pasaba el día diciéndole que se animara. Había dejado de tener la regla a los 50 años y estaba segura de que la menopausia era una fase pasajera, una curva del camino, nada que requiriera atención especial. Dormía poco, sufría muchos sofocos y se sentía incómoda por los sudores que le deshacían el peinado, que normalmente llevaba muy arreglado. Pero lo que peor llevaba era la sensación de sentirse incapaz de afrontar una vida a la que *siempre* había hecho frente. Ella describía esa sensación con la frase: «Soy como un barco sin timón».

La terapia hormonal le ayudó a sobrellevar los síntomas físicos, pero los ataques de pánico y el caos emocional que sentía no cesaron. Pedí ayuda psiquiátrica para ella, y finalmente tuvo que ingresar en una clínica privada bajo la supervisión de un psiquiatra. Al cabo de tres meses de tomar fármacos antidepresivos y recibir psicoterapia se fue restableciendo gradualmente.

Hubo que sacar a la luz toda una vida de llena de dolor y de maltratos psicológicos.

Barbara había crecido rodeada de unas normas familiares sumamente estrictas y también de exigencias. Le decían: «No llores, no te rías tanto o tan alto, compórtate siempre con *absoluta* corrección». Para protegerse de todo esto, ella se escondía bajo una fachada de perfección. Realmente, sus trastornos hormonales le causaron algunas grietas en la máscara, pero tapar simplemente esas grietas con una terapia hormonal hubiera sido perder la ocasión de enfrentarse al sufrimiento y a los dolores ocultos que habrían estallado como un volcán.

Unos dos años más tarde, Barbara abandonó la terapia hormonal y los fármacos antidepresivos y volvió a encontrarse igual, afligida y enfadada por no haberse curado. Había dejado el TSH porque tenía dolor de mamas y le preocupaba correr riesgo de sufrir un cáncer. Le expliqué que a mi parecer las hormonas no *causaban* el cáncer de mama, sino que los estrógenos hacían que las células mamarias crecieran y se multiplicaran, lo cual podía estimular el desarrollo de un cáncer de mama ya existente, activar las mamas y a veces provocar dolor. El dolor de mamas no significa que exista un cáncer; significa simplemente que las mamas son muy sensibles a la acción de los estrógenos, de modo que las dosis deben ser muy pequeñas o debe detenerse el exceso de ellos.

Una vez más se le administró medicación contra la ansiedad y se le pidió que tuviera en cuenta las heridas internas y que siguiera haciéndolas frente. En esa época no necesitó TSH, tan sólo un tratamiento sencillo contra la ansiedad. En vista de la sensibilidad que sentía en las mamas era mejor que no siguiera esta vez el TSH.

Últimamente se prescribe un compuesto químico llamado Tibolone. Desarrollado en el Reino Unido hace unos quince años, esta sustancia mimetiza algunos de los efectos del estrógeno y la testosterona, de modo que alivia síntomas como sofocos, sequedad vaginal y pérdida de la libido sin causar el crecimiento del tejido mamario o del endometrio (revestimiento interno del útero). A Barbara le hubiera resultado útil, pero en aquella época no estaba disponible.

Así pues, ¿era Barbara o eran sus hormonas? Eran *ambas,* pero en esa etapa las cuestiones emocionales necesitaban mayor atención. Patricia dedicó tiempo a Barbara y pudo ayudarle a responder a esas preguntas. He aquí sus observaciones:

La historia de Barbara es un caso muy común con el que, al trabajar con mujeres de mediana edad, me he encontrado a menudo. Pero creo que se trata de un caso que refleja un problema más profundo de la sociedad en general.

La mayoría de nosotros no tenemos ni idea de quiénes somos realmente. Nuestro yo interno está cubierto por un yo adaptado que sabe cómo complacer y actuar para ser amado y valorado. Ese yo adaptado tiene una capacidad extrasensorial y una percepción que usa a la perfección. En un grupo de gente, en el cara a cara, se sabe perfectamente si la conversación adecuada ha de ser ingeniosa y despreocupada, o profunda y significativa. De modo que lo que se consigue es que esa capa externa reciba el halago por su actuación y los logros conseguidos. Se alaban los resultados y se valora la habilidad de «hacerlo»; sea lo que sea: sacar buenas notas, ir a la universidad, estar en buena forma física; ser la esposa ideal, la anfitriona ideal, o la presidenta ideal de la asociación del colegio. Se hace cualquier cosa por conseguir la palmadita en el hombro, por sentirse valorado.

Lo triste es que mientras esa pantalla externa y adaptada sigue adelante actuando, el yo interno permanece prácticamente ajeno a todo ello, aislado y al margen de lo que realmente es. Es como estar toda la vida pasando por el aro a fin de ser amado y apreciado. Nadie sabe quién es realmente, ni en lo que cree. Quiero recalcar que no hay nada malo en esos esfuerzos y en esos logros. De hecho, son dignos de respeto. El problema se encuentra cuando uno se siente tan identificado con esa manera de comportarse que no sabe quien es realmente.

La razón por la que nos sentimos cansados, deprimidos, temerosos y faltos de imaginación es porque hemos perdido la conexión con nuestro verdadero yo. Hemos olvidado quiénes somos en realidad.

Barbara necesitaba mostrarse muy implicada en las expectativas que de ella tenían una madre crítica y exigente y un padre excesivamente competitivo. Con el tiempo, se dio cuenta de que su autoexigencia perfeccionista de sentirse amada y valorada por sus padres se había convertido en su estilo de vida. Las críticas palabras de su madre las había interiorizado mentalmente. Esa voz interna la había conducido a ser perfeccionista en todo; hiciera lo que hiciera, nunca era lo suficientemente perfecto, no para satisfacer sus ansias internas de perfección. De joven, Barbara tenía energía para funcionar por sí misma, pero ahora había perdido la voluntad y el rumbo.

Hace años, cuando inicié el camino del crecimiento personal, en los grupos que dirigía oía con frecuencia frases como: «algo en mi interior me dice que no soy lo suficientemente valida», o «lo paso mal conmigo misma». Reflejaban la experiencia de las personas, de los sentimientos, de los recuerdos.

El sistema límbico es la parte del cerebro que gestiona nuestras emociones y nuestra memoria. De niños, desarrollamos mecanismos que nos ayudan a superar emociones demasiado estresantes para saber manejarlas a una edad temprana. En la infancia, esas estrategias nos protegen y nos ayudan a sobrellevar las situaciones y a superarlas. Barbara se transformó en una perfeccionista a fin de protegerse de las críticas maternas.

De adultos, quizás no somos conscientes del sufrimiento y de los recuerdos estresantes vividos, pero éstos todavía permanecen en nuestro sistema nervioso. Nuestro cuerpo está «vigilante», en un estado de alerta adrenalínica. Este estado de alerta continua e inconsciente puede dañar nuestra salud física y emocional, ya que el organismo intenta que estemos en estado de complacencia y relajación.

Barbara, hecha un mar de lágrimas, realizó el trabajo de sanación necesario para librarse del recuerdo de las exigencias maternas, de esa crítica interiorizada. Buscó en lo más profundo de su ser su riqueza de espíritu, su auténtico yo, y descubrió que ya nunca más tenía que ansiar las caricias y los halagos externos, pues estaba en conexión con su fuerza interna.

Ahora Barbara se siente vital y feliz y vuelve a disfrutar de la jubilación de su marido. Ese nuevo ánimo, ese despertar, dio lugar a que encontrara la belleza de la vida a través de su familia y de sus amigos. Por vez primera, esta mujer sintió compasión y aprecio por su yo interno, por aquella parte de ella misma que había estado ahí siempre, tanto en las duras como en las maduras, sin fallarle nunca. Así, cuando Barbara se relajó profundamente, encontró momentos de auténtica paz interior y de absoluta perfección.

Como doctora especializada en menopausia, agradezco tener colegas que saben tratar síntomas que no están directamente relacionados con la deficiencia hormonal. En cada uno de los tres casos aquí presentados, el TSH pudo paliar los síntomas físicos, pero las principales herramientas fueron el apoyo emocional, la comprensión y la psicoterapia, ya que el problema principal no era simplemente hormonal.

Resumen

- Los ataques de pánico pueden sobrevenir tanto a hombres como a mujeres. Se viven como un caso de vida o muerte.

- Los ataques de pánico durante la menopausia pueden estar relacionados con los cambios hormonales y responder bien a una terapia hormonal.

- Para aquellas mujeres que sufren molestias en las mamas por ser muy sensibles al estrógeno, el tibolone, una sustancia química que actúa como las hormonas, puede ser útil.

- En algunos casos es preciso seguir un tratamiento psicológico o bien psiquiátrico.

5

La madurez emocional

No se llega a comprender correctamente a una persona
si no se la ve antes con cierto sentimiento no de tolerancia,
sino de compasión
Thomas Carlyle (1795-1881)

En la menopausia, las mujeres que anteriormente han destacado por su habilidad para sobrellevar las cosas se sienten consternadas cuando pierden esa habilidad. Su confianza empieza a perderse, se cuestionan a ellas mismas y, claro está, se preguntan: «¿Soy yo o son mis hormonas?». Si les dicen que no es la menopausia (generalmente a partir de tan *sólo* de un análisis de sangre), buscan que se les conforte, pero a menudo se les desestima o se les contesta con un: «¡Venga, anímate». Generalmente tienen unas reglas muy irregulares, de modo que en realidad están en un período perimenopáusico y los posteriores análisis de sangre demuestran que ciertamente se trata de un salir y entrar en la menopausia. En algunos aspectos este «entrar y salir» es menos llevadero que la propia menopausia (cuando ya se deja de tener la regla al menos durante seis meses y comienzan los clásicos síntomas).

Es demasiado fácil culpar a las hormonas de *todo* lo que sucede en esa época, pero también es igual de fácil culpar de todo a las propias mujeres. Esas mujeres buscan comprensión y apoyo, no que se rían de ellas. Dylan dice en una de sus canciones: «Los tiempos están cambiando», y nosotros podemos añadir: «Por favor, no critique aquello que no comprende».

Jill tiene cerca de cincuenta años. Ha sido siempre una persona segura y capaz de enfrentarse a las cosas. Crió a sus tres hijos, apoyó a su marido, Max, en sus aventuras financieras y estudió por su cuenta diseño de modas. Sus padres son ya mayores, aunque físicamente están bastante bien, pero su madre está perdiendo la memoria y necesita ayuda.

Últimamente Jill se siente a veces inestable, tanto física como emocionalmente. Las reglas empiezan a ser irregulares. Está dos o tres meses sin tenerla y luego tiene una que le dura semanas o apenas se presenta. Sufre algunos sofocos y a veces se sorprende a sí misma llorando, con frecuencia por cosas, especialmente de la televisión, que normalmente no le preocupan en absoluto. A veces se ha sentido muy violenta al romper a llorar en el trabajo sin razón aparente. Se siente mucho menos segura de lo que se sentía y no llega a imaginarse cómo pudo hacer frente a las auténticas crisis familiares que le ocurrieron en el pasado.

Ella y Max acuden al mismo médico de familia, pero ahora Jill está empezando a sentirse indignada por la actitud del médico hacia ella; dice que «se lo toma todo a guasa». Cuando acudió a él en busca de ayuda para sus altibajos físicos y emocionales, el médico le dijo: «¿Pues qué espera a su edad?» y se tomó a broma su falta de seguridad. Incluso utilizó frases manidas como: «¡Venga, anímese»! y «Con el tiempo lo superará». Después, habló con Max de sus síntomas y se burló de su falta de confianza.

Cuando Jill vino a verme estaba enfadada, afligida y desconcertada. «¡No soy ninguna tonta!», me dijo. Jill está lejos de ser tonta; es una mujer inteligente y bien informada. Pero desconocía esa etapa de su vida y se sentía como si le estuviera sucediendo algo que no podría controlar. Había sacado adelante una familia, un matrimonio y una profesión, pero de pronto se sentía como si hubiera naufragado. Tiene buena presencia y es una persona competente, pero sus cambios de humor, sus sofocos y sus lágrimas le están minando la confianza en ella misma. A todo ello se le suma el cansancio físico, pues no duerme y tiene calores nocturnos. La libido también le falla. Afortunadamente su marido no se burla de eso, pero ella siente esa carencia y se siente culpable por ello (una reacción femenina muy común). Sin embargo, la falta de comprensión de su marido hacia el resto de síntomas hace que no sienta ningunas ganas de caer en sus brazos. Tiene un gran conflicto emocional, gran parte del cual se debe a la fluctuación hormonal.

Jill está pasando por el período perimenopáusico. Sus ovarios ya no responden adecuadamente a la hormona foliculoestimulante (FSH, siglas en inglés). Tiene pocos óvulos capaces de responder, por lo que no ovula. Según lo previsto, Jill tendrá la menopausia en los próximos dos años. Sus cambios hormonales no le ayudan a tener relaciones sexuales, los sofocos le hacen difícil los arrumacos y el descenso de estrógenos le reducen la sensibilidad para responder a las actividades de tipo sexual. Le irrita la aparente falta de interés y compresión de Max, de modo que siente una actitud de rechazo hacia él. Además, la medición hormonal mostró un bajo nivel de la hormona masculina (testosterona), y debido a ello su libido y su respuesta orgásmica han disminuido.

¿Qué puede hacer Jill? Necesita un suplemento hormonal. Según mi criterio, más que un TSH completo, necesita dosis inferiores administradas cíclicamente: tres semanas de tratamiento hormonal y una semana de descanso. Las mujeres que toleran las píldoras anticonceptivas pueden utilizarlas, pues con ellas se acabarán las reglas irregulares y tendrán unas hemorragias fijas y predecibles, además mejorarán los sofocos y otros síntomas. Si los niveles de testosterona son muy bajos, puede administrarse testosterona, bien en parches o en crema. (*Véase* capítulo 21). Pero, además de esta revolución hormonal se produce también un desbarajuste emocional. Jill se siente infravalorada, incomprendida e insegura.

¿Qué puede hacer Jill emocionalmente? Necesita que la valoren y la apoyen. Necesita encontrar un médico que le muestre receptividad y empatía. Sobre todo, Jill tiene que hablar con su marido de sus sentimientos. Y esto puede hacerse mediante un terapeuta especializado en terapia de parejas, así Max no se sentirá juzgado o criticado.

Cuando vi por primera vez a Bridget en una clínica especializada en menopausia, contemplé a una mujer envejecida con 49 años. En su historial médico encontré antiguas enfermedades tropicales y, más recientemente, una enfermedad vírica que le había producido un síndrome de fatiga posviral (ahora llamado «Síndrome de fatiga crónica», CFS, según siglas en inglés) Años antes había sufrido una histerectomía; por ello estaba segura de su condición de menopáusica. Su marido la había cambiado por «un modelo mucho más nuevo», como ella misma sucintamente señaló, por tanto tuvo que criar ella sola a su única hija. Siempre había trabajado en puestos de responsabilidad en la industria hotelera y ahora no podía entender su actual sentimiento de incapacidad. Me habló de sus capacidades y de sus habilidades en términos elogiosos. Sus palabras fueron muy gráficas: «No puedo creerme en lo que me he convertido ahora; pienso en lo que he sido siempre y ahora *no puedo hacer nada*. Ya no soy la que era. Estoy eclipsada».

Sus niveles hormonales señalaban una perimenopausia, más que una menopausia. Le habían dicho que se animara. No había conseguido hacerlo. Al año siguiente, llegó a la menopausia y siguió un TSH. Ello le ayudó a superar los síntomas y a recuperar su salud emocional, pero la energía física tardó más en reaparecer.

Aquí vemos el caso de otra mujer que sabe que no es «tonta». Como no era tonta, sabía que había podido ayudar a otros a recuperar la autoestima y a salir de la desesperación. En Bridget se daba el caso de una deficiencia hormonal, pero tenía otros problemas físicos y necesitaba tratamientos diferentes. Y, lo más importante, su soledad y su angustia emocional le habían sumido en una depresión. No quería tomar antidepresivos y acordé con ella que no serían necesarios. Para restablecerse le iba a ser tan necesaria la terapia hormonal como una buena dosis de confianza. Esta mujer tenía una profunda fe religiosa que le ayudó a superar muchas crisis. A medida que fue tomando conciencia, en gran parte gracias a su propia experiencia pero también al hecho de pedir ayuda a las personas más cercanas, sintió que su depresión desaparecía.

Para restablecerse le iba a ser tan necesaria la terapia hormonal como una buena dosis de confianza.

Nostalgia del ayer

Por qué tuvo que irse, no lo sé, no me lo dijo.
Dije algo que no debía, ahora anhelo el ayer.

«Yesterday», The Beatles

El fragmento de esta canción da a entender que los hombres lamentan la pérdida de la pareja y se sienten confusos por su marcha. Dado que la falta de comunicación en la relación es obvia, se sienten culpables a la vez que abandonados. Cuando es el hombre el que se va, las mujeres tienen esos mismos sentimientos.

Jocelyn tenía cincuenta y pico años cuando su marido le confesó que en su grupo de teatro había conocido a una mujer más joven y que quería separarse. Jocelyn estaba destrozada; sospechaba que salía con alguien, pero no se atrevía a hablarle de ello. Su marido había alquilado un apartamento cerca de la ciudad «para estar más cerca del trabajo durante la semana». Jocelyn se había acercado alguna vez al apartamento y había visto el automóvil de la otra mujer, pero no pudo decirle nada a él. Vendió la casa familiar y se fue a vivir a otro barrio. Tenía la autoestima por los suelos; estaba deprimida. Había esperado, aun sabiendo que él se sentía atraído por otra. No era la primera vez que él la había abandonado emocionalmente, cuando no físicamente. Jocelyn creía que si no hacía nada y aceptaba la situación, él volvería. Ella había estado enferma prácticamente durante toda su vida de casada y el marido pensaba que era una situación muy difícil y que le tocaría cuidarla cuando fuera anciana, como su padre había tenido que hacer con su madre, una persona delicada.

Jocelyn estaba pasando la menopausia, pero los síntomas físicos no eran tan problemáticos como para tener que seguir un TSH. Sin embargo, poco a poco había ido perdiendo seguridad y el abandono de su marido fue la gota que colmó el vaso. No insistió sobre el divorcio, y ahora mantiene una relación de amistad con él, aunque sabe que no volverá. Sigue siendo una enferma crónica y eso ha sido un factor muy importante en su separación. Ello precipitó su soledad y la llevó a una profunda depresión. Emprendió una batalla emocional y física.

Años después de la separación, se le diagnosticó osteoporosis y a causa de ello empezó un TSH. El tratamiento le ayudó a superar los cambios de humor y a mejorar su estado general y el de los huesos. Ahora se ha ido a vivir a una residencia de ancianos para estar cerca de su hija y de su familia, donde se siente útil y querida.

Le pedí a Patricia que viera a Jocelyn. Éstos fueron sus comentarios:

La primera vez que vi a Jocelyn era una mujer asustada, frustrada, sola y triste.

Al oír su historia, vi con claridad que su problema no era el comportamiento de su marido. En realidad, creo que muy poco de lo que le estaba ocurriendo tenía que ver con su matrimonio. Las preguntas que me vinieron a la mente fueron:

- ¿Qué sucedía en el interior de esta mujer para que no surgiera de ella misma el deseo de hablar con su marido de lo que estaba ocurriendo, de su dolor y de las sospechas que tenía respecto a él?
- ¿De donde sacó la idea de que callar era lo más seguro?
- ¿Por qué estaba dispuesta a compartir tan poco, ni intimidad ni compañerismo?
- ¿De dónde provenían esos sentimientos de vergüenza y falta de valía?

Estoy convencida de que la mayor adicción del ser humano no es el alcohol o las drogas, sino la atadura a la incertidumbre. Hay muchas personas que están profundamente convencidas de que la incompetencia y la falta de valor son inherentes al ser humano. Esa creencia procede de la primera infancia y de la percepción de las situaciones y experiencias vividas de niño.

Esa percepción, una vez interiorizada, colorea y forma nuestra realidad y conforma un prisma a través del cual contemplamos todas y cada una de las situaciones, sucesos y relaciones. Necesitamos concedernos tiempo para profundizar en ello y curar esas primeras heridas. Si no lo hacemos, seguiremos teniendo las mismas experiencias y reafirmando nuestras dolorosas creencias y percepciones.

Jocelyn tuvo que considerar la educación recibida cuando era niña. Una vez se le ayudó en esa tarea, pudo darse cuenta de que siempre que llamaba la atención de sus padres o les interrumpía, ellos la consideraban un incordio.

Se crió en esa vieja escuela de que a los niños se les ve, pero no se les escucha, y ella nunca llegó a ser un adulto que fuera visto y escuchado a la vez. Simplemente, había reemplazado la figura de su padre por la de su marido. Con tiempo y ayuda, Jocelyn pudo contemplar con amor y compasión a la niña que era, y ver su belleza y su fuerza. Pudo, asimismo, ver con perspectiva crítica a su padre, el cual tras la guerra vivió sus propios traumas durante gran parte de su infancia y adolescencia. El dolor que sufrió Jocelyn en la primera etapa de su vida le impidió sentirse querida o valorada. Para ella, el perdón significó superar esos obstáculos y emprender un camino en el que sentirse libre del dolor experimentado. Los pasos que siguió fueron éstos:

- Reconocer la parte herida
- Liberar las emociones reprimidas
- Derramar las lágrimas contenidas
- Sacar los sentimientos de pena y de vergüenza que tenía ocultos con respecto a su padre.

Cuando Jocelyn perdonó a su padre, se vio invadida por un nuevo sentimiento de bienestar, libertad personal y dicha. Ahora se ha convertido en una persona activa, en cabecilla de su lugar de retiro y en una abuela feliz y cariñosa con sus nietos.

A los 58 años, Isabel sospechó que su eminente marido estaba emocionalmente ausente, incluso cuando físicamente estaba a su lado. Modificaba su agenda laboral para irse fuera más a menudo, la mayoría de las veces a determinada ciudad asiática. Tenía que ir, decía, para que le confeccionaran trajes (¡de repente necesitaba un montón de trajes!). Estaba especialmente encantado con esos viajes al extranjero por los privilegios que le suponían: viajar en primera clase y hospedarse en hoteles de lujo. Cada vez que volvía a casa sufría una especie de bajón y preparaba un nuevo viaje.

Isabel cada vez encontraba todo más complicado, pues veía que él se aburría con la vida familiar. Temía el retiro de su marido, cuando no pudiera permitirse esa vida de cinco estrellas y nuevamente tuviera que poner los pies en la tierra. Cualquier plan que Isabel le sugería, él lo descartaba. Se enfrentó a él. Había descubierto que llamaba con frecuencia desde su móvil a una mujer en Asia. Pero

Isabel limó asperezas porque tenía miedo de perder su seguridad. Él tenía unos buenos ingresos y ella no tenía ni la más mínima independencia económica.

Unos años más tarde, la situación laboral del marido cambió mucho debido a la reestructuración de su empresa. Le dejaron de lado y le enviaron de responsable de la zona asiática, de modo que tenía que vivir allí la mitad del año. Podía retirarse, pero no quería hacerlo a pesar de que siempre había dicho que se jubilaría a los 60 años.

En Asia, el marido había conocido a otra mujer (divorciada y con dos niños). Isabel sospechó que se había vuelto a encaprichar, pero esta vez *él* decidió acabar con la farsa y le pidió el divorcio. Por fortuna llegaron a un acuerdo económico. Isabel no se sintió abandonada sentimentalmente, porque el abandono había sucedido gradualmente, durante muchos años, y había llegado a asumirlo. Imagino que todavía oculta sus sentimientos, pues en este momento no está dispuesta a enfrentarse al dolor y a la rabia.

Hay hombres que, al llegar a la madurez, les entra el pánico de perderse algo en la vida. ¿Están perdiendo hormonas como les sucede a sus mujeres? No. Tienen miedo a perder atractivo sexual o a no dar la talla sexualmente. Mientras eso sucede, sus mujeres sufren cambios físicos y, por consiguiente, experimentan falta de seguridad. Ellas a veces sienten menos deseo sexual y eso les aleja de sus parejas. La respuesta del hombre es buscar una mujer más joven que les refuerce el ego. Los hombres con cargos relevantes, que pasan mucho tiempo fuera de casa viviendo una buena vida, llegan a casa y encuentran una vida más monótona y temen que la jubilación sea aburrida. En casa, la mujer ha tenido que hacerse cargo de la familia y ha dejado de lado su profesión o ha tenido que modificarla. Él la encuentra menos excitante, quizás aturdida con las cuestiones domésticas, aunque eso haya sido de todos modos una segunda opción: a ella le habría gustado ser una persona con un trabajo relevante. Cuando acompaña al marido en sus viajes al extranjero, ella es como un apéndice. Él no pasa tiempo con ella porque tiene que ir a unas aburridas cenas con unos aburridos colegas que hablan un idioma diferente al suyo. La mujer se va a hacer de turista con las otras esposas.

En la menopausia, una mujer puede llegar a sentirse como un perchero viejo o una maleta. Se siente que ya no es atractiva, de modo que cuando él se va con una mujer más joven (a veces extranjera y exótica) se ve inmersa en una auténtica crisis de madurez, la cual no es hormonal, sino emocional. La mujer se siente abandonada, inútil y despechada, caduca. Todo ese torbellino es prácticamente emocional y no necesita terapia hormonal para tratar sus sentimientos de falta de estima o sus crisis de pánico, a menos que también sufra unos síntomas menopáusicos definidos. (*Véase* «Aventuras y abandono» en el capítulo 22, en el que se habla de esas heridas y de algunas soluciones prácticas.)

Morag tenía 46 años cuando tuvo que afrontar la ruptura de su matrimonio y la pérdida de su casa en el momento en que su marido perdió el norte, el trabajo, los ahorros y se fue con otra. Tenía que enviar a su hijo a la universidad y por ello tuvieron que quedarse en la misma zona donde vivía. Trabajaba por las noches, pero la despidieron por un reajuste laboral. Después de 120 solicitudes, consiguió un trabajo y se mudó a una casa por reparar y con una importante hipoteca. Empezó a arreglar la casa. Una noche pensó que todo lo que estaba haciendo no tenía ningún sentido. En camisón, a medianoche, tomó el automóvil y se fue al bosque para suicidarse dentro del vehículo, pero luego pensó que si no la encontraban hasta después de varios días, iba a estropear el automóvil y que olería tan mal que sus hijos no podrían venderlo. De modo que se fue a una cabina de teléfono y, con la única moneda que tenía, llamó a su abogado. Eran las 3 de la madrugada. El abogado le pidió que fuera a su casa y allí habló con ella y le ofreció algunas soluciones. «Algún modo habrá», le aseguró.

Muchos años después, Morag evocaba aquella noche como un punto de partida. No era una víctima, estaba buscando un camino en un momento en el que se sentía infravalorada. Las mujeres como Morag me hacen ver que en medio de la desesperación y la desesperanza hay un camino a seguir. La terapia hormonal puede ayudar a mejorar los sofocos y los trastornos del sueño, pero no puede arreglar las situaciones. Se necesita valor;

yo veo mujeres que cargan con ellas mismas, buscan ayuda y después se rescatan por sí solas incluso en las circunstancias más desesperadas. Y cuando hacen esto ya no «anhelan el ayer», sino que son capaces de seguir viviendo «el hoy».

Resumen

- Si bien la terapia hormonal ayuda a aliviar muchos síntomas de la menopausia, hay mujeres que necesitan ayuda para sobrellevar los cambios emocionales de su vida.

- Las mujeres que pierden la confianza y la autoestima, y se sienten solas y desesperadas, necesitan ante todo sentirse valoradas y apoyadas por su pareja y a veces por un especialista.

- Algunas mujeres se sienten como una «maleta vieja» y este sentimiento se agrava cuando les abandona su pareja.

- La edad de la madurez es también una época difícil para los hombres, cuando ven que su juventud se desvanece; a veces buscan amparo frente a esa pérdida en brazos de una mujer más joven.

- La voluntad de mirarse interiormente, y contemplar los sentimientos de duda que inevitablemente aparecen, y el valor son esenciales para encaminarse a una vida plena y dichosa en una edad más avanzada.

6

¿Tiene que ser la menopausia un problema?

Es feliz pensando que lo es
Proverbio latino

¿Puede ser la menopausia un cambio a mejor? Los medios de comunicación han presentado la edad de la madurez y la menopausia como cosas negativas. La mayoría de las veces se vinculan a la fatalidad y al pesimismo y puede que a la muerte física y mental. Las crisis de la madurez y los conflictos de la menopausia asociados a la desesperación y la decepción son los mensajes que las publicaciones más populares dan, y se tacha a la terapia hormonal de ciertamente peligrosa.

Doris Lessing dice en el primer volumen de su autobiografía, *Under My Skin* (Bajo mi piel):

La temida menopausia no apareció: mis reglas desaparecieron y ya está. A las mujeres que tienen ese tipo de historias, a muchas de nosotras, se les hace sentir culpables, ¡como si los problemas uterinos fueran el auténtico destino de las féminas! Digo todo esto en beneficio de las mujeres jóvenes, pues toda la información que se proporciona en torno a esa etapa es lamentable; la vida de las mujeres se presenta como una carrera de obstáculos con caídas durante el trayecto y un descalabro en la época de la menopausia. Existe una especie de sociedad secreta de mujeres que han pasado con facilidad la menopausia, y sin ayuda de fármacos, pero apenas se atreven a decirlo, ya que sus hermanas las acusarían de mentirosas o de poco solidarias.

Entendemos la inquietud de Doris Lessing. Muchas mujeres pasan la etapa de la menopausia discreta y plácidamente. Las buenas noticias apenas se comentan y las malas ocupan los titulares. No queremos medicalizar la menopausia, ni proponemos que todo el mundo siga un TSH u otro tipo de tratamiento médico.

Hay un 50% de mujeres que tienen pocas molestias ... Muchas mujeres se alegran de verse libres de la regla y de las responsabilidades familiares.

Pero, para algunas, esa etapa *es* un período de cambio y de pérdida: «una carrera de obstáculos con caídas durante el trayecto y un descalabro en la época de la menopausia». Existen casos en que:

- La persona controladora pierde el control.
- La persona depresiva se convierte en suicida.
- Las relaciones personales se deterioran, la confianza se desvanece.
- Se gana peso y se está disconforme con la imagen.
- El sexo no apetece: «Prefiero leer un libro o irme a dormir que tener relaciones sexuales».
- La energía disminuye: «Mi iniciativa se ha ido de paseo».

Sin embargo, *hay* vida durante y después de la menopausia. Un 50% de las mujeres tienen pocas molestias y no necesitan tratamiento hormonal. Pero el otro 50 % necesita ayuda, y con una evaluación apropiada puede tenerla. Hay muchas buenas noticias (aunque no se publiquen).

Muchas mujeres se alegran de verse libres de la regla y de las responsabilidades familiares. Pueden ser libres, al fin, para decidir qué hacer: escalar montañas, aprender cosas nuevas o hacer manualidades. Las hay que emprenden estudios universitarios. Una de mis pacientes acabó el doctorado a los 67 años. Otra mujer dejó atrás un matrimonio acabado y encontró un nuevo amor y una nueva vida.

Una mujer excepcional llamada Rosemary vino a mi consulta hace poco para hacerse un chequeo. Tiene 50 años y está en el período perimenopáusico, pero no tiene ningún síntoma concreto. Es serena e imperturbable. Vino del noreste de Queensland, una zona famosa por sus prolongadas sequías. Le pregunté que cómo podía estar tan contenta viviendo en un lugar con un clima tan seco y tan duro. Ella me contestó que de un sitio así uno puede quejarse o bien alegrarse por las cosas buenas que tiene, por ejemplo, cuando ¡llueven peces! Me contó que cuando la tierra empieza a calentarse más y más se crea una corriente ascendente de aire caliente que realmente succiona el mar y lo que contiene, y entonces, literalmente, ¡llueven peces! ¡Quién puede seguir triste en un momento así!

Otra de mis pacientes tuvo que dejar el desierto en el que vivía.

Sue llevaba casada 33 años. Con poco más de 20 años ya tenía tres hijos. David, su marido, tenía un trabajo estable y era una persona muy rutinaria. Llegaba a casa cada día a la misma hora, cenaba cada noche lo mismo y casi nunca se dejaba convencer para ir a comer fuera. En el sexo era igual de rutinario y poco audaz. Cada domingo iban a comer a casa de sus padres y cada domingo hablaban de lo mismo. Sue comenzó a trabajar media jornada para que los niños pudieran ir a un colegio privado. Ningún hijo se descarrió o probó las drogas. Todos se han marchado ya de casa y tienen parejas estables. Dos de ellos están casados y tienen dos hijos. Al llegar a la menopausia, Sue no tuvo ningún síntoma, pero sí una enorme sensación de pérdida. Para ella, la vida iba pasando sin pena ni gloria.

Un día Sue vio una película sobre el tango, quedó encantada y decidió ir a clases de baile. Dave no tenía ningún interés en esas clases, a pesar de que su mujer le animó a tomarlas. Sue se fue con su profesor de baile. Dave, dice, seguirá probablemente sentado en la misma silla esperando a que ella vuelva y le haga la comida. Se lo imagina leyendo la nota que le dejó, sorprendido de que se haya ido, pero seguro de que volverá.

Sue se fue a vivir a otro estado. Sus hijos aprueban que se fuera y ella se mantiene en contacto con ellos por medio de su nuevo ordenador (Dave decía que nunca llegaría a dominarlo). Vino a verme para hacerse una revisión rutinaria. Está bien y es feliz. El sexo es estimulante para ella, y utiliza pequeñas dosis de estrógenos por vía vaginal para prevenir la sequedad.

Para Sue ha sido como empezar de nuevo, como abandonar el desierto. Creo que para ella también llueven peces.

Marion tiene 55 años. Tuvo la última regla a los 51. Las hemorragias fueron cesando poco a poco, «sin quejas ni ruidos», dice. A veces siente calores, pero no tiene sofocos ni cambios de humor. Vino a preguntarme si necesitaba tomar hormonas. Tenía un historial médico impecable. Las únicas dos veces que había estado en un hospital fue para tener a sus hijos. Los embarazos y los partos fueron normales. Su historial médico era tan sólo una historia de buena salud. En la familia no existían casos de diabetes ni de derrames cerebrales. Su padre había muerto a los 60 años de un ataque al corazón, pero era fumador y no cuidaba su dieta. Su abuela vivió hasta los 95 años. Su madre tiene 80, juega al golf y al bridge y anda cada día 5 kilómetros.

El primer marido de Marion, Jim, era un adicto al trabajo que apenas paraba en casa. Ella crió a sus hijos y formó su propio círculo de amistades e intereses.

Después de que Jim se fuera con su secretaria, Marion encontró una nueva pareja, un hombre al que ya conocía del grupo de amigos y a quien se le había muerto la mujer de un cáncer; los hijos de él ya eran mayores.

Marion y John son muy compatibles, están hechos el uno para el otro. Marion es feliz. Ha probado algunos productos naturales de soja, pero no cree que le ayuden demasiado, pues no tiene síntomas determinados. No tiene exceso de peso, no fuma y tiene bien la presión arterial. Le medimos el colesterol y la densidad ósea y ambos resultados fueron buenos; en realidad muy buenos. El único problema que tenía era el de la sequedad vaginal y algo de frecuencia urinaria. Respondió bien con óvulos vaginales de estrógeno. No necesita ningún TSH, ni fármacos o productos naturales.

Marion es feliz. ¿Cuál es su secreto? Creció en una familia feliz, con unos padres cariñosos. Aunque su marido estaba ausente con frecuencia, ella se sentía querida y encontró el modo de crear la propia dicha, pues, como ella dice, siempre se ha sentido amada.

En el capítulo 26, con respecto al perdón, hablaremos de las barreras emocionales a la felicidad. Tranquilícense aquellas lectoras que hayan llegado hasta aquí pensando que la menopausia es un estado patológico. *¡Al menos un 50 % de las mujeres pasan por la menopausia sin necesitar ayuda médica o psicológica!* Es una transición natural, pero, como ocurre en el parto, lo natural no siempre es normal. Me acuerdo de una charla que di a un grupo de mujeres hace muchos años, cuando empecé a practicar medicina menopáusica. Una de ellas tenía cara de preocupación y parecía consternada cuando les pedí, al final de la charla, que me hicieran preguntas. Dijo que se sentía la rara del grupo, que en toda esa etapa no había tenido ni un solo problema. ¿De qué estábamos hablando? ¿Era *ella* la anormal? Le aseguré que era totalmente normal y que hay otras muchas mujeres que no tienen ningún problema en ese período. Como doctora especialista en menopausia, mi labor es ayudar a las mujeres que tienen problemas físicos, mentales o emocionales. Pero también es mi tarea asegurar a otras muchas que no necesariamente tienen que por qué producirse patologías o problemas. Puede ser una etapa libre de problemas como afirmaba Doris Lessing: «la sociedad secreta de mujeres que han pasado la menopausia tranquilamente» ya no tiene que ser secreta.

Resumen

- **La menopausia puede acarrear cambios en el carácter, en el peso y también en la energía.**
- **La menopausia puede ser un cambio a mejor.**
- **Esta etapa puede aportar libertad para hacer otras cosas y llevar a cabo cambios significativos en la vida.**

7

No puede ser la menopausia, eres demasiado joven

Se trata de mantener la serenidad en el momento de crisis, secarse los ojos y reírse de la caída, y, aunque desconcertado, levantarse y empezar de nuevo.
Robert Browning (1812-1889), «Vivir en amor»

Cuando la menopausia aparece antes de los 40 años se dice que es prematura. El período habitual de la menopausia es entre los 45 y los 55 años. Cuando a una mujer menor de 40 años se le retira la regla sin razón aparente se le suele decir: «no puede ser la menopausia, eres demasiado joven».

Las mujeres en esta situación reciben poca información o escasa ayuda para enfrentarse a ese importante acontecimiento de la vida. Generalmente, sus amigas todavía menstrúan y no quieren ni oír hablar del tema.

Aún no se sabe con seguridad por qué algunos ovarios se resisten o por qué otras mujeres ovulan. Por razones obvias, las mujeres jóvenes a las que les han sido extirpados ambos ovarios entran en la menopausia.

La menopausia quirúrgica

En este primer apartado contemplaremos el peor de los panoramas: mujeres jóvenes, treinteañeras, con una menopausia quirúrgica, es decir, les han sido extirpado los dos ovarios y el útero. Estas mujeres se encuentran de improviso con niveles de estrógenos muy altos y con otras hormonas en niveles muy bajos. Como consecuencia de ello, tienen síntomas carenciales y corren el riesgo de sufrir pérdida de masa ósea.

Se dice que la pérdida de ovarios evita el cáncer de mama, puesto que la principal fuente de estrógenos ya no existe, pero ninguna mujer que ya no sea joven debería rehusar el TSH por ese motivo. En mi opinión, que una mujer joven siga un tratamiento hormonal para paliar la pérdida de estrógenos no significa que corra el riesgo de sufrir cáncer de mama, puesto que ella puede producir sus propias hormonas durante diez años más o menos. Sin embargo, una terapia de sustitución adecuada y cuidadosa es necesaria.

Las dosis hormonales demasiado altas ocasionan efectos secundarios como dolores de mamas, retención de líquidos y, en ocasiones, síndromes premenstruales, tales como cambios de humor, etc. El cuerpo está acostumbrado a tener unos niveles cíclicos (fluctuales), de modo que le puede ser difícil soportar unos niveles altos y constantes. Los ovarios también producen otras hormonas, como la progesterona, la hormona tranquilizante, y la testosterona, la hormona masculina, la cual ayuda a las mujeres a mantener la libido y la energía general corporal. De estas dos hormonas hablaremos más adelante, especialmente en los capítulos 8 y 21. Por consiguiente, la única sustitución del estrógeno no restablece el equilibrio general y el funcionamiento sexual adecuado de una mujer.

Además de esos problemas hormonales, la castración de una mujer joven da lugar con frecuencia a un importante estrés psicológico. La depresión y la ansiedad son reacciones muy comunes frente a ese enorme daño psíquico. Sí, se le soluciona el dolor o las excesivas hemorragias (una de las principales razones de esta extirpación es la endometriosis), pero tiene que enfrentarse a los síntomas de la menopausia, a la esterilidad y puede que a problemas sexuales.

No todas las mujeres jóvenes que pasan por esa solución quirúrgica están debidamente informadas de las consecuencias físicas y mentales que conlleva.

Que a cualquier mujer, ya sea joven o de mayor edad, se le extirpen los ovarios sin su consentimiento es un grave delito, y es censurable que se lleve a cabo la operación sin proporcionar una detallada información del inicio de la menopausia.

Pérdida de los ovarios a causa de la quimioterapia o la radioterapia

Hay otro grupo de mujeres que entran prematuramente en la menopausia a causa de una disfunción ovárica producida por la quimioterapia o a la radioterapia recibidas (generalmente tras un cáncer de mama o un cáncer linfático). Si se han extirpado los ovarios o han recibido radiación, el diagnóstico de menopausia es innegable.

Carencia de óvulos

Menos común es la falta de función ovárica por la carencia de óvulos. Quizás exista un historial familiar, de madre, tías o hermanas, con menopausia prematura.

Síndrome del ovario resistente

Otra de las causas de la menopausia prematura es un fallo autoinmune de la respuesta ovárica denominado síndrome del ovario resistente. No se sabe por qué ocurre y tampoco hay manera de evaluar cuántos óvulos hay o si pueden responder a las señales hormonales. El síndrome de ovario resistente es desconcertante y no se puede determinar con seguridad si es temporal o permanente. *Es muy importante la propia historia de la paciente, pues la mayoría de las mujeres sabe si está produciendo o no sus propias hormonas.*

Puede haber fases sin regla en las que las hormonas muestran una pauta de menopausia con un alto nivel de FSH y un bajo nivel de estrógenos. Es posible que vuelva la regla durante un período variable, si bien la ovulación es impredecible: tener reglas intermitentes no significa que se vuelva a ser fértil. Una medición hormonal periódica es el único modo para asegurarse de qué está sucediendo durante ese período tan frustrante.

En ocasiones, una mujer con el síndrome del ovario resistente se queda embarazada cuando menos lo espera, aunque es raro que ocurra. A las mujeres más jóvenes que sufren este síndrome se les aconseja utilizar la píldora como TSH si no quieren quedarse embarazadas. Se ignora si ese estado significa que hay pocos óvulos o que éstos no responden apropiadamente a la estimulación de las hormonas de la pituitaria, FSH y LH, como sucedería en un ciclo menstrual normal. Es posible que exista un problema de autoinmunidad, afín a un mal funcionamiento tiroidal, en el que el tejido de la tiroides produce anticuerpos contra ella misma. Del mismo modo que no podemos medir los anticuerpos de la tiroides, tampoco podemos medir los anticuerpos de los ovarios (si es que existen).

Michelle tenía 34 años cuando la conocí. Había pasado por cinco operaciones diferentes, en las que poco a poco se le habían extirpado el útero y los dos ovarios. Había sufrido endometriosis desde los 20 años. Anhelaba tener hijos, pero no podía quedarse embarazada. En la última operación le dijeron que entraría en la menopausia, pero que «con unos cuantos estrógenos durante unos seis meses eso se solucionaría». Tras la operación, Michelle tenía sofocos casi constantes y también problemas para conciliar el sueño, estado depresivo y ataques de ansiedad.

Fue a visitar a otro médico y éste le hizo un implante de estrógenos. Sus síntomas mejoraron, pero padeció muchos dolores en las mamas. Tres meses después, sin haberle efectuado ninguna medición hormonal, se le implantó una dosis aún mayor de estrógenos. Tuvo grandes dolores en los pechos, apenas se le podía tocar. Las relaciones sexuales le eran muy molestas, pues a pesar de los altos niveles de estrógenos que tenía el resto de su cuerpo, sufría sequedad vaginal. El deseo sexual había desaparecido. No estaba deprimida, pero sí irritable y frustrada, y no creía que algún día volviera a sentirse normal. Estaba muy contrariada porque no le habían advertido de que las intervenciones quirúrgicas sufridas tendrían como consecuencia la menopausia. Su marido le había apoyado mucho en todos esos suplicios, pero se estaba empezando a sentir frustrado a causa de sus relaciones sexuales. Pensó en abandonarla. Tuvo una aventura, pero volvió y habló con Michelle. Después fueron a un consejero especialista en temas de sexualidad, pero no les fue de ayuda.

Le hicimos una medición hormonal y descubrimos que tenía un nivel de estrógenos por encima de la media. Los niveles de testosterona estaba muy bajos y la mayoría de las hormonas estaban «maniatadas», es decir, inservibles. Tras un mes de tratamiento a base de tamoxifeno, un antiestrógeno, se redujo la actividad de esa hormona en sus mamas. Con unos óvulos vaginales mejoró la sequedad que tenía, y un implante de testosterona le devolvió la energía y también el deseo sexual. Tres meses después, una vez descendió el nivel en sangre de sus estrógenos, se le hizo un pequeño implante de estrógenos y éste no le produjo molestias mamarias. Pero, lo más importante de todo, una correcta información y un cuidadoso seguimiento de sus niveles hormonales, junto a una juiciosa administración de pequeñas dosis hormonales, le proporcionaron seguridad psíquica y también bienestar físico.

Michelle tiene ahora 40 años, ha acabado sus estudios universitarios y se dedica dichosamente a la enseñanza. Su marido está de acuerdo en que la menopausia no es el fin, que puede ser un nuevo inicio.

Lydia, por el contrario, no tuvo una súbita y anticipada menopausia, sino un continuo declive en el funcionamiento ovárico. Le habían administrado TSH, pero la calidad de vida que tenía no era buena porque no se había realizado un seguimiento médico adecuado.

Lydia tenía 36 años la primera vez que la visité. Me había escrito su historial ginecológico y era todo un drama. A partir de los 13 años, cuando empezó a tener la regla, el ciclo menstrual siempre había sido un problema para ella. Los períodos eran impredecibles, a menudo la hemorragia era muy fuerte y sentía dolores, lo que le impedía ir al colegio y más tarde acudir al trabajo. Lydia tuvo que tomar la píldora anticonceptiva para poder controlar las reglas durante la adolescencia. Dejó de tomar la píldora para quedarse embarazada, pero no volvió a tener el período. Sus niveles hormonales eran bajos y le prescribieron un estimulante para los ovarios. Tras dejar de tomarlo, se quedó embarazada de modo natural (y casi por milagro), y no tuvo más la regla hasta el destete de su hijo. Le recetaron más estimulantes para los ovarios y entonces se quedó embarazada sin haberlo planificado, pero a las dieciocho semanas descubrieron por medio de una ecografía una anomalía en el feto y le practicaron un aborto que resultó complicado tanto emocional como físicamente.

Después de esto, Lydia se sometió a un nuevo tratamiento de fertilidad, que dio resultado en el sexto ciclo y no volvió a tener la regla hasta después de este nuevo embarazo. Probó distintas píldoras anticonceptivas; los niveles hormonales que tenía eran propios de la posmenopausia. Pese a tomar dosis por vía oral aparentemente suficientes, seguía teniendo poca energía. De vez en cuando sentía de repente que volvía a tener energía, lo cual indicaba que los ovarios respondían al tratamiento. Sin embargo, esto sólo le duraba dos semanas y después recaía.

Cuando la visité, tenía los niveles hormonales muy bajos y la libido completamente apagada. Los parches abdominales de estrógeno y testosterona le ocasionaron una gran mejora, si bien le provocaron una erupción cutánea, en parte debida a la testosterona, por lo que ahora la utiliza en crema, que da lugar a un nivel más bajo de esta hormona en sangre. Lydia ha llegado a dudar de si algún día podrá controlar todas estas molestias de la menopausia y se ha sentido a menudo muy incomprendida.

El caso de esta mujer joven muestra la dificultad para sobrellevar una disfunción intermitente de los ovarios. Por fortuna, no se trata de una patología común.

Tengo que insistir en que la historia que explica la propia paciente es muy importante, pues la mayoría de las mujeres *saben* a ciencia cierta si producen sus propias hormonas. A menudo, en estos casos, interviene un factor psicológico muy marcado. Lydia es una persona perfeccionista y sobresaliente.

Considero que este tipo de personalidad tiene un efecto en la función hormonal, aunque normalmente no desencadena una menopausia prematura. Según he podido comprobar en mi consulta, este tipo de mujeres son más propicias a sufrir síndrome premenstrual o endometriosis.

La frustración es comprensible, pues una mujer joven nunca está segura de lo que le ocurre. De modo que es mortificante saber que *algunas* apenas tienen problemas con la regla y se quedan embarazadas con gran facilidad.

Doris Lessing fue una de ellas, y en su obra *Under my skin* (Bajo mi piel) dice:

Mi historial ginecológico sería el propio de la típica mujer de campo que nunca ha tenido problemas. Tuve mi primera regla a los catorce años, las hemorragias duraban dos o tres días y nunca eran excesivas. A veces eran ligeramente dolorosas, y en cuanto a la tensión premenstrual, nunca oí hablar de ella.

Di a luz tres veces y nunca me desgarré, ni me cosieron, ni tuvieron que utilizar fórceps conmigo ni me practicaron ninguna cesárea. Nunca tuve aftas ni herpes. Me dejó de venir la regla a los cuarenta y pocos, como es común en las mujeres que fuman.

También habla de lo fácil que le fue el paso por la menopausia:

Ésa es la cuestión, y si insisto en ello es porque creo que es importante; cuando yo, mi generación, deseaba vivir una vida plena como mujeres, no teníamos temores ni recelos. Estábamos seguras y confiadas. La televisión, la radio, los periódicos y las revistas femeninas no nos bombardeaban con informaciones funestas.

Probablemente, lo que dice Lessing es verdad hasta cierto punto, pero muchas mujeres de su generación carecían de información, sufrían en silencio y no buscaban ayuda, y, por otra parte, no podía hacerse gran cosa para ayudarlas.

En este libro intentamos presentar ambas vertientes para convencer a las mujeres de que pueden, en efecto, superar la fase reproductiva de la vida sin apenas problema alguno. Sin embargo, no creo que una información correcta haga que las mujeres tengan miedo y, por tanto, no respondan adecuadamente. Esto es realmente un ejemplo de que «la falta de información es peligrosa», especialmente si ésta es tendenciosa y sólo se presta atención al lado negativo. Espero que este libro acabe con algunos mitos y saque a la luz la verdad, especialmente a las mujeres más jóvenes.

En este punto sería muy útil remitirse a los diagramas del capítulo 1, en el que se explican las fluctuaciones hormonales de las mujeres. De ellos se deduce que las hormonas son la causa principal de muchos problemas. Pero la personalidad de cada mujer también reacciona con las hormonas, y cada una debe responsabilizarse de su propia conducta. Michelle necesitó un tratamiento hormonal sustitutorio y tuvo también que afrontar sus propias frustraciones. Lydia llegó a librar una especie de guerra con sus hormonas. Sólo halló la paz cuando se rindió. Parece ser una cuestión, tal como se plantea en la cita del comienzo de este capítulo, de «desconcertado, levantarse y empezar de nuevo». Para ello se requiere una adecuada información.

Resumen

- La extirpación de ambos ovarios y del útero da lugar a una menopausia prematura, que también puede deberse a un mal funcionamiento de los ovarios.

- El mal funcionamiento de los ovarios puede tener su origen en la quimioterapia, la radioterapia, los antecedentes familiares de carencia de óvulos, o bien en el síndrome de ovario resistente.

- Las mujeres menopáusicas jóvenes necesitan una terapia hormonal sustitutoria bien llevada, basada en un seguimiento individual.

- Si bien en estas mujeres jóvenes los problemas hormonales parecen ser la causa principal, los factores psicológicos desempeñan quizás también un papel importante.

8

Guerra y paz: trastornos menstruales y síndrome premenstrual

Todavía no ha habido ninguna guerra que no pudiera haberse evitado si la gente común hubiera conocido los hechos.

Ernest Bevin (1881-1951),
dirigente laborista y estadista británico.

Algunas mujeres luchan contra sus hormonas durante toda la vida reproductiva. Es una guerra sangrienta, en el sentido literal del término, en la que casi todas las batallas las ganan las hormonas. Todas esperamos la paz, pero ésta sólo se puede conseguir si se evita la guerra. En este capítulo intentamos explicar a las mujeres premenopáusicas más jóvenes por qué se produce esa contienda hormonal. Sólo entonces puede comenzar la prevención.

Siempre se ha creído que no existía menstruación en los intervalos entre el parto y el fin de la lactancia. En la actualidad intentamos cambiar nuestro destino biológico. Sin embargo, estar continuamente en fase reproductiva, es decir, estar embarazada o bien amamantando, de los 16 a los 40 años, tiene una gran ventaja: nos ahorra un montón de trastornos menstruales. Las mujeres «primitivas» de Nueva Guinea, que comienzan su vida reproductiva a la edad de 16 años, cuando empiezan a tener la regla, se quedan embarazadas o amamantan la mayor parte del tiempo, por lo que tienen muy pocas reglas a lo largo de todo ese período. Nosotras, las mujeres «civilizadas», empezamos a tener la regla, por lo general, a la edad de 12 años, y seguimos teniendo el período, con muy pocas interrupciones −tan sólo dos o tres embarazos− hasta que llegamos a la menopausia, en torno a los 52 años. ¡Casi cuarenta años de ciclos desaprovechados! Lo que no se usa se oxida, como confirma la elevada tasa de histerectomías. Actualmente, son pocas las mujeres que desean estar embarazadas durante la mayor parte de su vida reproductiva, como probablemente era el caso de sus bisabuelas, de modo que tiene que existir otra manera de abordar los ciclos menstruales que comienzan a trastornar la vida cotidiana. Hoy en día, pocas mujeres quieren pasar la mayor parte de su vida reproductiva embarazadas, como hacían muchas de nuestras abuelas, por ello tiene que existir otro camino para controlar los ciclos menstruales que trastocan la vida.

Uno de los trastornos menstruales que más altera a las mujeres en nuestra sociedad moderna es el síndrome premenstrual (SPM), también llamado tensión premenstrual. En ocasiones, los trastornos predominantes son emocionales o psicológicos y entonces se utiliza el término «trastorno disfórico premenstrual» (TDPM). El síndrome premenstrual se está investigando, por ello, tanto su definición exacta como su clasificación médica y su tratamiento es todavía tema de debate. Lo que sí sabemos es que numerosas mujeres lo sufren, y que sus familiares, sus amigos y sus puestos de trabajo se resienten también de este problema de la sociedad moderna. Hay mujeres que buscan ayuda porque temen o esperan que se trate de una menopausia prematura. Tengo que señalar que es más fácil sobrellevar la menopausia que los efectos devastadores del síndrome premenstrual, y me dirijo a aquellas mujeres que piensan que si esos síntomas son así de inaguantables, su menopausia será todavía peor. Al menos en la menopausia puede hacerse una medición hormonal y un diagnóstico, y el tratamiento hormonal sustitutorio puede aliviar los síntomas.

Así pues, ¿qué es ese trastorno llamado síndrome premenstrual que afecta a un 25 % de las mujeres hacia los 35 años? Como vemos, se le llama trastorno, no dolencia. Por trastorno se entiende el desorden que sucede dentro de un proceso natural. La dolencia indica, por lo general, que hay algo externo que afecta el organismo y que se trasmite por bacterias o virus (por ejemplo, fiebre glandular, infección pélvica, etc.).

Según parece, el síndrome premenstrual es una respuesta anormal a las hormonas; es meramente cíclico, y adquiere su máximo apogeo antes de la menstruación, para disminuir cuando se inicia la regla. Se producen síntomas físicos —tales como retención de líquidos, hinchazón abdominal y ansias de dulces–, pero los síntomas emocionales y psíquicos son los más perturbadores e inquietantes. Cambios bruscos de humor, enfados, irritabilidad, torpeza y falta de autoestima conducen a un comportamiento anormal y a veces extraño. Las propias mujeres reconocen que se sienten a veces como Mr. Hyde, pero con mayor frecuencia como el Dr. Jekyll. El poeta Alexander Pope debe haber tenido alguna experiencia con las rarezas de las mujeres y dice: «La mujer es, en el mejor de los casos, una contradicción».

El síndrome premenstrual es realmente una situación en la que más de una mujer se pregunta: «¿Soy yo o son mis hormonas?». Son ambas. Las mujeres perfeccionistas son más propensas a sufrir síntomas de tipo emocional. Las que tienen una mayor sensibilidad a los estrógenos (aquellas que en el embarazo sufren muchas náuseas o grandes retenciones de líquidos) acusan más síntomas físicos. Una de las teorías de hace unos cincuenta años más o menos señala que la razón principal es un desequilibrio entre el estrógeno y la progesterona, con predominio del estrógeno. Los doctores Katherina Dalton y Wendy Milton, y más recientemente el Dr. John Lee, han escrito ampliamente sobre ello. Esta teoría tiene muchos seguidores, pero personalmente no creo que la escasez de una sola hormona sea la causa de esa gran variedad de trastornos, sino que más bien se trata de una interrelación entre la mujer y sus hormonas.

El Dr. Dalton, un médico inglés que se hizo famoso a principios de la década de los cincuenta, creía firmemente que la falta de progesterona en la segunda mitad del ciclo menstrual era la causa del comportamiento inusual de las mujeres en esos días. Este médico logró que algunas sentencias judiciales contra mujeres por delitos como hurtos, etc., se vieran reducidas alegando como atenuante los cambios hormonales. El Dr. Lee, médico americano, escribió un pequeño estudio monográfico sobre la progesterona, hace unos diez años, que en un principio sólo circuló de modo privado. Ha escrito, posteriormente, diversos libros dirigidos al público en general en los que afirma que «el dominio del estrógeno» (el cual implica una relativa falta de progesterona) es el responsable de la mayoría de los síntomas premenopáusicos y especialmente del síndrome premenstrual. Asevera, asimismo, en sus libros que la deficiencia de progesterona es la principal causa de los síntomas menopaúsicos y reco-

Hacia los 37 años, aproximadamente, la ovulación empieza a fallar, puede que la producción de progesterona sea menor que la habitual hasta entonces. Y ésa es la edad en la que se produce más el síndrome premenstrual.

mienda firmemente un TSH. Lamentablemente, muchos productos, como la crema de ñame, que dicen contener progesterona y sustituir la falta de esta hormona en el cuerpo, no contienen progesterona, sino diosgenina, la cual no se activa en el cuerpo humano.

Algunos ginecólogos y endocrinólogos creen aún que la *presencia* y no la ausencia de la progesterona es la causa de los síntomas del síndrome premenstrual, ya que éstos se presentan en la segunda mitad del ciclo, en la fase luteal, cuando normalmente se secreta la progesterona y tiene lugar la ovulación. Pero si la presencia de la progesterona en la segunda mitad del ciclo es la causa y no la *falta* de progesterona, ¿por qué no hay más mujeres en la etapa de la adolescencia y hasta de los 20 años con un *mayor* síndrome premenstrual? Estas mujeres reconocen ciertamente sufrir cambios de humor y dolores de mamas, pero sin que ello llegue a ser un gran problema. Es interesante señalar que están en el apogeo de fase reproductiva, cuando la ovulación se produce en la mayoría de los ciclos.

Dado que hacia los 37 años, aproximadamente, la ovulación empieza a fallar, puede que la producción de progesterona sea menor que la habitual hasta entonces. Y ésa es la edad en la que se produce más el síndrome premenstrual.

La medición de los niveles hormonales puede ser un tanto confusa. Durante el ciclo menstrual, se produce una gran variedad de hormonas en un ciclo normal y es difícil interpretar la medición. Cuando se aproxima a los 40, una mujer puede ovular sin orden ni concierto, lo cual hace que baje el nivel de progesterona, y eso está relacionado, según mi opinión, a ese desbarajuste hormonal llamado síndrome premenstrual. Los bajos niveles de progesterona ocasionan asimismo esterilidad.

El catedrático Jim Brown, uno de los más destacados investigadores australianos, estudió durante 20 años a mujeres de 35 a 55 años. Se hicieron mediciones de sus niveles hormonales en la orina y se tomó nota de sus síntomas. Quedó claro que aunque los períodos *parecían* normales, los niveles hormonales variaban de un día a otro y de un ciclo a otro. Los cambios eran escasos, y existía con frecuencia cierta falta de progesterona, y los síntomas de lo que llamamos síndrome premenstrual eran más claros en los ciclos con una *relativa* deficiencia de progesterona.

También hay que escuchar la historia de cada mujer. No debe obviarse lo que cada mujer experimenta en su vida. Los síntomas físicos son a menudo claros, pero los síntomas emocionales y psicológicos son más difíciles de demostrar.

Melissa tiene 38 años. Está desesperada. Los 10 o 12 días anteriores a la regla los pasa gimiendo. Los platos de la vajilla salen volando, sus hijos la evitan y su marido llega más tarde a casa e intenta deslizarse por ella sin hacer ruido. Las reglas son bastante regulares y normales, aunque a veces las hemorragias son más abundantes. Ha combinado con éxito profesión y familia. Tuvo a sus hijos alrededor de los 30 años, y tras cada embarazo sufrió una depresión posparto, si bien en el momento oportuno no se le diagnosticó. Es abogada y trabaja en un bufete en el que todos son hombres. Los días de la fase premenstrual se siente torpe y a veces comete errores. Tras el último parto se sometió a una ligadura de trompas. Tomó la píldora de los 20 a los 30 años y no le produjo efectos secundarios. Es perfeccionista. El síndrome premenstrual le preocupa y le angustia, pues se siente incapaz de controlar sus violentos cambios de humor. Siempre ha tenido éxito en lo que se ha propuesto y es muy competitiva.

Melissa no quería de ningún modo volver a tomar la píldora. Le dijeron que no era aconsejable a partir de los 35 años, y por esa razón optó por la ligadura de trompas. Le aconsejé que volviera a tomar la píldora, ya que suprimiría su propio ciclo menstrual y le proporcionaría un nivel hormonal constante. En tres meses consiguió equilibrarse y le pareció imposible haber podido ser semejante arpía. ¿Cuánto tiempo se tiene que tomar la píldora? No existe un tiempo concreto, pero la mayoría de las mujeres intentan prescindir de ella pasado un año aproximadamente. Algunas mejoran al entrar en los cuarenta; otras, no, y algunas necesitan seguir tomando la píldora hasta llegar a la menopausia. Sus parejas y sus hijos lo agradecen.

Jane tiene 41 años. Al igual que Melissa tiene una profesión. Esperó a quedarse embarazada hasta después de licenciarse y ahora tiene una niña de dos años. Sus padres y los de su marido viven en otro estado, así que no cuenta con la ayuda de los abuelos. Jane y John, su marido, han ejercido cada uno su profesión por separado y ambos con éxito. Tienen una casa grande y dos automóviles, y suelen ir al extranjero de vacaciones cada año. Su hija tiene una cuidadora que, dado que Jane llega bastante tarde, da de comer a la niña y la pone a dormir. Cuando John llega a casa, ella está demasiado cansada para hablar o, según explica, se pone a dar voces. Se siente demasiado cansada y tensa para tener relaciones sexuales. John no lo ve claro y rehuye hablar con ella. Las reglas son peores que antes. En el ciclo premenstrual sufre dolor de mamas, pero lo que más le molesta son los síntomas emocionales. Le cambia el humor completamente. Tiene poco tiempo para sí misma y se siente contrariada. La hija que tanto deseaba tener le ha alterado la vida irremediablemente. Hace muy poco ejercicio. Come de modo compulsivo y bebe mucho café.

Lo primero que Jane tenía que hacer era cambiar el tipo de vida que llevaba: dejar el alcohol y la cafeína, sobre todo durante la segunda mitad del ciclo. Ahora va a un gimnasio dos veces a la semana y ha dejado de hacer horas extraordinarias. John también llega antes a casa. Se toman el domingo como un día de descanso. Jane usa una crema de progesterona y eso parece haber mejorado sus cambios de humor, pero sobre todo el cambio de vida ha propiciado en gran parte su mejora. *¡Las hormonas no pueden competir con una ocupadísima mujer de negocios!*

Hay otros tratamientos para controlar los síntomas del síndrome premenstrual, entre ellos el aceite de prímula (sirve de ayuda cuando se tiene dolor de mamas, pues su acción es similar a la de una aspirina), la vitamina B6, el magnesio, el calcio y una gran variedad de plantas, entre ellas el cohosh negro, el ginseng y el *vitex agnus cactus*; si bien, a excepción de este último, pocas de estas plantas se han sometido a un riguroso estudio científico.

Tal como he mencionado anteriormente, en los últimos años se ha determinado que existe otro tipo de síndrome premenstrual al que se denomina síndrome premenstrual disfórico. En él, los síntomas son más de tipo emocional que físico –como el dolor de mamas–, y a algunas mujeres se les presenta justo una o dos semanas antes de la menstruación. Los síntomas típicos son ansiedad, irritabilidad y cambios de humor, lo que conduce a una pérdida de autoestima. No es sorprendente que todas estas cosas lleven a un sentimiento de culpa y causen disturbios familiares graves. Para este síndrome se administran fármacos que actúan sobre el estado de ánimo, como los inhibidores selectivos de la recaptación de serotonina (ISRS), a fin de controlar los cambios hormonales que tienen lugar en el hipotálamo. La psicoterapia es también adecuada para examinar los cambios de conducta. Según he podido comprobar en mi consulta, los abusos sexuales en la infancia y la adolescencia conllevan un alto riesgo de alteraciones en el ciclo menstrual y de la conducta en la madurez.

Mary-Anne, de 39 años, vino a verme porque tenía «fuertes síntomas de tensión premenstrual tres semanas al mes». Había seguido un TSH a fin de «enderezar» sus aberrantes hormonas. El tratamiento le hizo empeorar, pues ahora sentía dolor en los pechos e hinchazón, cosas que hasta ahora no le habían causado sus propias hormonas. La medición hormonal había mostrado que tan sólo en una ocasión los niveles de estrógeno estaban bajos, por tanto no se trataba de la menopausia. Le hice abandonar el tratamiento sustitutorio, y en el siguiente ciclo volví a medir su nivel hormonal tres veces y descubrí que tenían unos altibajos bastante normales y que realmente no era la menopausia. Hablé con ella de tomar fluoxetina, pero al principio se mostró reacia, pues sería tomar antidepresivos, algo inaceptable. Al mes siguiente volvió a verme y decidió tomar la medicación. Prozac es el nombre comercial de la fluoxetina, una sustancia desarrollada en un principio como un antidepresivo, pero que más tarde se descubrió que era un fármaco que producía alteraciones de la conducta. Se trata de uno de los muchos fármacos que de modo selectivo inhiben la serotonina en el cerebro.

Tres meses más tarde Mary-Anne volvió y me dio las gracias por haberle devuelto a la vida. Su familia no podía creerse el cambio, y ella tampoco.

Todavía existe en muchos países desarrollados una gran oposición al uso de los antidepresivos o de cualquier otro medicamento que afecte al comportamiento por el miedo de «Me volveré adicta» o el «No puedo mostrar que sufro un problema mental, ¿qué pensaría mi familia? ¿Qué dirían mis amigos?». Es un estigma vinculado a todo lo que se considera una dolencia «mental». Las condiciones físicas se pueden afrontar y hablar de ellas, pero los problemas mentales tienen que llevarse en secreto, puesto que se consideran algo vergonzoso.

Esta conspiración de silencio es la que ha impedido que las mujeres reciban el tratamiento adecuado cuando sufren las crisis que devienen de carencias o cambios hormonales, como la depresión posparto, el síndrome premenstrual y la menopausia. Como ya se ha mencionado anteriormente en este capítulo, en la actualidad estamos expuestos a cambios y alteraciones hormonales que ciertamente la naturaleza no contempla. En realidad, deberíamos estar embarazadas o amamantando durante toda nuestra vida reproductiva. Los períodos de la menstruación, y sus problemas hormonales, no están previstos por la naturaleza, de modo que el tratamiento no significa un fracaso por nuestra parte, sino un reconocimiento de que los cambios hormonales ocasionan problemas. La comprensión y la confianza son componentes vitales para resolver con acierto los problemas de desconcierto y de angustia, el SPM y el TDPM (trastorno disfórico premenstrual), que afectan al menos a un 5 % de mujeres de un modo serio y hasta a un 40 % de modo más leve.

El SPM no es la menopausia, sino un cambio premenopáusico a nivel hormonal que comienza normalmente en la treintena y dura de cinco a diez años. Hay quien lo describe como «el cambio antes del cambio». Una de mis pacientes lo denominó «el azote de la madurez». En parte, es peor que la menopausia, pues la valoración hormonal no siempre prueba qué está ocurriendo; se necesitan sucesivas mediciones a lo largo de muchos ciclos y no siempre es viable.

Así pues, frente a la pregunta: «¿Soy yo o son mis hormonas?» yo creo que son ambas. Hay cierto tipo de mujeres que son más propensas a padecer el SPM que el TDPM. Se trata generalmente de mujeres perfeccionistas; tratan a menudo de ser madres modelo, esposas modelo y profesionales modelo. Se las ha educado en la idea de intentar ir más allá de sus propios límites. Las hay que han sido víctimas de abusos sexuales. Y, ¿puede la guerra conducir a la paz? Opino que sí y que los trastornos menstruales y psíquicos pueden controlarse cambiando el modo de vida, así como con una medicación adecuada. Muchas mujeres, al igual que muchos hombres, sentirán alivio al saberlo.

Resumen

- Biológicamente, las mujeres no tienen que menstruar prácticamente a lo largo de toda su vida; sin embargo, en el mundo actual eso no es ni necesario ni práctico.
- Se cree que ésa es una de las principales razones de los trastornos menstruales en la sociedad moderna, así como del síndrome premenstrual (SPM) y del trastorno disfórico premenstrual (TDPM).
- Se afirma que el desequilibrio hormonal del estrógeno y de la progesterona da lugar al SPM, pero hay quien cree que se trata de una interacción hormonal y psicológica.
- El SPM es una respuesta anormal a las hormonas y totalmente cíclica, con síntomas tanto físicos como emocionales.
- Cambiar el tipo de vida, la píldora anticonceptiva y/o la fluoxetina (Prozac) dan buenos resultados frente al SPM.
- Los síntomas del TDPM son en gran parte de tipo emocional y responden mejor a la fluoxetina y/o a la psicoterapia.
- Se cree que las mujeres perfeccionistas son más propensas a sufrir síntomas de tipo emocional, mientras que las que son sensibles al estrógeno tienen más síntomas físicos.

9

¡Ay, me olvidé de tener hijos!

Una vez dije a una periodista que mi intención era
no tener nunca hijos, pues en mi camino a la cumbre
no quería tropezarme con ningún piececillo.
Anna Quindlen, *Cosas que importan*

Muchas mujeres se angustian cuando, tras posponer el momento de tener hijos para atender a otras cuestiones, tales como la profesión, que les parecían más importantes o más plenas, entran en la perimenopausia y una edad fértil mucho más breve. Aunque una mujer no tenga en cuenta su reloj biológico, éste sigue contando; y, más tarde, cuando finalmente se siente preparada para tener un hijo, ya no es fértil. El sueño se rompe.

Se debe recordar a las mujeres que están preparadas para tener hijos de los 20 a los 25 años, cuando su capacidad reproductora está en pleno apogeo.

Sabemos que algunas de nuestras abuelas siguieron teniendo hijos hasta entrados los cuarenta, pero eran hijos concebidos al final de su etapa reproductora, no al principio. Y tenían hijos que hacían de madre de los más pequeños cuando ellas pasaban la menopausia; su función reproductora era como la de una máquina bien engrasada, que funcionaba sin perder ritmo. Eran mujeres que deseaban llegar a la menopausia para dejar de tener hijos.

¿Qué ha pasado? ¿Qué ha fallado? Las mujeres de treinta y muchos años no tienen por qué ser menos fértiles que sus abuelas a esa misma edad.

Hay teorías que lo achacan a agentes externos, como la polución, las partículas petroquímicas de la atmósfera, los estrógenos en los alimentos, la píldora anticonceptiva, etc. Pero en la mayoría de los casos no es otra cosa sino que el reloj biológico ha llegado al mediodía y que el sol se está poniendo. Es el entorno interno y no el externo el que falla. La decisión de retrasar el momento de dar a luz ha sido la mayoría de las veces un error. Ha habido mujeres que esperaban encontrar soluciones científicas, como las publicadas en el *Time Magazine* el 27 de octubre de 1997: «Óvulos "on the rocks" : un nuevo método puede ofrecer a las mujeres la oportunidad de congelar sus óvulos y detener así el reloj biológico».

Pueden existir algunos componentes psicológicos que se sumen a los biológicos. Durante cuarenta años de profesión como obstetricista y ginecóloga he observado que la probabilidad de quedarse embarazada es inversamente proporcional al deseo que de ello se tiene. No hay muchos embarazos que estén verdaderamente planificados; la mayoría, simplemente ocurren. Si no es el momento adecuado, ocurrirá; aun haciendo esfuerzos enormes por evitarlo, una puede quedarse embarazada. Existen, por supuesto, algunas parejas que con total éxito los embarazos y no estoy diciendo que sea tan sólo cuestión de suerte –puede haber sido muy bien planificado–, pero he observado que cuando una pareja intenta desesperadamente, incluso frenéticamente, un embarazo, esa misma ansia y tensión actúa en su contra.

Así pues, cuando la naturaleza llama, lo mejor es prestarle atención y no posponer el embarazo hasta el momento en que las oportunidades aminoran. Éste es el mensaje más importante de este capítulo.

La galardonada periodista y escritora de grandes éxitos Anna Quindlen, cuando era veinteañera, publicaba una columna llamada «Acerca de Nueva York». Era la primera mujer, y la más joven, que hacía esa columna, y fue en esa época cuando dijo a una periodista que su intención era no tener hijos nunca «porque en mi camino a la cumbre no quiero tropezarme con ningún piececito». Pero al cabo de poco tiempo decidió emprender un camino menos espectacular y tener hijos. En realidad, después llegó a ser la única columnista de opinión del *New York Times,* puede que uno de los puestos más deseados en el periodismo. Escribía sobre temas de actualidad –aborto, salud, derechos de los homosexuales, etc.– y en esa etapa tenía tres hijos de menos de 12 años. En 1992 ganó el premio Pulitzer. Entonces empezó a escribir novelas; la primera fue *Cosas que importan.* A partir de una etapa de su vida en la que había asumido anteponer su profesión a tener hijos, decidió después anteponer la decisión de tener hijos a su profesión. Dejó su trabajo diario como columnista en el *New York Times* para hacerse una escritora novel. Le preguntaron si la literatura de ficción le satisfacía tanto como para dejar un trabajo palpable por otro casi inmaterial. ¡Incluso la acusaron de temer el éxito! Y otros dijeron que esa renuncia demostraba que las mujeres no pueden cortar la tarta y además comérsela.

Creo que la historia de Quindlen demuestra que las mujeres pueden tenerlo todo, pero que también hay que elegir. Es lamentablemente cierto que se puede perder el tren, hablando de la maternidad, si se espera demasiado tiempo, como veremos en la siguiente historia.

Tracey tiene 39 años. Nunca se ha casado, aunque ha tenido una relación muy larga y otras «aventuras», como ella dice. Su reloj biológico marca el tiempo de manera tan ruidosa que le ensordece y busca desesperadamente un hombre que sea el padre de su hijo. Su pareja lo es tan sólo a veces, y Tracey duda casarse con él o tener con él a su hijo. Ha pensado en ir a una clínica, inseminarse y «tener sola a su hijo». Está preocupada porque tiene unas reglas irregulares y las hemorragias son mucho menos abundantes que antes. Hace poco no tuvo la regla durante cinco meses y tuvo algunos sofocos. Se siente algo deprimida y cansada. Es una maestra que ama su trabajo, pero a veces tiene poca paciencia con los niños. Constantemente piensa que ha perdido el tren.

Al principio Tracey no quiso decir que había abortado tres veces. La primera vez fue a los 18 años, ya que no se sentía preparada para ser madre. La segunda vez fue en una aventura, tras romper con él; en realidad, él desapareció y Tracey se sintió abandonada. El tercer embarazo fue con su pareja actual. Ella no se sentía comprometida y él estaba seguro de que no quería tener un hijo, por tanto no era un momento oportuno. Eso ocurrió hace tres años.

Le pregunté si tenía remordimientos de haber abortado. Me dijo que ninguna de las tres veces se había sentido preparada para seguir adelante con el embarazo. No buscó asesoramiento; en cada una de las ocasiones, fue a un médico y abortó. Sin remordimientos.

Ahora, repentinamente, le ha invadido el deseo de ser madre. Le da rabia pensar que puede perder esa oportunidad. Vino a mí en busca de respuesta y solución. Su médico le había hecho un chequeo hormonal y le había dicho que sus hormonas respondían a la menopausia. Le dijo rotundamente que no tenía la más mínima oportunidad de quedarse embarazada. Volví a hacerle un recuento, pues había tenido un ligera hemorragia hacía tres semanas; el nivel de estrógenos era muy bajo y la hormona foliculoestimulante (FSH) estaba por debajo de 20. Esto significaba que no estaba totalmente menopáusica; podía tener aún unos cuantos períodos, pero es muy poco probable que todavía esté ovulando y que se quede embarazada más improbable aún.

Puede que no sea el caso de Tracey, pero a veces pueden existir sorpresas (¿milagros?), como veremos a continuación.

Anna, a los 37 años, tuvo tres embarazos ectópicos en tres meses. Después de esto, se preguntaba: «¿Tengo que ser madre?», y se respondía ella misma: «¡Tonterías! ¡Tampoco has visto nunca salir el sol en el Himalaya!». Pero después empezó un tratamiento de fertilidad (como madre soltera). En esa época conoció a James, el cual tenía hijos mayores y se ofreció como donante de esperma. En un principio Anna no estuvo de acuerdo, pero después empezó a salir con él. Tres meses más tarde en Israel, con 43 años, Anna se quedó embarazada de modo natural, se casó con James y tuvo el hijo que tanto había buscado.

La doctora Anne Jequier, compañera de profesión, es una especialista en hormonas y fertilidad masculinas (andrología), así como en esterilidad masculina. Dirige una clínica especializada en fertilidad. Ve en su consulta a muchas mujeres que tras haber pospuesto la maternidad después están desesperadas. El control hormonal muestra que, aunque esas mujeres todavía tengan la menstruación, los ciclos no son ovulatorios.

Por lo general, los niveles de la hormona foliculoestimulante están en la frontera de la normalidad, lo que significa que aunque se estimule la ovulación no se conseguirá nada.

La doctora Jequier lo explica así:

No hay duda de que los problemas de esterilidad empiezan en la segunda mitad de la treintena. Es muy significativo a partir de los 37 años, cuando la fertilidad empieza a declinar. Entre los 38 y los 40 años, la tasa de embarazos de prácticamente todos los tratamientos baja a la mitad, y entre los 40 y los 42, vuelve a descender a la mitad. A los 43 años, la tasa de embarazos de casi todos los tratamientos, a excepción del FIV (fecundación in vitro), es menos del 5 %. Y hacia los 44 años es probable que la tasa sea de menos de un 1 %.

Un factor importante a la hora de determinar un embarazo es haber tenido un embarazo anterior, de manera que sólo aquellas mujeres que han conseguido estar embarazadas en una época anterior tienen posibilidad de quedarse encinta a esa edad.

Otro indicador importante en cualquier tipo de tratamiento, pero especialmente en la FIV, puede verse en la medición hormonal de la HEF en el día dos o el tres. HEF son las siglas de hormona de estimulación folicular, la cual se produce en la pituitaria. Esta hormona sube y baja durante el ciclo menstrual y estimula lo(s) folículo(s), en el ovario para secretar el estrógeno que prepara la ovulación. Cuando no hay más folículos disponibles, esta hormona llega a más de 20, la regla se interrumpe o disminuye y se llega a la menopausia.

Cuando sube el nivel en el día dos o en el día tres del ciclo (sólo en esos dos días del ciclo) hay una pequeña posibilidad de quedarse embarazada. De hecho, los especialistas han demostrado que, si el día dos, el nivel de la HEF sobrepasa las 15 unidades por litro, nunca se conseguirá un embarazo FIV. Los niveles de 10 a 15 unidades por litro corresponden generalmente a mujeres de 38 años o más que no han recibido estimulación alguna, e incluso indican una posibilidad de embarazo muy baja.

Cuando una mujer mayor intenta quedarse embarazada por medio de la FIV, pueden sobrevenir diversos problemas. En las mujeres de más de 38 años se reduce el número de óvulos obtenidos tras la estimulación y también la calidad de los mismos; entonces, el porcentaje de óvulos fertilizados es menor, por tanto, hay menos embriones que en las mujeres más jóvenes que han seguido el tratamiento de fecundación in vitro, y puede que esos embriones sean de menor calidad (con una tasa mayor de anormalidad).

También puede fallar la respuesta a la terapia de la gonadotropina (inyecciones de HEF, etc.) a causa de dos importantes razones.

Una de esas razones es que la respuesta a la estimulación es pobre y se necesitan enormes dosis de gonadotropina para generar sólo uno o dos óvulos maduros (las mujeres jóvenes pueden producir una docena de óvulos).

La segunda razón es que la terapia de gonadotropina puede realmente reducir los niveles de estrógeno. (Normalmente los incrementa notablemente.) Parece ser que el tratamiento de HEF actúa regulando a la baja los ovarios del mismo modo que ocurre a las mujeres jóvenes con síndrome de ovario resistente. Esta respuesta puede observarse también en mujeres con ciclos aparentemente normales que parecen ovular de modo espontáneo. No he visto nunca que una mujer con este tipo de respuesta se quedara encinta.

¿Qué medidas se deben tomar para salvaguardar la fertilidad de una mujer más joven cuando ésta llegue a los cuarenta? *Hay que recordar que no hay ninguna técnica que garantice la fertilidad en ninguna etapa de la vida, pero sí la hay para hacer un mejor pronóstico de embarazo del que normalmente se puede hacer a los 40 años.*

La primera opción es que la producción de óvulos se estimule y los óvulos se guarden exactamente igual que con el método de la FIV. Esos óvulos se pueden entonces fertilizar para que sean embriones y conservarlos con crioterapia (congelados).

En algunos países occidentales, los embriones tienen una vida limitada, es decir, no pueden mantenerse congelados más de un tiempo establecido.

La segunda opción es conservar congelados óvulos no fertilizados. En este caso la tasa de embarazos es menor que la que se consigue con los embriones congelados.

Los óvulos no fertilizados resisten poco la congelación; sus frágiles membranas y, lo que es peor, sus cromosomas, pueden dañarse. Por el contrario, el esperma puede congelarse sin problema durante muchos años. Sin embargo, recientemente se ha demostrado que la congelación de óvulos más inmaduros (óvulos en una primera fase de división) y su posterior maduración y fertilización in vitro (fuera del cuerpo, en una probeta) proporciona hasta la fecha mejores resultados.

La tercera opción es utilizar tejido ovárico congelado y los inmaduros folículos que éste contiene. Se ha visto que ese tejido se puede trasplantar tras haberse almacenado, pero en esos implantes no se ha conseguido ningún embarazo. Asimismo, aún queda un largo camino para conseguir la maduración in vitro de esos primigenios folículos. Se ha aconsejado esta técnica a mujeres jóvenes que han perdido la función ovárica debido a la extirpación de esos órganos, o tras la quimioterapia o radioterapia por diferentes tipos de cáncer. Los folículos primigenios son las células del óvulo cuando aún están en el ovario, antes de haber sido estimuladas por las hormonas estimuladoras de la pituitaria, la FSH y LH. Son óvulos en potencia.

La última opción, y quizás la menos aceptable, es utilizar óvulos donados por una mujer más joven. Tales óvulos pueden fertilizarse con el esperma del marido e implantarse después al útero de la mujer tras una adecuada preparación hormonal. Esta técnica es la que se ha utilizado en una clínica romana donde se han quedado embarazadas mujeres de 60 años.

Otra opción semejante es utilizar embriones donados por mujeres que han seguido la FIV, los han descartado y ya tienen el número de hijos que deseaban, de modo que tienen embriones de más. Hay que recordar que en algunos estados australianos *no se permite la fecundación in vitro cuando la esterilidad se debe a la edad.* Es muy importante tener en cuenta las medidas legislativas.

Hay que recordar, sobre todo que, sea cual sea la técnica elegida, la fertilidad no puede garantizarse, especialmente cuando se llega a una edad avanzada, y que lo mejor es afrontar un embarazo cuando los riesgos de esterilidad, los propios del embarazo y los de las malformaciones congénitas son mucho menores.

Los planes citados anteriormente para conseguir lo que podríamos llamar un «seguro de maternidad» tienen un precio. Retrasar la maternidad hasta los 40 incrementa los riesgos obstétricos, como la presión arterial alta, y una mujer de cierta edad, además, tiene que criar a un hijo en plena menopausia.

Según los argumentos de Anne, queda claro que en la actualidad hay más mujeres que dejan de ser fértiles a una edad más temprana. Como se ha mencionado anteriormente en este capítulo, no estamos seguras del porqué de ello –la mayoría de las teorías se extrapolan del mundo animal. No puede deberse a agentes externos; quizás haya, por el contrario, que contemplar causas internas, como el excesivo estrés.

En la actualidad, las mujeres no se conforman con el mero papel de madre, sino que desean, además, desarrollar una profesión. Este conflicto puede actuar de modo adverso en la función reproductora. Pero la realidad es que debe animarse a las mujeres a seguir las pautas de la naturaleza, a que tengan sus hijos cuando la edad fértil está en su apogeo, una conclusión a la que llegó la doctora Jequier a partir de su experiencia médica.

En la historia anterior, le dije a Tracey que si bien no podía descartarse un embarazo, éste sería muy improbable. La estimulación ovárica tampoco era algo demasiado efectivo, pues el problema era que en ese momento sus óvulos eran escasos o no respondían a la estimulación de la glándula pituitaria. Parecía el inicio de una menopausia prematura. Las clínicas de fertilidad pueden ofrecer otras opciones, como por ejemplo la donación de óvulos. Pero, ¿qué esperma utilizaría Tracey? ¿Justifica actuar así el hecho de que una mujer esté desesperada? Hay algunas cuestiones éticas aún incontestables.

Se mire como se mire, es demasiado tarde para que Tracey almacene óvulos o embriones, como hemos mencionado anteriormente. Más importante aún que la utilidad o la posibilidad de éxito es el hecho de que Tracey examine su reacción; tiene que enfrentarse a la rabia y a la frustración, de otro modo entrará en una situación de descalabro psicológico.

Resumen

- **A las mujeres que retrasan el momento de la maternidad hasta entrada la treintena les resulta a veces difícil quedarse encinta, ya que el índice de fertilidad desciende rápidamente a partir de los 37 años.**
- **Las mujeres tienen que saber que el punto máximo de su etapa reproductiva se sitúa en torno a los 20 años.**

- Existe la opinión de que el estrés adicional que experimentan hoy en día las mujeres –debido a sus profesiones, por ejemplo– puede contribuir a la pérdida de la fertilidad a edad más temprana.

- Las mujeres pueden compaginar la maternidad con sus trabajos, pero la decisión de quedarse encinta debe realizarse con el suficiente tiempo.

Parte 2

Síntomas y tratamiento de la menopausia

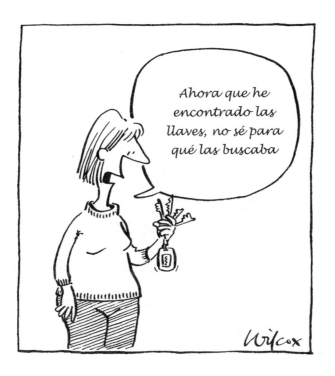

10

Cambios y alteraciones: conseguir un buen equilibrio con tratamiento

Sueño con equilibrio, pureza y serenidad, que nada me preocupe o deprima... una suave calma mental, algo así como la relajación que proporciona un buen sillón cuando se está cansado.

Henri Matisse (1869-1954)

En la madurez, algunas mujeres pierden el equilibrio y la serenidad. El desequilibrio puede ser físico, pues uno de los síntomas de la carencia de hormonas en la menopausia es el mareo. En esa época, además, la presión arterial se va incrementando, lo que puede ocasionar vértigos o mareos. Pueden producirse también síntomas emocionales, hay grandes cambios de humor y parece que nunca este último vaya a quedarse donde debe: en un punto de control, calma y buenas riendas. ¡Eso es algo que deseamos todos! Los terapeutas en la menopausia, ya sea con hormonas de sustitución o con remedios naturales, están deseosos de conseguir un equilibrio adecuado. Las dosis muy altas provocan efectos secundarios; las dosis muy bajas no alivian los síntomas.

En 1999, el Congreso de la Sociedad Australiana de Menopausia se llamó «Conseguir el equilibro adecuado». Anima saber que los especialistas médicos reconocen la importancia de ese equilibrio y también que la terapia debe individualizarse. No es suficiente con que el médico entregue a la paciente el paquete de hormonas de sustitución y le pida que las use sin pensar en las necesidades personales de la mujer ni en los posibles efectos secundarios. La información que acompaña a las hormonas es a menudo alarmante, pues tiene que reflejar los efectos secundarios de esa medicación, sin analizar si ello tiene realmente importancia para la mayoría de las pacientes. Además, se añade a este problema el hecho de que la mayor parte de la letra pequeña se refiere a las hormonas *sintéticas* de la píldora anticonceptiva. Las empresas farmacéuticas creen que deben señalar cualquier eventualidad. Toda esa información no puede aplicarse directamente al tratamiento hormonal sustitutorio, pues en ese procedimiento se utilizan dosis más pequeñas de estradiol o estrone. Son hormonas de laboratorio, pero tienen la misma estructura básica que nuestras hormonas naturales. El médico tiene que explicar a la paciente el folleto que acompaña a los fármacos que ha recetado, pues una persona que no reciba la información pertinente sobre los riesgos y las ventajas puede alarmarse. Una vez más, nos reiteramos en que los tratamientos tienen que ser personalizados.

Así pues, ¿cómo conseguir un equilibrio adecuado?

Dawn vino a verme hace poco. Tiene 45 años. Hace un año sufrió una histerectomía. Le extirparon un ovario a causa de un quiste. Le quedó un ovario, que debía supuestamente funcionar hasta el final de su vida natural (hasta los 45 o 50 años). Pero poco después de la intervención, Dawn empezó a tener sofocos y un estrés desmedido. Su médico decidió que esos síntomas se debían a la menopausia y le puso un implante de estrógeno. Al cabo de una semana, en vez de sofocos tenía dolor e hinchazón de mamas. Empezó sentirse malhumorada e irritable. El médico le recetó unas pastillas de progesterona y aceite de prímula para las noches. Los dolores de mama fueron desapareciendo. Después de cuatro meses se sintió mejor, aunque aún sentía los pechos hinchados y sensibles. Tenía un historial de mamas «recargadas», molestias y dolores premenstruales. Había tenido muchos quistes en las mamas. Su madre había sufrido una mastectomía a la edad de 65 años, y, ahora, con 75, estaba bien. No hay ninguna otra persona en su historia médica familiar con cáncer de mama.

A Dawn le volvieron los sofocos y se sentía algo deprimida. Otro médico le convenció de que siguiera un tratamiento hormonal oral, pero de nuevo sus mamas empezaron a darle problemas con la medicación, pues la dosis de estrógeno era alta. En esa fase fue cuando yo la recibí.

Dawn había acudido a un naturópata, pero las hierbas que le recetó no le aliviaron los síntomas. Su vida sexual era prácticamente inexistente a causa de las molestias que sentía. No podía soportar que su marido le tocara los pechos o que la abrazara, se sentía cansada y sin deseo sexual, y la vagina seca le producía molestias. Pidió ayuda para combatir los sofocos, pero se negó rotundamente (y de manera sabia) a recibir tratamiento hormonal sustitutorio. Estuve de acuerdo con ella que tomar hormonas en dosis normales no era una buena idea. Le di tamoxifeno y un antiestrógeno, el cual se utiliza en los casos de cáncer de mama relacionados con el estrógeno. Se trata de un tratamiento a largo plazo, un antiestrógeno en las mujeres puede incrementar el riesgo de cáncer de mama, y hay una historia familiar significativa. Le advertí de que quizás no le sirviera de ayuda y que incluso podría agravarle los sofocos, pero ella decidió que valdría la pena si así se le aliviaba el dolor de mamas. Al cabo de unas semanas, sus pechos dejaron de estar hinchados y se sintió mejor. Le receté óvulos vaginales de estrógeno para solucionar la sequedad vaginal y le resultaron muy efectivos. Su marido se podía acercar y abrazarla. Pudo retomar las relaciones sexuales, aunque todavía notaba que la libido le abandonaba.

Comprobamos su nivel hormonal cada pocas semanas y descubrimos que tenía altibajos en el nivel de estrógeno, de modo que no todas las alteraciones de las mamas se debían al TSH, la sino a las propias hormonas producidas por el ovario que le quedaba. Dawn notaba que los sofocos aumentaban y disminuían, así pues lo más probable es que cuando recibió la primera gran dosis de estrógeno por medio de un implante tuviera su propia subida hormonal. No era de extrañar que tuviera un nivel máximo de estrógeno y que las mamas resultaran excesivamente estimuladas. Todo ello contribuía también a la irritabilidad que sentía. Unos meses después, cuando le volvieron los sofocos, pudo tolerar una pequeña dosis de estrógeno y en esa fase su nivel hormonal correspondía ciertamente a la menopausia, de modo que pudo recibir el TSH sin tener efectos secundarios.

Es importante conseguir el equilibrio adecuado en cada caso, pues las mamas son más sensibles en unas mujeres que en otras y es posible que los niveles hormonales aún estén oscilando. Para llegar a ese equilibrio, hay que valorar, por una parte, los sofocos y, por otra, las molestias y la excesiva actividad de las mamas. En la práctica esto se traduce en administrar dosis hormonales que reduzcan los sofocos sin que ello ocasione una actividad mamaria excesiva. Nosotros los médicos tenemos que «valorar» la dosis recomendada para evitar los efectos secundarios, tal como nos advierten en la farmacia. (Yo me licencié en medicina en una época en la que nosotros elaborábamos nuestras propias recetas.)

En el caso de Dawn tenía lugar, además, otra cuestión. ¿Podía la sobreactividad de las mamas causada por el estrógeno aumentar el riesgo de padecer cáncer de mama? Muchas mujeres han oído decir que es así. Dawn estaba ya angustiada porque su madre había padecido un cáncer de mama. Podemos asegurar que las molestias en las mamas no incrementan el riesgo de sufrir cáncer de mama, pero los estrógenos hacen que las células sensibles crezcan y se reproduzcan, como ya hemos mencionado en capítulos anteriores; cualquier cáncer que sea sensible al estrógeno puede desarrollarse rápidamente bajo la acción de una terapia con estrógenos.

Las molestias en las mamas no incrementan el riesgo de sufrir cáncer de mama, pero los estrógenos hacen que las células sensibles crezcan y se reproduzcan...

Las mamas muy activas dificultan las mamografías, pues el tejido mamario es muy denso y nos se perciben los pequeños detalles. En este caso hay que aclarar que el diagnóstico por medio de ultrasonidos no sustituye a la mamografía. Se utiliza en mujeres con mamas muy densas, o con claros quistes a fin de definirlos y también de poder aspirarlos. Los ultrasonidos no muestran los dibujos de las calcificaciones, que son el diagnóstico de cualquier cáncer en fase inicial antes de que pueda palparse. Las mamografías y los ultrasonidos son métodos de diagnosis complementarios, no alternativos.

El mensaje es: hay que intentar evitar las sobreestimulación de las mamas por medio de hormonas.

Cuando empezamos a escribir este libro salió al mercado australiano otro TSH llamado tibolone (Livial, de nombre comercial), mencionado en el capítulo 4. Este fármaco se ha comercializado en Inglaterra durante diez años y se ha presentado como «el TSH que se toma cuando no se quieren tomar estrógenos». Se trata de una molécula esteroide que produce algunos de los efectos de las principales hormonas sexuales (estrógeno, progesterona y testosterona), pero no es ninguna de ellas. Las pruebas clínicas indican que este fármaco alivia muchos síntomas de la menopausia sin causar molestias mamarias o engrosamiento del útero, y ello hace que sea muy idóneo. Según muchos especialistas, mejora la densidad ósea, reduce los sofocos, los sudores y la sequedad vaginal y también mejora la libido. No se utiliza antes de la menopausia o durante ella, cuando puede aún haber hemorragias. Parece idóneo para aquellas mujeres con mamas que responden de modo excesivo a los estrógenos. Probablemente también sea útil para aquellas mujeres que, tras haber sufrido un cáncer de mama, tengan síntomas de menopausia y les hayan aconsejado no tomar estrógenos. Si bien no se hizo en su salida al mercado, se está realizando un estudio específico para demostrar que el fármaco es seguro para este grupo de mujeres.

Jessie fue a mi consulta porque la osteoporosis que sufría le afectaba a la columna. Le habían realizado una densitometría debido a la osteoporosis que su madre había padecido, a causa de la cual se había fracturado la cadera. Jessie tenía ahora 70 años. Tuvo una menopausia fácil y no necesitó TSH. Hace un ejercicio moderado y lleva una buena dieta, rica en calcio. Su médico le hizo seguir un TSH con una dosificación moderada de estrógeno y de progesterona. Tuvo muchas molestias en las mamas e hinchazón abdominal. ¡Se sentía fatal! Esa dosis es la que se utiliza en los procesos de osteoporosis, pues se ha comprobado que evita la pérdida de masa ósea y la ralentiza, y son muchos los médicos que creen que es la adecuada para tratar la osteoporosis, ya que otra dosificación inferior sería inadecuada. Pero el cuerpo de Jessie sufrió un shock; tras 20 años acostumbrado a niveles muy bajos de estrógenos, respondió airadamente. Jessie dejó de tomar hormonas alegando que prefería arriesgarse a romperse algún hueso que convertirse en una Dolly Parton.

Le hicimos una radiografía de la parte superior de la espina dorsal (columna torácica). La densidad ósea de la columna sólo puede medirse en la zona inferior de la misma, la zona lumbar, pues si se intentan medir las vértebras de la parte del pecho se reflejan en el encuadre las costillas y ello lleva a confusión. Sin embargo, las vértebras torácicas son las que realmente necesitamos ver, pues son las que con más frecuencia sufren fisuras, y se origina una deformación llamada «chepa de la viuda».

A Jessie ya le habían aparecido fisuras en esas vértebras. La parte frontal extrema de la vértebra es la más frágil. En la parte posterior está la protuberancia que la hace más fuerte. Jessie tenía ya las primeras fisuras, aunque aún no tenía síntomas. Los dolores de espalda comienzan cuando empiezan las fisuras que causan la «chepa de la viuda». Se trata de una deformación irreversible. Debe prevenirse tratando la osteoporosis antes de que haya alguna fisura.

Iniciamos con Jessie un tratamiento no hormonal con alendronato (Fosamax, nombre comercial) que no sólo detiene la pérdida de masa ósea, sino que además la incrementa. La alternativa, si hubiéramos podido convencer a Jessie de ello, es utilizar un TSH en dosis muy bajas. Otra alternativa es el raloxifeno, una especie de estrógeno que actúa como hacen los estrógenos en los huesos, pero sin sobreestimular las mamas ni el útero. A estos sosias de los estrógenos se les denomina MRES (en inglés SERM, que significa moduladores receptivos del estrógeno selectivo). Muchos se están desarrollando, y serán muy útiles a las mujeres que desean evitar los efectos secundarios del estrógeno. El capítulo 17 está dedicado a la osteoporosis.

En este capítulo el mensaje que queremos dar es que las mujeres de mayor edad necesitan tomar hormonas de modo gradual y en dosis menores a fin de que el cuerpo se acostumbre a ellas. La buena noticia es que incluso esas dosis menores pueden tener un buen efecto en la masa ósea. En vista de los informes que indican que el TSH no debe utilizarse durante más de cinco años, deberíamos evitar por el momento ese tratamiento durante un largo plazo. Hay especialistas en osteoporosis que dicen que se administre el TSH a las mujeres que están en la franja de los 60 a los 70 años y se siga durante un largo período para tratar o prevenir las fisuras en la cadera y la columna. Pero mi experiencia me dice que las mujeres mayores sin síntomas menopáusicos son reacias a seguir un TSH dados sus posibles efectos secundarios, tales como hemorragias, dolor de mamas o el riesgo de sufrir cáncer de mama.

Hemos hablado anteriormente de dos casos de los efectos secundarios del TSH, especialmente del estrógeno, que rompe el equilibrio físico. Hay que constatar que en Australia se suele administrar el TSH como una terapia continua más que cíclica (tres semanas de cada cuatro). Se hace para prevenir las hemorragias cíclicas, pues la mayoría de las mujeres no desean seguir teniendo la regla tras haber pasado la menopausia. Puede que los estrógenos administrados de modo continuo, en tanto que dejan de lado síntomas como los sofocos, no den lugar a que los efectos secundarios se reduzcan cada mes, y ello incremente el riesgo de algunas consecuencias como inflamación, dolor de mamas y cambios de humor. La solución es mantener unas dosis bajas y, en algunas mujeres, utilizar un patrón cíclico, si es que ellas aceptan tener una hemorragia mensual, a fin de evitar el efecto acumulador del estrógeno.

La reciente preocupación acerca de que la progesterona del TSH pueda incrementar riesgos como el de cáncer de mama y la formación de coágulos (trastornos de coagulación) no tiene demasiada base, pero ha causado tanto miedo en las mujeres que han seguido una terapia combinada que muchas de ellas la han abandonado; otras muchas mujeres no han encontrado una alternativa que les aliviara de síntomas como los sofocos. Aquellas que siguen una terapia limitada (de menos de cinco años) pueden estar seguras de que es apropiada y segura.

En la actualidad no se puede afirmar que el TSH prevenga o palíe las enfermedades coronarias o los derrames cerebrales. A muchas mujeres se les dio ese tratamiento sólo por esa razón, basándose en la observación de que el índice de infartos siempre es más alto en los hombres que en las mujeres antes de la llegada de la menopausia. Tras esta etapa el número de infartos en hombres y mujeres es similar. Dado que los niveles de estrógeno caen en la época de la menopausia, se creía que la falta de esa hormona jugaba un papel importante en ese riesgo. Ahora consideramos que factores como el tabaquismo, la obesidad, el colesterol alto, la hipertensión arterial y la falta de ejercicio son los principales determinantes del riesgo de un ataque de corazón o de una trombosis cerebral. Administrar el TSH a una mujer menopáusica sana y en forma (la llamada prevención primaria) no tendrá ningún riesgo coronario, pues es bajo; y administrarlo a una mujer mayor que no esté en forma no reducirá tampoco el riesgo cardiovascular.

El estudio HERS (1998) mostró un mayor riesgo de padecer enfermedades cardiovasculares (ECV) en mujeres con cardiopatías a las que se había administrado el TSH a título de prevención secundaria. Se trataba de mujeres mayores que ya tenían factores de riesgo significativos o que habían sufrido un infarto o un derrame cerebral.

El estudio WHI (2002), la prevención coronaria en ECV, mostró un aumento del riesgo.

Publicaciones recientes subrayan que la programación de una terapia hormonal influye mucho en los resultados de las ECV. Las mujeres perimenopáusicas y las que acaban de abandonar esa etapa no sufren mayor riesgo, mientras que las que hace ya años que han pasado esta etapa son más propensas a experimentar efectos adversos. Esto es decisivo porque el TSH suele utilizarse primordialmente en mujeres sintomáticas durante la menopausia.

El estudio WISDOM, que incluyó a muchas mujeres australianas y fue financiado para realizar un trabajo más detallado, se ha retirado y sigue sin existir certeza sobre los riesgos del TSH a largo plazo. El consejo que se da actualmente es que el TSH se recete por un período máximo de cinco años para paliar síntomas menopaúsicos y no para proteger de posibles riesgos vasculares. Como ya hemos mencionado, para el tratamiento a largo plazo de la osteoporosis existen actualmente disponibles otros fármacos además del TSH, y el único inconveniente es el elevado coste de los mismos.

Otro aspecto que debe tenerse en cuenta es el emocional. Cuando el nivel de estrógeno es muy bajo, los ánimos se hunden. Si es muy alto, produce irritabilidad (como ocurre con el síndrome premenstrual). Sin embargo, a las mujeres que han sufrido un histerectomía (y por tanto no tienen períodos que marquen el ciclo) se les tiene que hacer una medición de los niveles hormonales a fin de asegurarse de que esos síntomas correspondan a la menopausia. En este período de la vida se dan tantas otras cosas que necesitamos observar qué otras cosas pueden provocar la montaña rusa emocional a la que algunas mujeres se enfrentan. Clínicamente, se necesita conseguir un equilibrio hormonal. Emocionalmente, las mujeres necesitan también lograr cierto equilibrio. En el último capítulo hablaremos de ello más detalladamente.

Resumen

- Una mujer en la edad madura puede llegar a perder el equilibrio hormonal, el equilibrio emocional o ambos.

- También es necesario equilibrar la medicación, encontrar la dosis justa para cada mujer a fin de evitar los posibles efectos secundarios del TSH.

- El TSH a largo plazo aún está en entredicho, pero parece ser que es un tratamiento seguro en períodos menores a cinco años.

- Existen nuevos tipos de TSH que alivian los síntomas de mujeres posmenopáusicas y hay también otros fármacos, además del TSH, que tratan la osteoporosis a largo plazo.

- Las mujeres de más edad necesitan tomar hormonas de modo gradual y en dosis más pequeñas a fin de que el cuerpo se acostumbre a ellas.

11

Sangrar o no sangrar, ésa es la cuestión

El deseo de las mujeres de mantener los efectos benéficos
y sistémicos de las hormonas, en cuanto a la calidad de vida
y longevidad se refiere, las expone al inevitable problema
de las hemorragias endométricas.
SK Smith, *Evolución del control de la menopausia*

La menopausia es una etapa determinada, el último período menstrual. Sólo se puede diagnosticar certeramente cuando ha transcurrido un plazo de doce meses sin que se haya producido ninguna hemorragia menstrual. Los ovarios fallan o ya no funcionan. Los niveles de estrógeno descienden y el tejido del útero (el endometrio) ya no está estimulado, no crece y por consiguiente no se despoja de nada, de modo que no tiene lugar la menstruación.

Hay mujeres que piensan que ese tejido, el endometrio, «muere» tras la menopausia, pero eso es totalmente falso. La sorprendente receptividad de ese tejido es la que conduce a uno de los efectos secundarios del TSH más molestos: la hemorragia uterina. Al volver a alimentarlo con estrógenos, incluso tras un lapso prolongado de tiempo, crece y después es posible que sangre. Por ello, las mujeres entre 60 y 70 años a las que se les recetan hormonas de sustitución a fin de combatir la osteoporósis rechazan ese tratamiento. No sólo se enfrentan a dolores de mamas, sino que además puede que vuelvan a sangrar tras años de no hacerlo. Eso no gusta. Las hay que se sienten distinguidas por la menstruación y realmente la añoran, o incluso lamentan haber dejado atrás esa época, pero para la mayoría de las mujeres el fin de la regla es un alivio, especialmente si en los años que han precedido a la menopausia –la etapa de la premenopausia– han tenido reglas duras, dolorosas o imprevisibles. Antes de la píldora anticonceptiva, el fin de la menstruación era un verdadero alivio, pues el embarazo ya no era nunca más un problema.

El endometrio es uno de los tejidos más excepcionales del cuerpo. Cada mes tiene que desarrollarse bajo la influencia del estrógeno y después se torna secretor (es decir que nutre) bajo el efecto de la progesterona, así queda preparado para recibir un embrión o derramar sangre si no se produce un embarazo. Hace muchos años, uno de mis poéticos profesores describía la menstruación como «lágrimas de un útero frustrado», el llanto de no tener un bebé al que alimentar. La menstruación representa el fracaso de la reproducción, pero también el éxito de la contracepción.

> uno de mis poéticos profesores describía la menstruación como «lágrimas de un útero frustrado», el llanto de no tener un bebé al que alimentar

El estrógeno hace que las células del endometrio crezcan y se dividan (los estrógenos utilizados en el TSH también permiten que las células endometriales crezcan). La progesterona modifica las células haciéndolas menos activas, secretoras o nutritivas y ello detiene el rápido crecimiento provocado por los estrógenos. Cuando la mujer se acerca a la menopausia, la secreción de progesterona disminuye o se ausenta, de modo que los períodos se tornan más duros debido al efecto de oposición del estrógeno. A esto se le llama menorragia o *hemorragia disfuncional*.

Hoy en día, la naturaleza no desea que la mujer tenga la menstruación. Desea que la mujer esté embarazada o lactando (amamantando) durante la mayor parte de su vida y que menstrúe tan sólo de modo esporádico. Cuando a mediados de la década de los sesenta se introdujo el TSH en Estados Unidos por primera vez, sólo se administraba estrógeno (Premarin). A las mujeres no les importaba volver a sangrar, pero cuando se efectuaban legrados a causa de una hemorragia anormal se descubrió que esta estimulación exclusivamente a base de estrógeno a largo plazo incrementaba siete veces la incidencia de cáncer de endometrio (la frecuencia habitual es de un 1 ‰, de modo que un 7 ‰ no era un número exagerado en su conjunto, pero sí una cifra notable y en principio alarmante.) Añadir progesterona al estrógeno detuvo la formación de cáncer de útero, así que en aquella época si una mujer conservaba todavía el útero, el TSH administrado era de estrógeno más progesterona. Una terapia cíclica a base de estrógeno durante cuatro semanas y progesterona durante dos reproduce la hemorragia cíclica. Ésta es la manera en que se administra a menudo el TSH en Estados Unidos. La mayoría de las mujeres prefieren no sangrar, por ello en algunos países lo más común es recetar un TSH combinado y continuo, es decir, una dosis fija de estrógeno y progesterona sin pausa alguna.

Sin embargo, el endometrio, dado que es un tejido muy sensible, a veces tiene otras ideas, así que no es de extrañar que en una primera etapa del tratamiento, de los seis a los doce meses, tenga lugar la «incordiosa» regla. Pero el «incordio» nos dice que no hay patología en ese momento y por tanto la hemorragia no es peligrosa, aunque sí enojosa, especialmente cuando es variable e imprevisible. Otro «incordio» es tener reglas muy abundantes, lo cual puede ocurrir antes de la menopausia a causa de la falta de progesterona. Continuamente me sorprendo de la paciencia que tienen algunas mujeres con esas reglas tan abundantes. A algunas esto les lleva a sufrir una histerectomía, pero otras lo asumen resueltamente y llegan incluso a quedarse sin hierro, anémicas y cansadas, y a menudo esclavas de la situación.

Marlena tiene 49 años. Durante los últimos dos años sus reglas cada vez eran más fuertes, de tal modo que los tres primeros días de cada regla tiene miedo de salir de casa. Expulsa coágulos enormes, lo que le hace desfallecer, y a menudo siente dolores tan fuertes que le recuerdan a los del parto. Tiene marido y dos niños y trabaja a jornada completa como profesora.

La primera vez que la visité estaba extremadamente pálida; el recuento sanguíneo era muy bajo (estaba anémica) y los niveles de hierro en sangre también eran sumamente bajos. Su médico había empezado a darle una tanda de inyecciones de hierro, pues no podía tomar el hierro en pastillas ya que le causaban estreñimiento.

Una prueba con ultrasonidos mostró que tenía grandes fibromas, y uno de ellos le afectaba la cavidad del útero. La mayoría de los fibromas están en el *interior* de las paredes del útero. En realidad los fibromas no son la *causa* de la hemorragia, son un signo del excesivo crecimiento del endometrio debido a la poderosa estimulación del estrógeno, sin que haya la suficiente progesterona para evitarlo. A esos ciclos los llamamos «anovulatorios», que significa que no hay ovulación; por consiguiente, en el ovario no se produce progesterona. A este desequilibrio hormonal se le llama «disfunción» y se dice que la hemorragia resultante es «disfuncional». En esta época no es usual el cáncer de endometrio, pero siempre se investiga por medio de la dilatación y el curetaje (D. y C.) por si hay alguna sospecha. Si hay algún fibroma que afecte a la cavidad del útero puede producirse una hemorragia excepcional. Generalmente, en estos casos yo suelo recomendar una histerectomía.

Marlena no estaba dispuesta a que se le hiciera una histerectomía, a pesar de que sus hemorragias eran muy peligrosas. Tenía miedo de los riesgos de la intervención, particularmente de la anestesia, y creía además que quedarse sin útero era como perder la femineidad. ¡Cosas difíciles a las que hacer frente!

Le aconsejé que tomara la píldora anticonceptiva. Objetó que podría ocasionarle efectos secundarios y yo argumenté que esos efectos serían seguramente mucho menos importantes que los riesgos de la hemorragia. Pero no la convencí, de modo que le receté progesterona en pastillas, en una dosis bastante más alta, para que las tomara entre el día 12 y el 25 del ciclo (el primer día de la regla es el primer día del ciclo). Se sintió mejor durante los dos ciclos siguientes, pero después volvió a sufrir fuertes hemorragias. A continuación le di un fármaco llamado Danazol que se receta a las mujeres que han sufrido endometriosis. Funcionó, pues dejó de tener el período, pero dado su elevado coste sólo podía tomarlo durante seis meses. Marlena esperaba que la menopausia le librara de todo esto, pero le indiqué que seguramente aún tendría que soportar tres o cuatro años más de ciclos menstruales.

Finalmente, tras seguir el tratamiento con Danazol y volver a tener grandes hemorragias, estuvo de acuerdo en que se le practicara una histerectomía. Se le hizo por medio de una laparoscopia, de modo que no tuvo herida ni dolor alguno. Quedó muy sorprendida de poder regresar a casa al cuarto día de la operación. Marlena se recuperó tan rápidamente y se sintió tan bien cuando mejoró el recuento globular que finalmente admitió que había seguido el tratamiento correcto y que debería haberlo hecho antes. Los ovarios no se le extrajeron, de modo que no está realmente menopáusica. Las reglas han cesado, pero los ovarios aún producen hormonas.

Lara, de 48 años, tiene tres hijos y el más pequeño tiene 11 años. Este chaval se preocupa mucho por su madre y sus hemorragias. Un día que ella estaba en el cuarto de baño con una de estas grandes hemorragias, incapaz de salir, el muchacho llamó a la puerta y le ofreció una tirita ¡y una manta! Su madre cree que la chica que se case con él estará muy cuidada y será muy dichosa. Lara tomó pastillas anticonceptivas para controlar las hemorragias, lo cual le detuvo el ciclo hormonal. Es probable que no necesite una histerectomía, pues tendrá la menopausia en los próximos tres años y no sufre ninguna patología, como por ejemplo fibromas. Sus hemorragias son disfuncionales.

De la histerectomía se dice que es la «herida más cruel», con perdón de Shakespeare. Hay muchas mujeres que no lo consideran una buena opción porque se ha hablado mucho de lo negativo que implica y se han obviado sus aspectos positivos. Una de mis pacientes me dijo que su marido, después de que ella sufriera la histerectomía, le había hecho sentirse como si llevara la «fecha de caducidad impresa en la frente».

En tiempos pasados se creía que la histerectomía conllevaba una disfunción sexual a causa de la extirpación de la cerviz (cuello del útero), pero ya hay muy poca gente que piense así. Se creía también que causaba problemas psicológicos, pues ciertas mujeres relacionaban el útero con la feminidad y su extirpación les causaba una sensación de pérdida y pesar.

La buena noticia es que hay otras maneras de controlar las hemorragias fuertes, por ejemplo la ablación del endometrio (quemar el tejido por medio de microondas) o el embolismo de las arterias que nutren el fibroma, haciendo que estas cierren el coágulo y así el fibroma no se alimenta y se reduce. Una de mis pacientes me preguntó: «¿Necesito realmente el útero? ¡Es como si fuera a todas partes con una bolsa vacía!». Esta mujer agradeció cambiar sus dolorosas y abundantes reglas por una histerectomía. Cabe señalar que los desarreglos menstruales y las disfunciones son la consecuencia inevitable de los intentos de las mujeres modernas por negar su potencial reproductor.

Las hemorragias que tienen lugar después de que hayan cesado las reglas se denominan sangrado posmenopáusico y es una de las principales razones por las que las mujeres no desean seguir o dejan de seguir el TSH. Sin embargo, si se toman las dos hormonas, estrógeno y progesterona, de modo continuo, se puede asegurar que habrá una mínima estimulación del endometrio, si es que la hay, y por consiguiente no tendrán lugar las hemorragias. No conlleva riesgo de contraer cáncer.

Dado que el endometrio es sumamente sensible a las hormonas, en la práctica no es fácil conseguir que no haya hemorragias, especialmente durante los primeros doce meses de menopausia. Pero previamente advertidas, la mayoría de las mujeres están preparadas para asumirlo. Se dice que lo ideal es combinar los parches con las pastillas, pero en la práctica hay muchas probabilidades de que se produzcan hemorragias. Como hemos explicado anteriormente, sangrar es generalmente muy enojoso; normalmente se requiere comprobar el grosor de los tejidos del útero por medio de ultrasonidos, y a veces también dilatar el mismo y efectuar un legrado. Todo ello es costoso y significa, además, tiempo para hacer un diagnóstico que descarte un cáncer o cualquier otra patología. En la actualidad, se ha comprobado que el anticonceptivo intrauterino Mirena es útil para controlar hemorragias no deseadas. Contiene progesterona, que contrarresta el efecto del estrógeno en el endometrio.

Por suerte, ahora existe una alternativa al TSH convencional; se trata del tibolone (*véase también* capítulos 4 y 10), al que llamamos TSH «Clayton». Este tratamiento tiene las ventajas de las hormonas sin que dé lugar a una estimulación endométrica o mamaria. Así que, por lo general, no produce sangrado ni causa una actividad extraordinaria en las mamas. Si es tan efectivo, ¿por qué no se utiliza con mayor frecuencia en vez del TSH? Algunas mujeres dicen que consideran que es menos efectivo contra los sofocos y demás síntomas menopáusicos. Además es más caro que el TSH.

La respuesta al título de este capítulo, «Sangrar o no sangrar», es que sin duda es preferible no sangrar, y generalmente se consigue. Y, por supuesto, la causa de una hemorragia anómala en una mujer que sigue un TSH generalmente se corresponde con un desequilibrio hormonal. La respuesta a nuestra reiterada pregunta: «¿Soy yo o son mis hormonas?» es definitivamente «son las hormonas».

Resumen

- Cuando una mujer toma estrógenos, puede sufrir como efecto secundario hemorragias uterinas.

- El estrógeno hace que las células endométricas crezcan y se dividan; la progesterona detiene este crecimiento rápido.

- Cuando se llega a la menopausia y disminuye la progesterona, puede que las reglas sean más abundantes. A esto se le llama sangrado disfuncional.

- Ya que muchas mujeres prefieren no sangrar, se recomienda la toma regular de una dosis precisa de estrógeno y progesterona, aunque así puede producirse la molestia de la regla o las hemorragias excesivas.

- Por razones tanto psicológicas como de salud física, a veces es necesario someter a la mujer a una histerectomía a fin de acabar con las abundantes hemorragias, si bien también son posibles otros tratamientos efectivos.

- En la actualidad, hay una alternativa al TSH convencional; se llama Tibolone y no produce hemorragias ni actividad en las mamas.

12

Salir disparada de los restaurantes: los sofocos

Bello e il rossore, ma e incommodo qualche volta.
(Es bello sonrojarse, pero a veces, incómodo.)
Carlo Goldoni (1707-1793)

Cuando empezamos a hablar y Theresa me dijo que «salía corriendo de los restaurantes», pensé que iba a contarme una historia del tipo *Cuando Harry conoció a Sally* –en la que la protagonista y su compañero no podían volver a según qué restaurante debido a la exhibición de sus proezas sexuales (¡o quizás porque con sus cambios de humor había llegado a romper una vajilla entera!). Pero no, mi imaginación me había traicionado. Theresa salía literalmente corriendo de los restaurantes porque le agobiaban los sofocos y llegaba a sentir claustrofobia.

Aquellas mujeres que nunca han experimentado sofocos no pueden juzgar alegremente a las que tienen esos grandes y frecuentes episodios («fogonazos», como se dice en Estados Unidos). Los sofocos pueden ser tremendamente agotadores. Conozco el caso de mujeres a las que ha arruinado su vida social, especialmente si van acompañados de sudores que dejan empapados la cabeza y el cuello. No se sabe a ciencia cierta el motivo de los sofocos. Están totalmente relacionados con la falta de estrógeno y también con excreción de las hormonas que estimulan los ovarios desde la glándula pituitaria, especialmente la hormona luteínica (HL), la cual generalmente desencadena la ovulación. Los sofocos son peores en las mujeres de piel blanca, en las pelirrojas y en los climas cálidos. Por lo general duran de dos a cinco años, aunque hay mujeres que los siguen sufriendo hasta los 60 años.

En un congreso sobre la menopausia celebrado en Estocolmo en 1993, los doctores Ginsberg y Hardiman presentaron un trabajo fas-

119

cinante: «Los sofocos de la menopausia, realidades y quimeras», del cual he extraído parte de la siguiente información.

En el siglo XVIII se describieron por primera vez los sofocos y se les dio nombre. Un médico francés los denominó *bouffes de chaleur* «ráfagas de calor», y en el siglo XIX, se recomendaba a las mujeres que sufrían esas ráfagas que evitaran los lugares concurridos y las habitaciones calurosas.

En 1858, un médico inglés llamado Tilt señaló en un estudio realizado con mujeres menopáusicas que cerca del 50 % de ellas había sufrido sofocos importantes. Todos los grandes estudios realizados recientemente sobre la menopausia coinciden en esa cifra. Tilt afirmó que, por lo general, las mujeres menopáusicas parecen «producir más calor, y tienden a dejar las ventanas y las puertas abiertas y eso son complicaciones particulares de la menopausia».

Las mediciones de la temperatura cutánea y de la circulación periférica, concretamente de cabeza y brazos, llevadas a cabo en estudios recientes, muestran que *el sofoco no es lo mismo que el rubor.* Hay mujeres que son más susceptibles que otras a estos fenómenos, y el estrés es un factor generador de ambos. Germaine Creer, en su libro, *El cambio,* dice: «el proceso que hace que los vasos sanguíneos de la superficie cutánea se dilaten es similar al que hace que algunas personas nos acaloremos cuando sentimos vergüenza y nos pongamos coloradas». Sentía tan poca compasión por las mujeres atormentadas por los sofocos como los médicos victorianos, los cuales recomendaban baños fríos y evitar los lugares calurosos. Aún hay muchos médicos que no creen en ellos. Pero para muchas mujeres es muy duro sufrir tales penurias y tener que salir corriendo de los restaurantes para sobrellevarlas.

A mediados del siglo pasado, se recetaba barbitúricos a las mujeres para que mantuvieran la calma y pudieran dejar de lado los sofocos. Estos fármacos eran especialmente infructuosos, pues desconectaban a las mujeres, pero no a los sofocos. Los hombres a los que se les extirpan ambos testículos, a causa de un cáncer de próstata, por ejemplo, pueden sufrir también sofocos. Así pues, *el mecanismo de los sofocos no se debe simplemente a la falta de estrógeno*, sino a una complicada sucesión de acontecimientos en los que participan la pituitaria y el hipotálamo (zona por encima de la pituitaria que actúa como centro de red neural). Sin embargo, *la terapia del estrógeno es, sin lugar a dudas, la mejor terapia que tenemos actualmente para controlar los sofocos.* Se han probado otras muchas cosas, por ejemplo, pequeñas dosis de fármacos contra la hipertensión como la clonidina. Las terapias naturales no son demasiado efectivas contra los grandes sofocos, si bien los «estrógenos» vegetales pueden aliviar los sofocos moderados. Lo cierto es que las plantas no tienen estrógenos como las mujeres. Las sustancias que llamamos estrógenos vegetales lo que hacen en realidad es rechazar a los invasores, no permitir su reproducción.

Recientemente se ha demostrado que ciertas clases de antidepresivos alivian los sofocos a algunas mujeres.

Recientemente se ha demostrado que ciertas clases de antidepresivos alivian los sofocos a algunas mujeres. Puede ser que tenga relación con el efecto de ese tipo de fármacos sobre el estado de ánimo y los patrones de sueño (actúan sobre el centro neural, como se cita anteriormente).

Habrá quien se pregunte por qué dedicamos un capítulo entero a este síntoma. Los sofocos son, sin género de dudas, el síntoma más común de la menopausia, e incluso pueden llegar a ser extremadamente extenuantes y penosos. A menudo, aquellas que nunca los han sufrido no les dan importancia, los desdeñan y se ríen de ellos. Lo he vivido personalmente: una menopausia quirúrgica, con extirpación del útero y de ambos ovarios cuando tenía 45 años, me provocó una menopausia anticipada y los sofocos me apabullaron. No es el sofoco propiamente dicho lo que trastorna, también la sensación de frío y los estremecimientos que le siguen. Una se siente, asimismo, confusa. Por entonces yo era profesora clínica universitaria y enseñaba a estudiantes de medicina de quinto curso; a menudo perdía el hilo de la lección y me costaba mucho recobrar la compostura. Tenía una reserva de chistes a los que solía recurrir para atraer de nuevo la atención de mis oyentes cuando se despistaban, pero al contarlos ni siquiera me acordaba ya de cómo acababan. Fue una época de gran bochorno para mí, de modo que después del sofoco a menudo me ruborizaba de vergüenza. Quiero subrayar de nuevo que el sofoco y el sonrojo o rubor son cosas distintas y que no estoy de acuerdo con Germaine Creer, quien dice que ambos mecanismos son similares.

Los doctores Ginsberg y Hardiman han señalado que «las mujeres que sufren sofocos suelen tolerar menos el calor que otras. La intolerancia al calor se presenta incluso cuando no existe realmente sofoco. Tienen calor cuando realizan sus quehaceres domésticos, tienen calor por la noche e incluso pueden dormir encima de la colcha. Se ha dicho que las mujeres que sufren sofocos frecuentes tienen la tensión arterial más elevada que las que no los sufren.»

Estos médicos estudiaron a un grupo de mujeres y mostraron que las «sofocadas» experimentaban un cambio en otros aspectos de la función cardiovascular. Por tanto, es posible que el sofoco no sea más que la manifestación de un trastorno más amplio de la función cardiovascular después de la menopausia. Sin embargo, fue decepcionante descubrir que medicamentos como la clonidina (que normalmente controla la tensión arterial deteniendo la constricción de los vasos sanguíneos) no alivian los sofocos tanto como se esperaba. No existen modelos animales adecuados. Las ratas no se sofocan ni se ruborizan, aunque la temperatura cutánea de sus rabos cambia con distintos niveles hormonales durante el período de celo, y eso parece pronunciarse con la edad. Que yo sepa nadie ha visto salir corriendo a una rata de un restaurante porque tuviera el rabo al rojo vivo.

«Mi termostato está roto», me contó una de mis pacientes, y creo que dio en el clavo con la expresión. El centro termorregulador en el hipotálamo responde a mensajes confusos y da respuestas inadecuadas. Las zonas típicas de los sofocos son la cabeza y el cuello. Muchas mujeres se ponen rojas como la grana, y otras tienen la misma sensación pero sin que se note externamente; en otras palabras, es una reacción invisible.

Jane vino a verme porque le avergonzaba ponerse colorada de cara y cuello. Había experimentado sofocos episódicos que se habían calmado gracias a una terapia de estrógenos, pero el sonrojo permanecía. Su tensión arterial era normal. Tiene la fuerte complexión típica de los nacidos en el norte de Inglaterra. Su madre siempre tenía los colores subidos, lo que se le acentuó tras la menopausia. Le prescribí una serie de pruebas hormonales, pues las hormonas que inducen el sonrojo y el sofoco pueden producirse en el intestino o en otras partes del cuerpo. El resultado fue negativo, y ahora acude a un dermatólogo que decidirá la conveniencia de que siga una terapia de rayos láser para tratar los vasos sanguíneos periféricos afectados.

Elizabeth tiene ahora 63 años. Pasó la menopausia sin grandes problemas a los 54 años. Sufrió sofocos relativamente fuertes que se controlaron fácilmente con un TSH. El tratamiento cesó hace tres años. Ahora está preocupada porque tiene sudores en cara y cuello, hasta el punto de que le da vergüenza salir. Tiene el cabello siempre empapado. Reanudó el TSH, pero el problema sigue a pesar del aumento de las dosis hormonales hasta el punto de sufrir dolor de mamas. Elizabeth oyó hablar de un hipnotizador que aseguraba que trataba eficazmente las sudoraciones excesivas. El tratamiento le funcionó al principio, pero después el problema volvió. Esa anomalía se denomina hiperhidrosis, que simplemente significa sudoración excesiva. La remití a un cirujano vascular que le realizó una simpatectomía laparoscópica, un método para seccionar los nervios autonómicos o simpatéticos de las axilas. Esto le ha dado buen resultado, aunque ha habido un aumento de sudoración en la mitad inferior del cuerpo, como era de esperar. Se trata de algo que sobrelleva bien, a diferencia del sudor de cara y cuello, que era socialmente embarazoso.

Somos muchos los que estamos de acuerdo con los especialistas en psicología social que indican que «la idea de que la menopausia es una experiencia universal, tanto a nivel biológico como fisiológico o social, debe tomarse muy seriamente en cuenta». Según parece, Germaine Greer es de esa opinión, pues en una reciente entrevista confesó que ella utilizaba hormonas, entre otras la testosterona, en pequeñas dosis. Muchos de esos especialistas señalan que gran parte de los síntomas que las mujeres esperan tener y que se han atribuido a la menopausia por la bibliografía médica son «componentes de un estereotipo de mujer menopáusica y no la experiencia real de la mayoría de las mujeres».

Es cierto que los síntomas registrados varían. Así, por ejemplo, los estudios realizados con mujeres japonesas difieren bastante de los realizados con mujeres norteamericanas. También es cierto que el TSH no está generalmente tan disponible para las mujeres japonesas como para las norteamericanas, por ello, la medicina ordinaria en Japón no lleva a cabo las preguntas pertinentes. En el Congreso Internacional de Menopausia celebrado en Sidney en 1996, una japonesa habló de este tema. Afirmó que en el Japón moderno había muchas mujeres que sufrían en silencio y que ella había fundado la Amarant Society con el lema: «Mi cuerpo, mi vida, mi elección».

Como doctora ginecóloga no me preocupa realmente definir la incidencia exacta de los síntomas en el conjunto de mujeres que acuden a mi consulta. Lo que deseo es escuchar sus historias particulares y aliviarles los síntomas que sufren. Los sofocos pueden llegar a ser demoledores para algunas mujeres y hacerles insoportable su vida social. Para mí, parafraseando a la excéntrica poeta Gertrude Stein, «un sofoco es un sofoco, es un sofoco». No intentemos encontrar una explicación para los sofocos, ni decir que no existen, y entonces así es posible que haya menos mujeres que salgan corriendo de los restaurantes.

En este capítulo, más que en ningún otro, se muestra lo poderosas que son las hormonas y también que la falta de ellas producen síntomas carenciales, siendo los sofocos los más evidentes. Los sofocos no están relacionados especialmente con el temperamento emocional de una mujer. Las mujeres de piel clara pueden sufrir más sofocos (y rubores) que las de tez aceitunada, como ya hemos mencionado, pero estas últimas pueden sufrir más sudoraciones. Los sofocos son ciertamente hormonales y, a pesar de todos los intentos por encontrar otros remedios, la terapia de estrógenos es el único medio para atajarlos. En las mujeres menopáusicas los sofocos se deben más a las «hormonas» (en realidad a la *falta* de hormonas), que a la personalidad o a mí «yo».

Resumen

- **Los sofocos son, sin lugar a dudas, el síntoma menopáusico más común, y pueden llegar a causar grandes problemas.**

- **Los sofocos tienen que ver con la falta de estrógeno y con la liberación de las hormonas que estimulan los ovarios.**

- **Los rubores son diferentes de los sofocos.**

- A los sofocos les suceden enfriamientos y escalofríos y pueden estar acompañados de cierta confusión.

- La terapia con estrógeno es hasta el momento el remedio más efectivo para controlar los sofocos.

13

Perder la cabeza: el síndrome de «¿qué he venido a buscar aquí?»

¡Oh, la mente, la mente tiene montañas; despeñaderos de ruina,
terribles, escarpados, insondables para el hombre.
Los menosprecia quizás quien nunca se asomó a ellos.
Gerard Manley Hopkins (1844-1889*)*

Es una chanza clásica sobre la menopausia la de la mujer que se dirige a los estantes del supermercado, se detiene un tanto aturdida y se pregunta: «¿Qué he venido a buscar aquí?». De ahí que se aluda a la pérdida de memoria en la madurez como el síndrome del «¿qué he venido a buscar aquí ?»

Éstos son unos versos que me entregó una de mis pacientes. Me dijo que los podía haber escrito ella:

Unas líneas para decir que vivo,
que medio muerta no estoy;
pero la memoria pierdo
y bien confusa ya voy.

A la artritis me acostumbro,
con los dientes me resigno,
puedo con las bifocales,
pero —¡oh, dioses!— ¡con mi cabeza me indigno!

Hay veces que no recuerdo,
en la escalera parada,
si es que subo a buscar algo
o es que bajo atareada.

127

Y, delante de la nevera,
a menudo yo me digo:
¿es que he metido algo dentro
o a recoger qué he venido?

No es mi turno de escribir, cariño
no desearía que te picaras
puede que ya te haya escrito
y no quiero ser tan pesada.

Recuerda que yo te quiero,
y deseo que cerca estés,
es el momento de enviarte esto
y de decirte adiós, mi bien.

Finalmente, ante el buzón,
con la cara colorada,
en vez de enviar la carta,
he abierto el sobre atontada.

Muchas mujeres se preguntan: «¿Me estoy volviendo loca?» y «¿Soy yo o son mis hormonas?». Pero la pregunta que más miedo encierra es: «¿Tengo Alzheimer?»

Vanessa, una mujer encantadora, con una sonrisa simpática y un pícaro sentido del humor, me explicó lo siguiente: «Mi madre dice que nací con Alzheimer». Me dijo que ésa era una broma tan recurrente en su familia que el hecho de volverse olvidadiza en esta época de su vida no le era un gran problema. Tenía una actitud positiva y refrescante, como la famosa Colette, que decía «haz tonterías, pero hazlas con entusiasmo.

La mayoría de las mujeres pueden estar seguras de que no sufren un principio de Alzheimer. De hecho, si alguien formula la pregunta, la respuesta suele ser que no, pues quien padece esa enfermedad no suele preguntar eso; alguien lo hace por él. Lo realmente triste de esta enfermedad es el sufrimiento de los seres queridos que perciben los estragos que causa. Después de una primera fase de percepción, el paciente deja de ser consciente de los cambios que ocurren. La brillante escritora inglesa, Iris Murdoch, fallecida en 2002, narra gráficamente

La pérdida de memoria que sobreviene en la madurez sólo se relaciona parcialmente con la deficiencia hormonal y afecta en especial a la memoria inmediata.

el gradual deterioro de una mente inteligente y el dolor de su marido soportando la enfermedad.

Una de sus primeras novelas tenía el extrañamente apropiado y premonitorio título de *A severed head* (Cabeza cortada, 1961). No hay pruebas de que la enfermedad de Alzheimer esté directamente relacionada con las hormonas, pero el TSH puede retrasar el comienzo de algunos síntomas. La pérdida de memoria que sobreviene en la madurez sólo se relaciona parcialmente con la deficiencia hormonal y afecta en especial a la memoria inmediata. Tiene que ver con la fatiga mental y física y provoca la pérdida de confianza en uno mismo que, a su vez, repercute en una mayor confusión. De este modo, se produce una cascada de acontecimientos que socavan aún más la confianza en las propias fuerzas. Cuando la persona se tranquiliza, suele restablecerse el equilibrio. El TSH es, sobre todo, útil cuando los sofocos suponen un problema y el sueño se altera. Hay algunas pruebas de que los estrógenos pueden mejorar la memoria inmediata.

En realidad, muchos de los síntomas de la madurez tienen principalmente un origen psicosocial antes que hormonal. Como comentaremos en el capítulo 16 sobre la depresión, no se ha demostrado ningún aumento de la incidencia de depresión profunda o trastornos mentales que estén asociados a la menopausia natural. Ahora bien, las mujeres que sufren depresión antes de la menopausia pueden comprobar que empeoran en esa época.

Mi gran amiga Liz, que tiene 50 años, siempre ha sido deliciosamente despistada (ha pasado la menopausia como cualquier otra visicitud en su vida sin darse cuenta especialmente de lo que le ocurría), y tacha estos fallos momentáneos de la memoria como «momentos senior»; recuerdo que hace muchos años, se fue con sus hijos a la playa y después ella volvió a casa, pero les dejó allí. Por fortuna, los chicos tenían edad suficiente para volver solos a casa, y estaban tan acostumbrados a sus despistes que ni se inmutaron cuando ella les preguntó que dónde habían estado. No serviría de nada recetar hormonas a Liz porque nunca se acordaría de tomarlas.

Está demostrado que la deficiencia hormonal, especialmente la falta de estrógeno, produce cambios de comportamiento y problemas de aprendizaje, así como en la memoria. Numerosos estudios realizados en Estados Unidos señalan que las mujeres que siguen un TSH son menos propensas a desarrollar trastornos mentales y que los estrógenos pueden influir favorablemente en la memoria verbal; sin embargo, los científicos afirman que es necesario realizar pruebas clínicas extensas y a largo plazo antes de que los médicos adopten terapias dirigidas a las mujeres con el *único* propósito de mejorar la función cerebral. Puede que los estudios previos realizados no sean determinantes, pues las mujeres que toman estrógenos, especialmente en Estados Unidos, suelen pertenecer a una clase social y tener una educación superior a aquellas que no los utilizan.

Sally vino a verme acompañada de su marido, Tom. Él era el que la guiaba y llevaba la conversación. Sally tiene 56 años. La menopausia transcurrió de modo gradual, a los 53 años. Tuvo trastornos del sueño y muchos sofocos, pero dado que su madre padeció un cáncer de mama ella se resistía a seguir el TSH. Había estado trabajando como florista, pero ahora no podía enfrentarse a algunos aspectos de su trabajo, especialmente hacer cuentas. Sus compañeros se irritaban por lo lenta que era, y ella, a su pesar, dejó el trabajo. En casa, su marido y su hija se molestaban porque se olvidaba de las cosas. No se encontraba segura contestando al teléfono. Le solía aterrar la idea de que fuera algo importante o el director del banco. Su marido no dejaba de decirle que no fuera tan tonta, y mientras me contaba esta historia la miraba enfadado. Sally bajaba la cabeza como si quisiera eludir cualquier pregunta. Intenté hablar con ella directamente, pero ella delegaba en su marido y sonreía tímidamente. No estaba deprimida.

Clínicamente, Sally sufría un principio de la enfermedad de Alzheimer. Empecé a tratarla con un TSH principalmente para sus sofocos, y su demencia continuó, lo cual confirmó el diagnóstico de un Alzheimer incipiente. Su marido y su hija no querían aceptar el diagnóstico. Tras enviar a Sally a la sala de espera, donde se sentó con la mirada perdida sin intentar leer ninguna de las revistas, intenté hablar con Tom. Éste estaba enfadado conmigo, con Sally, y con el mundo en general. «Tengo una vida muy ajetreada, no puedo atender a una esposa que se comporta de modo estúpido. Tendrá que intentar rehacerse y aprender a llevarlo mejor.» Tan sólo le escuché, ¿qué se podía hacer o decir?

Tres meses después, Sally volvió a mi consulta. Esta vez entró sola; su hija la había acompañado, pero ella quiso entrar sola. Aún estaba bastante dispersa, pero la disposición era diferente. Parecía más contenta y menos ausente; su hija lo confirmó. Tom también se había calmado, pero sigue creyendo que el diagnóstico es erróneo y que lo único que Sally necesita es una charla que le levante el ánimo y algo de TSH.

La demencia de Sally seguirá avanzando, pero es posible que el TSH ralentice el proceso.

Hay muchas mujeres que experimentan ligeras pérdidas de memoria, confusión y problemas para expresarse con claridad. La pregunta que suelen hacer es: «¿Las hormonas ayudan?».

Es importante tener claro lo que está sucediendo en esta etapa de la vida. A menudo se presentan muchas exigencias emocionales, cuando no físicas. Seguir un TSH merece la pena, como demuestra el caso de Sally. Sin duda alguna, la autoestima de una mujer tiene gran importancia en su bienestar. Cuando su autoestima se deteriora es incapaz de cumplir mental o sexualmente. Sin embargo, en general, el TSH no puede aminorar el proceso de deterioro mental que sobreviene con la edad.

Cada vez hay más indicios de que la testosterona, la principal hormona masculina, ejerce un efecto protector en algunas funciones cerebrales, especialmente en cuestiones de concentración y de comportamiento. Una valoración del nivel de testosterona puede ser muy útil si los síntomas son: estado de ánimo bajo, falta de concentración y un descenso importante de la libido. El uso de la testosterona en las mujeres se verá más detalladamente en el capítulo 21.

Resumen

- Muchas mujeres temen que la pérdida de memoria y la confusión que sobrevienen en la madurez sean el principio de la enfermedad de Alzheimer. Si una puede preguntarse: «¿Tengo Alzheimer?», la respuesta generalmente es no.

- La pérdida de memoria se debe, en parte, a la deficiencia hormonal y, en parte, al cansancio físico y mental. El TSH ayuda en el caso de los sofocos y de la alteración del sueño.

- Una vez más, es importante evaluar el historial de la paciente, ya que los factores emocionales pueden ocasionar también pérdida de memoria y confusión mental.

- Hay algunos indicios de que la hormona masculina, la testosterona, puede influir positivamente en la concentración y el comportamiento.

14

¡Estoy enferma y cansada de estar enferma y cansada!

La vida es un largo proceso de cansancio
Samuel Butler (1835-1902)

Cuando yo era una joven doctora que no sabía nada de la menopausia, mi madre me escribió estos versos en la época en que ella estaba viviendo su propia menopausia. «El fin de las reglas» la llamábamos, y creíamos que no se necesitaba ningún tratamiento. El tratamiento hormonal sustitutorio no se consideraba, ya que no estaba disponible.

> He aquí una pobre mujer que siempre estaba cansada,
> pues vivía en una casa sin la ayuda contratada.
> Sus últimas palabras fueron: «Queridos amigos, me voy
> donde no haya que fregar, ni barrer, ni coser.
> Ésos son mis deseos más gratos,
> pues si la gente no come, no hay que lavar ya más platos.
>
> En el cielo siempre suenan himnos santos,
> pero como yo no tengo voz, eliminaré los cantos.
> No lloréis por mí ahora; no lloréis por mí jamás,
> pues no voy a hacer nada, nada, nada, nada, nunca más.

Mi madre estaba muy cansada en esa época. No dormía bien y estaba muy irritable.

El cansancio y las dolencias son generalmente físicos, pero hay que pensar también en los aspectos emocionales. Y tenemos que hacernos más preguntas. ¿Qué o quién hace que nos cansemos?

Un hombre no suele realizar el trabajo de una mujer, si bien cada vez son más las mujeres que realizan trabajos de hombres.

«El trabajo de la mujer no lo hace nadie», se lamentaban nuestras madres y nuestras abuelas. Aún sucede hoy en día, a pesar de los electrodomésticos. El trabajo de la casa no ha desaparecido, ha cambiado, pero sigue siendo trabajo doméstico, o mejor dicho, trabajo de la familia no retribuido y escasamente reconocido. Mi amiga Susan Maushart lo relata claramente en su libro *Wifework* (El trabajo doméstico):

> Eva, una amiga que vive en una casa rodeada de hombres, está cansada y angustiada de lo mucho que esperan de ella y de lo poco que la ayudan. La época de Navidades y Año Nuevo le supone un esfuerzo máximo por el trabajo posterior que conlleva. Su cansancio se relaciona en gran parte con el resentimiento que siente; aunque está pasando la menopausia tiene gran energía para las cosas que desea hacer, pero la esclavitud familiar pone a prueba su paciencia y su resistencia. Su relación familiar se ve amenazada por ese resentimiento, su marido sigue exigiéndole y no entiende las reacciones de ella.

Un hombre no suele realizar el trabajo de una mujer, si bien cada vez son más las mujeres que realizan trabajos de hombres. Las que optan por trabajar fuera se encuentran con que se espera de ellas que sean cabeza de familia y cuidadoras a la vez.

Germaine Greer en *The Whole Woman* (La mujer completa) habla mucho de este tema, que confirma la insatisfacción que muchas mujeres expresan sobre el papel que juegan en la madurez:

> Las mujeres son el sexo trabajador. En todo el mundo, las mujeres hacen los trabajos pesados, mecánicos y repetitivos. Comparar el trabajo de una mujer con el de un hombre es difícil, pues gran parte de las tareas que realizan las mujeres ni siquiera se considera trabajo. Sólo un porcentaje mínimo del trabajo de la mujer está remunerado; el resto se hace porque alguien tiene que hacerlo a fin de que la vida resulte llevadera.
>
> En la vida animal, los machos trabajan bastante menos que las hembras, y en la vida humana el hombre ha convencido a la mujer de que es él y no ella quien trabaja. El ocio es un privilegio masculino.

Como dice Greer, en otras especies son también las hembras las que por naturaleza trabajan más (las abejas obreras) y los machos hacen bien poco (los zánganos). En las tierras altas de Nueva Guinea, en los años sesenta, durante los siete años en los que trabajé como obstetricista y ginecóloga vi a mujeres prematuramente envejecidas (cuando sobrevivían al parto) a consecuencia de los trabajos tan duros que realizaban. Los hombres se sentaban a contar historias o se preparaban para luchar contra la tribu vecina, pero ciertamente no se involucraban en plantar, recolectar o cocinar. Tampoco se implicaban gran cosa en el cuidado de los hijos. Cuando en 1973 el país consiguió la independencia, a muchos hombres les costó pasar de zánganos a obreros.

Una de las historias más excéntricas y graciosas que he leído sobre las mujeres se publicó en nuestro periódico nacional, *The Australian,* y comenzaba así: «El trabajo de una mujer siempre hecho en una casa que se limpia sola». Llevada por su odio a las tareas domésticas, esta norteamericana de 81 años había creado una casa que se limpiaba sola. Desde que acabó la casa, en 1990, había estado intentando comercializar sus inventos con poco éxito. Quizás no haya tanta gente que encuentre duro el trabajo doméstico. Me gusta su historia, pero quizás hay un camino intermedio, y hay otras causas para ese cansancio que se atribuye a las tareas domésticas, como veremos a continuación.

Lo primero que me dijo Wendy cuando le pedí que me explicara su historia fue: «Cada noche me siento como si me fuera a desplomar». Wendy tiene 52 años. La regla se le fue «dando un portazo» hace seis meses. Tenía importantes hemorragias y le recetaron píldoras anticonceptivas para controlarlas. Las hemorragias cesaron, pero no el cansancio. Tiene sofocos, duerme mal, y poco deseo sexual, pero su principal problema es el cansancio extremo que siente. De los 20 a los 30 años tuvo tres hijos. Todos son varones. Dos trabajan, pero el más pequeño está en el paro y ha decidido que no le interesa conseguir un trabajo. Ahora se está desenganchado de la droga, pero a Wendy le preocupa que vuelva a tomarla. Todos viven en casa aún. Su marido tiene un trabajo mal pagado, por ello Wendy ha trabajado casi siempre también fuera de casa. Está de pie todo el día. No tiene tiempo para hacer ejercicio y tampoco lo tiene para el ocio.

Hay diferentes causas físicas de fatiga. Los análisis de sangre mostraron falta de hierro, falta de estrógeno y unos niveles tiroidales por debajo de la media. Tres meses más tarde, Wendy se sentía menos cansada físicamente, pero aún estaba «como si fuera a desplomarme» y su deseo sexual seguía bajo. No estaba clínicamente deprimida, si bien su estado de ánimo era de resignación. Había poca alegría en su vida. No podía imaginarse que sus circunstancias cambiaran. Está algo deprimida, pero no creo que los antidepresivos le sean de ayuda. Las circunstancias la tienen atrapada y no parece poder controlarlas.

Wendy es el ejemplo de muchísimas mujeres que se sienten atrapadas, indefensas, incomprendidas y poco valoradas. La necesidad de autoestima y de valoración que tienen las mujeres es uno de los temas comunes en la salud emocional durante la madurez. El TSH no puede solucionar el cansancio emocional y las circunstancias que lo causan.

Volví a ver a Wendy poco más tarde. Tras sufrir un dolor en el pecho, se descubrió que tenía un problema coronario que ninguno de nosotros había sospechado o detectado. De modo que estaba afectada física y emocionalmente. Yo soy ginecóloga y no cardióloga, pero también los médicos de medicina general habían pasado por alto ese problema coronario porque no se había presentado de modo usual. Wendy se ha restablecido mucho de su pérdida de energía gracias a un tratamiento adecuado, y la recuperación física ha propiciado una mejora en su estado de ánimo.

De esto también extraemos una lección importante: hay que considerar a *la mujer en su totalidad,* no tan sólo en sus circunstancias, sino teniendo en cuenta el enorme trabajo doméstico que realiza y a sus carencias hormonales.

Resumen

- En la madurez, muchas mujeres se sienten cansadas. Si bien puede estar relacionado con la menopausia, puede también deberse a causas físicas o emocionales.
- Las mujeres trabajan mucho; a veces en esa etapa trabajan fuera y dentro de casa.
- En la madurez, la autoestima y el reconocimiento son importantes para la salud emocional de las mujeres.

15

Tal como éramos:
problemas de sobrepeso

*No estoy demasiado gorda, es que me faltan
veinte centímetros de altura.*
Shelley Winters

«Un hombre es tan viejo como se siente y una mujer tan vieja como parece», afirma un dicho del siglo XIX. Esto es cierto en el caso de muchas personas, y puede ser causa de fracasos matrimoniales, cuando el marido conserva una piel tersa y un buen estado físico, mientras que la esposa empieza a volverse fláccida, a ganar peso y quizás también a padecer síntomas de la menopausia —como sofocos, insomnio y pérdida de deseo sexual. Sofía Loren, que parece no tener edad, se ha mantenido en forma sin engordar, de modo que otras mujeres pueden conservar la esperanza. La actriz afirma: «Todo lo que se ve se lo debo a los espaguetis»; sin embargo, no creo que vivir con una dieta alta en hidratos de carbono pueda mantenernos al resto delgadas.

Una reciente circular divulgada por Internet nos habla de «las edades de las mujeres»:

8 años: Se mira en el espejo y ve a la Cenicienta, la Bella Durmiente, etc.

15 años: Se mira en el espejo y ve a la Cenicienta/Bella Durmiente/ líder de la clase, o si tiene el síndrome premenstrual se ve gorda/ con espinillas/fea y dice: «mamá, no puedo ir al colegio así».

20 años: Se mira en el espejo y se ve demasiado gorda/demasiado flaca/ demasiado baja/demasiado alta/con el cabello demasiado liso/demasiado rizado, pero aun así decide salir.

30 años: Se mira en el espejo y se ve demasiado gorda/demasiado flaca/ demasiado baja/demasiado alta/ con el cabello demasiado liso/

demasiado rizado, pero decide que no tiene tiempo para solucionarlo y sale igualmente.

40 años: Se mira en el espejo y se ve demasiado gorda/demasiado flaca/ demasiado baja/demasiado alta/ con el cabello demasiado liso/demasiado rizado, pero dice «pues al menos estoy limpia» y sale igualmente.

50 años: Se mira en el espejo y dice: «Soy yo», y va y hace lo que quiere hacer.

60 años: Se mira en el espejo y piensa en todas las personas que ni siquiera pueden verse ya en el espejo. Sale y conquista el mundo.

70 años: Se mira a sí misma y ve sabiduría, risas y capacidad. Sale y disfruta de la vida.

80 años: No le importa su imagen. Se pone un sombrero rojo y sale a vivir la vida.

90 años: No ve, pero ¡no le preocupa!

No estoy muy segura de que las mujeres acepten el cambio físico de esta manera. Por supuesto, no es posible mantener las características físicas de la juventud hasta una edad avanzada. Incluso Gipsy Rose Lee reconocía que con la edad decaemos. Decía: «Tengo todo lo que tenía hace veinte años, pero ahora todo está más bajo». La mayoría de nosotras lamentamos estos cambios e incluso nos reímos compungidas. Muchas de las mujeres que vienen a mi consulta ya no se sienten atractivas. Odian mirarse en el espejo. Ya no se sienten «sexy». Una me dijo que cuando se arregla no se pone las gafas porque no soporta verse.

Estaría bien pensar que cuando nos hagamos mayores nos importará menos nuestro aspecto y lo que los demás piensen de nosotros, pero no es así. Mi amiga Liz confiesa que le cuesta admitir que, a sus 71 años, un monumento de hombre no le dirija ni una mirada. Recuerda el pasado con añoranza, cuando solían mirarla. La maravillosa actriz Katharine Hepburn afirmaba que no le importaba la apariencia ni la edad. Decía: «No tengo sentimientos románticos con respecto a la edad. O eres interesante a cualquier edad o no lo eres. No hay nada particularmente interesante en ser viejo o ser joven».

> **Gipsy Rose Lee [...] decía: «Tengo todo lo que tenía hace veinte años, pero ahora todo está más bajo».**

Hay mujeres que gastan grandes cantidades de dinero en cosméticos, cirugía estética, cursos de mantenimiento, dietas, vitaminas y remedios a base de hierbas. La buena forma física es deseable, por supuesto, y puede ayudar a prevenir la osteoporosis, pero a veces uno se centra en mejorar el aspecto físico sin prestar atención al crecimiento espiritual e intelectual. «La vejez no es una enfermedad –dice la escritora norteamericana May Sarton– es un ascenso continuo. A medida que disminuye la fuerza crecemos hacia la luz.»

Todos queremos tener un buen aspecto por fuera y sentirnos bien por dentro. El cambio físico produce gran tensión. Los pechos se nos caen y quedan fláccidos. Ganamos volumen donde no toca. Perdemos la cintura. Ganamos peso o bien tenemos el mismo peso, pero nos cambia la silueta. ¿Es inevitable aumentar de peso? Todos hemos oído hablar de eso que se llama con humor «el desparrame de la mediana edad». Pues resulta que es cierto. Ocurre con la edad y en la madurez. Una de las razones por la que muchas mujeres no quieren seguir el TSH es porque han oído decir que con él se engorda. No hay ninguna prueba científica de que la tasa metabólica baje tras la menopausia, a menos que intervenga otro factor, como el bajo nivel hormonal de la tiroides. La mayoría de los médicos comprueban la función tiroidal de las pacientes menopáusicas. La cuestión es: las mujeres no comen más al llegar a la madurez, pero aumentan de peso. ¿Cuál es la causa, entonces?

Frances tiene ahora 53 años. Desde hace un año se le está retirando la regla, y ahora tiene sofocos y duerme mal. Ha aumentado 5 kilos de peso, sobre todo alrededor de la cintura. Estaba siguiendo un TSH, pero lo dejó a los tres meses. Realmente le ayudó con los sofocos, pero hizo que le aumentaran los pechos y se quejaba de que ese tratamiento le había hecho engordar. Solía jugar a tenis, pero ahora eso le agrava los sofocos. Como por las mañanas está muy cansada porque no duerme bien, no pasea tres o cuatro veces a la semana, como solía hacer. Su sexualidad también ha decaído. Es una mujer atractiva, pero ya no se gusta. Aceptó seguir otra vez el TSH, pero esta vez con dosis más bajas con un parche que contiene menos estrógeno y una pequeña dosis de progesterona. Eso bastó

141

para reducirle los sofocos e incrementar su energía. Volvió a jugar a tenis, redujo las grasas y los hidratos de carbono de su dieta y perdió los kilos de más, volviendo a recuperar la silueta. Cuando empezó a sentirse mejor consigo misma, también mejoró su sexualidad.

Los estudios científicos sobre los efectos del TSH en el peso desmienten que suponga un aumento del mismo.

El estudio PEPI, ensayo sobre los efectos del estrógeno y la progesterona administrados en la posmenopausia de modo cíclico, publicado en el *Journal of the American Medical Association* en 1966, se realizó para averiguar si el TSH ofrecía alguna protección contra los infartos y los derrames cerebrales. Casualmente, se descubrió que las mujeres que habían aumentado de peso en los tres años en que se hizo ese estudio eran las que *no* seguían el TSH. Muchas mujeres saben que, tras haber tomado la pastilla anticonceptiva en el pasado y seguir ahora un TSH, se sienten hinchadas, sus pechos aumentan y pierden la cintura. Una reducción de las dosis hormonales puede ayudar. Los estrógenos pueden ocasionar también retención de líquidos. Es mejor la toma de hormonas de forma cíclica, más que de forma continua, pues así puede permitir que el peso disminuya al final del ciclo, como hace en el ciclo menstrual. Lamentablemente, el ciclo del TSH hará que se tengan hemorragias de nuevo, y en la semana en que no se toman hormonas pueden producirse sofocos.

El mejor modo de controlar el problema del peso es teniendo cuidado con la dieta. Además de reducir la ingesta de grasas, es necesario disminuir los hidratos de carbono. Ha habido un descenso de las dietas altas en grasas que seguía mi generación, pero en cambio se ha producido un incremento en la ingesta de hidratos de carbono. No es posible eliminar por completo los hidratos de carbono, y tampoco es saludable. Es necesario conseguir un equilibrio, y un buen dietista puede ayudarnos.

Otro factor clave es el ejercicio. Estamos demasiado acostumbrados al automóvil, en vez de caminar. Hay que recordar que el ejercicio es también bueno para los huesos y para el buen funcionamiento de las arterias.

Ahora Joy (alegría) hace honor a su nombre, pero cuando la conocí era todo menos dicha. La enviaron a mí porque estaba deprimida, tenía sobrepeso y creía que el TSH le había hecho empeorar. Tenía razones para tener de todo menos alegría. Su marido tenía una aventura con un chica joven de la oficina, y cuando ella lo descubrió él se mofó y le dijo que se iba.

El marido le dijo que estaba gorda y fea y que no era buena en la cama. Joy había dejado su profesión para tener a sus hijos y secundar a su marido. Los hijos tuvieron suerte en la vida y ya no la necesitaron. Llegó un día en el que Joy se miró en el espejo y se preguntó qué era lo que veía. Piel fláccida, cuerpo informe, cabello reseco y mirada vacía: de repente se dio cuenta de cómo se había abandonado. Su madre padecía una ligera demencia y estuvo cuidándola, de modo que ella cada vez tenía menos vida social y ninguna propia. Cuando se dio cuenta de ello, quedó consternada.

Envié a Joy a un terapeuta para que la ayudara a buscarse a ella misma. Se apuntó a un gimnasio y consultó a un dietista. Seis meses después me vino a ver. Iba elegantemente vestida y estaba más delgada, pero lo más relevante era la luz que había en su mirada. Su autoestima había aumentado.

La actriz Jacqueline Bisset dice: «El carácter contribuye a la belleza. Refuerza a la mujer cuando la juventud desaparece. Un gran pacto para ser bella puede ser seguir un patrón de conducta, una disciplina, tener fortaleza e integridad».

El cambio de silueta, el aumento de peso, las arrugas y las estrías en la piel, la disminución del apetito sexual, la incontinencia, la falta de memoria, todo parece ser un alto precio a pagar a cambio de quedar libre de la menstruación y de la fertilidad. El TSH es útil, pero no puede evitar todas las exigencias del proceso de envejecimiento. No son cosas que nos provoquemos nosotras mismas. Simplemente sucede. ¿Es el TSH la respuesta a todo lo que sucede en esa época de nuestra vida? La respuesta es un NO rotundo. Tenemos que aceptar el proceso de envejecimiento y el cambio corporal que ello conlleva. El TSH puede ayudarnos a tener la piel más firme y a dormir mejor, de modo que las bolsas en los ojos no sean un problema, pero tenemos que aceptar los cambios físicos y aprender a envejecer de buen talante. Al mismo tiempo, podemos seguir sanas y atractivas con una buena dieta, ejercicio físico y disfrutando de la vida. No hay duda de que las arrugas se acentúan con las preocupaciones y que la risa mantiene el corazón en buena forma.

Nos hacemos eco de las palabras de Susan Sarandon: «Deseo hacerme mayor, cuando el aspecto es cada vez menos un problema y la importancia está en lo que uno es».

Resumen

- Es imposible escapar en la madurez del proceso de envejecimiento y del «desparrame de la mediana edad», o, como mínimo, de sufrir un cambio en la silueta.

- No parece que el TSH contribuya al hecho de ganar peso, si bien dosis hormonales más bajas pueden ayudar a reducir la retención de líquidos y la pesadez de las mamas.

- Como en otros períodos de la vida, una dieta saludable combinada con ejercicio físico nos ayudará a tener mejor aspecto.

- Lo más importante, junto al crecimiento espiritual e intelectual, es disfrutar de la vida.

16

No hacer señales ni ahogarse: afrontar la depresión

No se descubren nuevos continentes si no se acepta perder de vista
la orilla durante mucho tiempo.
André Gide (1869-1951)

La menopausia es una época de transición biológica. Es un momento de la vida en el que la mujer «pierde de vista la orilla durante mucho tiempo», y también puede ser una etapa de descubrimiento. Las mujeres se sienten compresiblemente confundidas porque hay quien les dice que todo lo que sucede en esa etapa puede achacarse a la carencia hormonal y les esperanzan con una dosis de hormonas, pero hay quien les dice que todo lo que sucede en esa época es mental, que no tiene que ver con las hormonas y que, en realidad, la carencia hormonal es un invento. En momentos de depresión todo esto confunde mucho más. ¿Está la depresión causada por la menopausia? Y si no es así, ¿la depresión empeora con los cambios hormonales?

Con frecuencia se define a la mujer menopáusica como una persona deprimida, desesperada y falta de autoestima. Pero los sondeos generales, más que los estudio s clínicos sobre la menopausia, contradicen la aseveración de que esta etapa tiene un efecto negativo en la salud mental. No se ha observado que exista una mayor incidencia de depresiones graves asociadas a la menopausia natural. La profesora Lorraine Dennerstein, en el Proyecto sanitario de Melbourne para mujeres maduras, dice: «Según parece, las mujeres maduras de Melbourne disfrutan de la vida; eso entra en contradicción con los estereotipos negativos. La depresión está más relacionada con la falta de salud, el estrés, los acontecimientos de la vida y una actitud negativa que con la menopausia». Sin embargo, yo he descubierto en mi consulta que la deficiencia hormonal (tanto de estrógeno como de progesterona) tiene como consecuencia en algunas mujeres cambios bruscos de humor y un comportamiento no reproductivo, tal como la capacidad de concentración y de aprendizaje, lo cual lleva a la confusión y a lapsus de memoria. Generalmente, el estrógeno excita y la progesterona deprime. Las mujeres que han sufrido los cambios bruscos de humor que llamamos síndrome premenstrual, o SPM, ya conocen ese desequilibrio. En ese caso es posible que haya mucho estrógeno y muy poca progesterona.

La menopausia contribuye a exacerbar las tendencias depresivas ya presentes, pero la causa más común de aflicción son los factores psicosociales, y el TSH no es la panacea para todo esto, pues la deficiencia hormonal no es la principal causa. En la época de la madurez, los hombres sufren con más frecuencia trastornos de conducta/hostilidad, y abusan de sustancias, mientras que las mujeres son más propensas a desarrollar trastornos de ansiedad y depresión. De hecho, las mujeres sufren de este modo más que los hombres, tengan o no la menopausia.

Se ha demostrado que un tratamiento a base de estrógenos reduce la ansiedad y la depresión *leve* en las mujeres menopáusicas. Las que siguen el TSH afirman que notan una mejora en la capacidad motriz y la memoria. Son también menos propensas a desarrollar enfermedades mentales. Sin embargo, se precisan muchos más estudios en este terreno antes de que se pueda prescribir un TSH con el único objetivo de mejorar la función cerebral, y a la vista de las recientes revisiones negativas del TSH, es dudoso que alguna mujer opte por utilizarlo sólo para ese fin, a menos que se hallen pruebas sólidas al respecto. El estudio más reciente de la *New England Journal of Medecine* se colgó en Internet seis semanas antes de su publicación por considerarse de gran importancia. En este estudio realizado en más 16.000 mujeres, a las que se hizo un seguimiento durante tres años, se afirma que el TSH no mejora la calidad de vida de las mujeres y sugiere que no sólo puede acarrear algún riesgo para quien lo sigue, sino que además puede no reportar beneficio alguno. Las mujeres del estudio tenían edades comprendidas entre los 50 y los 79 años. No presentaban síntomas de deficiencia hormonal, como sofocos o sequedad vaginal, y se les administró Premarin con un progestógeno.

No es de sorprender que no presentaran un incremento apreciable en la calidad de vida, ya que el principal efecto del TSH, en especial el componente de estrógeno, es mejorar la calidad de vida al aliviar los síntomas derivados de la deficiencia de estrógeno. Dudo que en la actualidad ningún médico prescribiera a una mujer un TSH con la vaga razón de «mejorar su calidad de vida» sin que ésta tuviera dichos síntomas.

En este capítulo estudiaremos la auténtica depresión, la de la mujer que «no hace señales, sino que se ahoga». Como en el poema de Stevie Smith —que habla del hombre en el mar «que estaba demasiado lejos de su vida» y «no hacía señales, sino que se ahogaba»—, muchas mujeres hacen señas desesperadamente, y su súplica se interpreta como una conducta social sin importancia, más que como un grito de desesperación, y, por consiguiente, se ignora.

Hace medio siglo era muy común recetar barbitúricos a las mujeres maduras y se les prestaba escasa atención cuando parecían no poder enfrentarse a sus vidas o bien se quedaban al margen de ellas. Había mujeres que acababan encerradas en un psiquiátrico, y otras se encerraban ellas mismas en sus hogares. Valium y Serepax se convirtieron en antidepresivos muy populares, y muchas mujeres sufrieron adicción. Pero el problema real no era la adicción, sino el fracaso en entender el proceso por el que pasaban. *Es de esperar que en la actualidad pueda hacerse un diagnóstico certero de la depresión, que no es tan sólo un problema temporal, sino que puede ser una grave dolencia.* El TSH puede formar parte de la terapia, pero no mitiga una auténtica y profunda depresión. *Las mujeres merecen ser escuchadas. Hay que distinguir entre alguien que saluda y alguien que se está ahogando.*

Así pues, ¿qué es la depresión? La mejor definición que conozco es la de «falta de alegría». Pueden producirse otros síntomas, como insomnio, falta de interés sexual e incapacidad de trabajar, pero no son universales. Con frecuencia se produce también un sentimiento de impotencia, de desesperanza y una falta de autoestima.

A mis pacientes les pido que me describan sus sentimientos. Aquí transcribo algunos de ellos:

- Es como vivir en un pozo de dolor. Me siento incapaz de salir de él.
- He caído en un pozo; las paredes son escurridizas. No puedo salir fuera.
- Estoy arrastrando conmigo a toda mi familia. Estarían mejor sin mí.

- Me resulta doloroso estar con la gente. La vida me parece vacía y falta de sentido.
- Incluso los obstáculos más pequeños me parecen barreras infranqueables.
- He fracasado. No sirvo para nada.
- Cuando estoy sola dejo de creer que existo.

A continuación Lydia proporciona una descripción más detallada.

Lydia cuenta que cada día se levanta con una sensación de vacío, con un sentimiento de terror. ¿Cómo podrá soportar otro día más? Nada le interesa. No disfruta con nada. No cree que valga la pena levantarse. Tiene 51 años. Dejó de tener la regla hace un año. A consecuencia de los sofocos siguió un TSH. Duerme mejor que dormía antes, pero todavía se despierta pronto. Ha estado tomando diferentes antidepresivos durante los últimos diez años. Su madre siempre estaba deprimida. Lydia se crió en un hogar donde nunca se hablaba de nada. Su madre solía permanecer en cama, a veces durante días.

El marido de Lydia no entendía lo que le ocurría. Trabajaba muchas horas, y cuando llegaba a casa se ponía a ver la televisión y hablaba poco. Lydia había perdido el interés por el sexo. Ninguno de los hablaba de ello.

Lydia se había quedado embarazada nada más casarse. Siempre había querido tener una profesión, pero se convirtió en un ama de casa y tuvo tres hijos muy seguidos. Después de cada parto sufrió una depresión posparto, aunque no se le diagnosticó. El hijo mediano se descarrió, se metió en asuntos de drogas y fue a la cárcel. La madre de Lydia sufría demencia y el padre padeció un derrame cerebral. Vivían en su propia casa y Lydia les iba a ver cada día. Lydia no quería a nadie y carecía de autoestima. Estaba atrapada por las circunstancias de su vida. El año pasado se tomó una sobredosis de pastillas para dormir; recibió una reprimenda por ello, pero nadie la ha ayudado a ver lo que le estaba ocurriendo. Lydia se está ahogando. Envié a Lydia a un psiquiatra para que éste la ayudara a encontrar un modo de enfrentarse a su falta de autoestima y a su larga depresión, que parece ser un reflejo de la de su madre.

Algunas de las mujeres a las que trato no saben o no creen que las amen, ni siquiera que pueden ser amadas. Hay muchas mujeres que son mártires. Se pasan la vida viviendo para los demás y nunca para ellas mismas. Se dice que un mártir es «la víctima más lamentable de la vida», una definición que puede aplicarse a Rosina.

Rosina vino a verme por vez primera hace 8 años. A los 45 años le habían practicado una histerectomía y le habían extirpado un ovario. Enseguida le empezaron los sofocos. Durante los diez años posteriores siguió diferentes tipos de TSH, pero seguía deprimida, con ansiedad y con sofocos. Me dijo que durante muchos años había sufrido «nervios».

«Vivo la vida en función de los demás», me dijo. Cuando se iba haciendo mayor, sus padres, en especial su madre, le decía «cómo tenía que ser: cómo hablar, cómo sentarme, cómo vestirme, cómo andar, e incluso cómo reír».

Rosina padecía una gran depresión, y los niveles de estrógenos eran, muy bajos. Le puse un implante de estrógenos y la envié al psiquiatra. En los seis meses siguientes ocurrieron grandes cambios. Ahora dice que vuelve a tener vida propia, y no la vida que los demás quieren que tenga. El implante le ha proporcionado un buen nivel de estrógeno, ha mejorado sus sofocos y una mayor energía física y mental, pero la psicoterapia le ha llevado a experimentar un cambio psicológico completo. Tomaba un antidepresivo ligero, pero ya lo había tomado antes sin mejorar demasiado; por ello no creo que ésa fuera la razón de tan tremenda mejoría. La clave de su recuperación radicó en que fue capaz de examinar los mensajes y los sentimientos negativos que la habían apartado de sentir, conocer y disfrutar la vida.

Rosina vivió una infancia llena de privaciones. Nació en Italia, y fue la segunda hija de un campesino. Su padre emigró a Australia cuando ella tenía 4 años y su madre tuvo que ponerse a trabajar fuera de casa para mantener a la familia. Como consecuencia de todo esto, siente que no vivió su infancia. Sufrió abusos sexuales por parte de un tío que vivía con ella y su familia, pero a causa de la escasa relación que tenía con su madre no pudo explicarle sus penurias. La familia llegó a Australia cuando ella tenía 15 años; sus padres se reunieron después de estar 11 años separados, y no es de extrañar que fuera una familia con problemas. Su madre tuvo dos hijos más y tuvo que criarlos, además de los dos que habían nacido en Italia. El hermano mayor, que era el que la apoyaba, murió a los 50 años y ella no pudo llorar su pérdida, a pesar de sentir un enorme vacío. La madre vive en la granja y no tiene trato alguno con Rosina.

Después de que Rosina recuperara cierto equilibrio emocional contactó con su madre, y sigue haciéndolo, pero ésta se mantiene fría y distante. A partir de determinar «quién es ella», Rosina es ahora dichosa y su depresión ha desparecido. Dice: «Ahora tengo el coraje de ser yo misma, de ser exactamente lo que quiero ser y de estar donde quiero estar.» Tiene un marido encantador que la apoya y unos hijos que siempre han estado pendientes de ella, pero hasta que no pudo encontrarse a ella misma, ni siquiera el amor de los suyos la ayudó a liberarse de la depresión y de su baja autoestima. Tampoco el TSH puede mejorar por sí solo la depresión, la baja autoestima, el abandono de los demás y el de uno mismo. En una ocasión, Rosina pensó en suicidarse.

¿Por qué algunas mujeres piensan en el suicido a esa edad? Con frecuencia, el rechazo a una misma es la razón. Se dice que la gente se suicida sólo por una razón: escapar del sufrimiento.

«No podemos borrar ninguna página de nuestra vida –dice la novelista George Sand– pero podemos echar el libro al fuego.» Virginia Woolf, que escribió los sentimientos que llevan a la mujer a necesitar «un cuarto propio», lo consiguió, y tuvo la libertad de escribir. Habría llegado a ser una de nuestras más grandes escritoras, pero no pudo afrontar la depresión que sufría y, a la edad de 59 años, se ahogó.

El mensaje de este capítulo es que la depresión en la mediana edad no está causada principalmente por la deficiencia hormonal de la menopausia. El TSH ayudará a sobrellevar los cambios de humor a aquellas mujeres que no sufran depresión, pero no es el único, ni tampoco es el tratamiento adecuado para una depresión grave. Esta dolencia necesita gran atención y adecuada ayuda médica y psicológica. Los sentimientos de pérdida y de culpa de esa etapa de la vida pueden agravar una depresión latente. El hecho de proporcionar a la mujer un tiempo y un espacio para hablar de sus sentimientos y de sus miedos tiene una importancia vital. Aquellas que no pueden hablar con nadie o quienes hablan, pero nadie las escucha, son más proclives a quedarse al margen de la vida. Algunas se suicidan. Otras simplemente se baten en retirada y no vuelven a conectar con nadie, ni siquiera con ellas mismas.

Aquellas que no pueden hablar con nadie o quienes hablan pero nadie las escucha, son más proclives a quedarse al margen de la vida. Algunas se suicidan.

Como siempre, Shakespeare lo decía muy bien:

> Dale palabras al dolor: la desgracia que no habla
> murmura en el fondo del corazón y lo quiebra.
>
> *Macbeth* 5.1. 50-1

Deprimida no, tan sólo aislada

La mayoría de los hombres viven una vida de tranquila desesperación.
Henry David Thoreau (1817-1862)

Es ciertamente triste que mucha gente, y, especialmente, las mujeres, viva una vida de tranquila desesperación y también de aislamiento. Guiseppina es una de esas personas.

Guiseppina tiene ahora 55 años. Es una mujer hermosa, con una piel suave y tersa, extraordinariamente bien conservada, teniendo en cuenta nuestro clima cálido y seco. Su médico me habló de ella y me pidió que «le tratara su depresión». Él creía que tal vez necesitara hormonas y quizás también antidepresivos. Tuvo la menopausia hace dos años. Seis meses antes de perder la regla, sufrió fuertes hemorragias: desde entonces ha tenido algunos sofocos. Dice que siente mucho calor sin llegar a tener grandes episodios de sofocos. Duerme bastante bien, pero por las mañanas, al despertarse, lo ve todo negro. Se pregunta: «¿Qué estoy haciendo aquí? ¿Qué se supone que tengo que hacer hoy?». Comenta: «Creo que no importo a nadie. Estoy de más». Sabe que es una buena ama de casa y una buena cocinera,

151

pero eso no le sirve de nada; se siente poco util. Sus dos hijos están casados. Su hija tiene dos niños y trabaja media jornada. Su marido, Gino, tiene 60 años y hace dos años que se ha jubilado pues tiene bastante mal la espalda a causa de su trabajo. Se pasa la mayor parte del día en el club italiano, con sus amigos, jugando a las cartas y a los bolos. A Giuseppina no le interesan esas actividades y tampoco nunca la ha invitado a participar en ellas. Cree que Gino la ha abandonado cuando más necesitaba su compañía y su apoyo. Se siente muy cansada, tanto física como emocionalmente.

Gino y Giuseppina nacieron y crecieron en un pueblo del sur de Italia. Gino llegó a Australia a los 18 años y comenzó a trabajar en el campo.

Cuando 5 años después regresó a Italia para ver a su familia, Gino volvió a encontrarse con Giuseppina. Sus familias arreglaron la boda. Volvieron a Australia y se instalaron en una aislada población rural. Giuseppina tenía 18 años y no sabía hablar inglés.

Gino trabajó duramente y poco a poco fue consiguiendo mejores trabajos hasta que pudieron trasladarse a la ciudad más próxima. Giuseppina se dedicó a cuidar a sus dos hijos y, poco a poco, con la ayuda de éstos, aprendió inglés, aunque todavía hoy día no lee ni escribe con facilidad la que es su segunda lengua. Gino lleva todos los asuntos y también la economía familiar. Su hija es muy independiente y ambiciosa. Está bien casada. No se considera italiana, aunque habla bien el idioma. No tiene interés en conocer a la familia que sus padres tienen en Italia. Muy pocas veces pide a su madre que cuide de los nietos, y, como los días laborables no está en casa, los fines de semana está muy ocupada con su propia familia. Giuseppina se siente marginada y nada útil.

A Giuseppina no le interesa el sexo; sabe que en parte se debe a que está resentida con Gino porque cree que la ha abandonado, y tiene pocas alegrías en la vida. Antes se ha dicho que la depresión es «falta de alegría», pero no creo que Giuseppina esté clínicamente deprimida. De hecho, está de acuerdo con mi diagnóstico: *no está deprimida, tan sólo aislada.* Va a la iglesia (sin Gino), pero no ha hecho amistades allí tampoco. Su madre, que tiene 83 años y está muy delicada, vive todavía en el mismo pueblo en que ella nació. Sus dos hermanos y su hermana viven cerca de allí. Tan sólo ha vuelto una vez, cuando murió su padre. No se siente ya parte de la familia.

Giuseppina ha intentado hablar con Gino de sus sentimientos, de su tristeza, de la sensación de no pertenecer a ningún lugar y de no tener ningún papel en la vida. Él no entiende por qué está sola. Está enfadado con ella por su falta de interés sexual. El médico que me la envió le había recetado una dosis baja de antidepresivos, pero era demasiado pronto para saber si le habían servido de ayuda. Un análisis de sangre determinó que tenía falta de hierro a consecuencia de las importantes hemorragias que padeció antes de la menopausia. Había empezado a tomar hierro en pastillas para combatir el cansancio. El funcionamiento tiroidal era normal, así que ésa no era la causa de su cansancio.

Pensé que ni el TSH ni los antidepresivos le serían de ayuda, de modo que dejé que me hablara de su sentimiento de abandono y de su falta de autoestima. Un mes después se sentía mucho mejor con ella misma. Me dijo que le había sido muy provechoso sentirse escuchada. La puse en contacto con una organización benéfica que buscaba voluntarios. Conoció en el grupo a dos mujeres que se habían sentido también solas y que habían encontrado un modo de enfrentarse a esa soledad.

En el caso de Giuseppina no eran sus hormonas las causantes de su aflicción, sino un sentimiento de aislamiento social del cual no era directamente responsable.

No es una historia infrecuente. En la actualidad existe un aislamiento social que hace un siglo no se producía. En una portada del *Time*, Robert Wright habla de las cuestiones que provocan la tristeza que conduce a la depresión y de que la ansiedad se cronifica y paraliza a la persona. El aislamiento es una razón de gran peso, y la vida de algunas de las amas de casa que viven en las afueras es un claro ejemplo de ello. Son mujeres como Giuseppina que han emigrado a la otra parte del mundo, se han visto arrancadas de su hogar y de su familia, y han pasado

En la actualidad existe un aislamiento social que hace un siglo no se producía... la tristeza lleva a la depresión y la ansiedad se cronifica y paraliza a la persona.

a depender totalmente de un hombre que finalmente les dedica muy poco tiempo y no las escucha, ni las ve ni las valora. En los años cincuenta, a esas mujeres se les recetaban barbitúricos para que ahogaran sus penas. Muchas se recluían en sus casas y unas cuantas llegaban a sufrir agorafobia.

Los antidepresivos modernos y el TSH tampoco son la respuesta a la tristeza y la soledad. Así pues, ¿qué o quién puede servir de ayuda? Es necesario que un médico comprensivo dedique tiempo a escuchar a esas mujeres y después las remita a algún terapeuta que les pueda servir de ayuda.

Resumen

• Las mujeres de mediana edad pueden caer en una depresión, pero generalmente no está relacionada con la deficiencia hormonal; normalmente la causa suelen ser factores de tipo social. Sin embargo, los sentimientos de pérdida y de dolor en la menopausia pueden agravar unas tendencias depresivas ya existentes.

• Es de gran importancia buscar ayuda para enfrentarse a una depresión profunda, pues no se trata de un simple trastorno temperamental y puede llegar a ser muy grave.

• La terapia a base de estrógeno puede reducir la ansiedad y la depresión leve de las mujeres menopáusicas, pero no parece mejorar la calidad de vida.

• En la menopausia, muchas mujeres experimentan sentimientos de aislamiento, desprecio y tristeza profunda. Para que consigan sentirse bien, es esencial darles la oportunidad de hablar de sus sentimientos y de sus experiencias y animarlas a buscar ayuda.

17

Prevención de la osteoporosis

El remedio para esta enfermedad no es permanecer sentado
o plantarse con un libro, frente al fuego,
sino tomar un gran pico y una pala
y cavar hasta sudar con ganas.
Rudyard Kipling (1865-1936)

La actividad física es un componente vital para llevar una vida saludable y resulta esencial para prevenir la enfermedad. Por lo general, las mujeres viven un promedio de 25 años tras la menopausia y, en esos años, una actividad física regular puede mejorar su calidad de vida, su salud general y su bienestar. Aún en la menopausia, la buena forma física reduce el riesgo de sufrir una enfermedad coronaria, osteoporosis y diabetes; sin embargo sólo el 38 % de las mujeres de más de 19 años hace ejercicio regularmente. Se debe animar a realizar actividad física y prescribirla.

Mi interés en el tema de la menopausia se inició en 1978, cuando el catedrático Christopher Nordin llegó como invitado al departamento universitario en el que yo estaba trabajando. Me retó a considerar los efectos de la menopausia en la mujer, y no sólo en sus huesos. Es un profesional reconocido en el campo de la osteoporosis, pero tiene una visión amplia del tema y ha realizado una amplia investigación. Mis conocimientos se los debo a él.

La osteoporosis, llamada «la epidemia silenciosa», es muy temida por las mujeres de más edad. Según un estudio publicado en el *British Medical Journal,* muchas mujeres mayores «antes que la muerte, temen pasar por la experiencia de perder la independencia y la calidad de vida como consecuencia de una fractura de cadera y tener que ser ingresadas en una residencia. Perder la capacidad de vivir de modo independiente tiene un efecto fatal en la calidad de vida». Las mujeres quieren saber cómo pueden prevenir la osteoporosis.

Elsie estaba muy en forma para sus 80 años. Caminaba de 5 a 10 kilómetros diarios y nadaba en el mar. Cuidaba de un gran jardín. Estaba delgada y ágil. Tenía la mente clara: daba clases de alfabetización de adultos y dirigía un círculo poético. Nunca se había casado. Era maestra de escuela en los tiempos en que las mujeres con esa profesión permanecían solteras. Fue mi profesora de inglés cuando yo tenía 16 años y la persona que más me influyó en la vida. Poco después de cumplir 80 años, tropezó con la manguera del jardín y se torció la pierna; no se cayó sobre la cadera, pero se la rompió. Su vida cambió por completo. Desde ese día, no volvió a andar bien, quedó confinada siempre a la cama o la silla de ruedas y murió a los 99 años. A partir de la fractura tuvo que ingresar en una residencia de ancianos.

Elsie había planeado que cuando se hiciera mayor viviría en su casa, de su pensión. Estuvo cuidando a sus padres en su casa hasta que éstos murieron. Su calidad de vida se vio tremendamente reducida y tuvo que apoyarse en los demás para la mayor parte de sus necesidades básicas. Creo que si no hubiera tenido osteoporosis, habría seguido físicamente activa y relativamente independiente el resto de su vida.

Si a los 60 años se le hubiera hecho a Elsie una medición de la densidad ósea, se hubiera podido tratar su osteoporosis y quizás evitar la fractura. *Nunca es demasiado tarde para tomar medidas preventivas.* A pesar de todo el ejercicio que Elsie había hecho, otros factores causaron la pérdida de la masa ósea. Nunca había tomado una dieta demasiado rica en calcio, y como pasó la menopausia antes de la época del TSH, nunca se le hizo una medición de la densidad ósea.

La osteoporosis puede estar relacionada con la menopausia, pero no es meramente su causa. El factor más importante de la menopausia es la pérdida hormonal, particularmente la pérdida de estrógeno.

Cuando se deja de tener el período durante más de seis meses (a cualquier edad), los niveles de estrógeno caen rápidamente y se produce una pérdida acelerada de calcio en los huesos. Ello ocurre, por ejemplo, en las jóvenes que pasan hambre hasta el punto que dejan de tener la regla. El calcio que se recupera en los huesos se pierde en la orina; a esto se le llama «pérdida obligada». Los niveles de calcio deben mantenerse en todas las edades, pues este mineral es muy importante en la función celular, así que si el calcio se recupera en el hueso y no puede retornar (en ausencia de estrógenos) se elimina por la orina. Cuando las mujeres toman estrógenos, esa pérdida obligada se evita.

Pero la medición de los niveles de calcio en la sangre *no* es una manera de diagnosticar la osteoporosis o de descubrir si la dieta cuenta con la cantidad adecuada de calcio. La medición del calcio en la orina mostrará si la pérdida es excesiva. Los niveles muy altos de calcio en la sangre pueden indicar una dolencia de las glándulas paratiroides o algún tipo de cáncer, pero los niveles bajos no son indicadores de osteoporosis. El nivel de calcio en la sangre se mantiene constante, a menos que se padezca una enfermedad de las anteriormente mencionadas. El efecto de la pérdida de calcio en los huesos depende de la densidad ósea que se tenga antes de la menopausia, del «punto máximo de la masa ósea» que tenemos hacia los 35 años. Esto depende de factores genéticos, del ejercicio, del calcio y de la dieta. En la menopausia, las mujeres pueden sentirse cansadas y faltas de motivación para el ejercicio físico, de modo que se hace menos ejercicio justo cuando más se necesita. También en esa época pueden producirse otros trastornos relacionados con las glándulas, como la tiroides y la paratiroides, que ocasionan pérdida de masa ósea.

Factores del estilo de vida, como fumar o beber alcohol de una manera no moderada afectan también a la densidad ósea. Algunos medicamentos, especialmente la cortisona y los derivados, tomados oralmente durante meses, provocan la osteoporosis. El debilitamiento óseo causado por la pérdida de hormonas dura varios años, pero es un proceso que puede invertirse siguiendo un TSH.

La osteoporosis puede medirse. No siempre es predecible a partir del historial médico o de los antecedentes familiares. Sabemos que existe un vínculo genético, de modo que escoger a los padres sería útil, si ello fuera posible. A veces hay antecedentes familiares especiales que nos ponen en alerta: la madre y la abuela quizás hayan menguado con los años, o quizás hayan sufrido una fractura con un pequeño golpe, o tropezando con una piedra.

¿Qué se entiende por un pequeño golpe? Elsie sufrió una de estas fracturas. No cayó con fuerza, sino que simplemente tropezó con una manguera. Conozco el caso de unos nietos fornidos que, al abrazar a la abuela, le rompieron una o más costillas.

Creo que es útil que todas las mujeres se sometan a una densitometría ósea en la menopausia. Hay quien cree que esto no es necesario si se toman hormonas, pero en este caso se realizará la densitometría una vez finalizado el TSH. La densitometría ósea conviene hacerla en aparatos DEXA que utilizan rayos X en dosis muy reducidas. Los rayos X no atraviesan los huesos como en la radiología normal, sino que se reflejan en cantidades variables, en función de la densidad ósea. Esto se llama absorciometría. Las mediciones se suelen hacer en las caderas y en la columna lumbar. Antes de que los aparatos DEXA estuvieran disponibles se utilizaban técnicas ultrasónicas en el antebrazo, que siguen empleándose en la investigación médica.

Los resultados de un estudio realizado en Australia [...] indican que el 60 % de las mujeres y el 30 % de los hombres sufren una fractura por osteoporosis después de los 60 años.

La osteoporosis se puede prevenir: podemos cambiar nuestro estilo de vida. El TSH sigue siendo el tratamiento por excelencia para prevenir la pérdida de masa ósea debida a la deficiencia hormonal, aunque estudios recientes dan a entender que un TSH prolongado puede comportar más riesgos que los beneficios que puede tener para los huesos. En la actualidad, se desarrollan medicamentos que actúan exclusivamente sobre los huesos. Existen productos que imitan los estrógenos, como el raloxifeno, llamados SERM (moduladores selectivos de los receptores de estrógeno). Estos productos actúan al igual que los estrógenos en los huesos deteniendo la pérdida de la masa ósea, pero no acaban (e incluso pueden agravar) con los sofocos y la sequedad vaginal. No estimulan el tejido mamario, de manera que en algunas mujeres pueden incluso reducir el riesgo de sufrir cáncer de mama. El SERM más conocido es el tamoxifeno, que ya se utiliza para prevenir o tratar el cáncer de mama.

La osteoporosis afecta tanto a hombres como a mujeres, aunque los hombres no experimentan la pérdida acelerada que causa la menopausia, y en todas las edades tienen una mayor densidad ósea que las mujeres. Los resultados de un estudio realizado en Australia –el estudio Dubbo de epidemiología de la osteoporosis– indican que el 60 % de las mujeres y el 30 % de los hombres sufren una fractura por osteoporosis después de los 60 años. En este estudio, el 10 % de las fracturas en personas de 60 a 79 años de edad fueron de cadera, frente al 40 % en el grupo de 80 o más años.

Este tipo de fractura se asocia a una tasa de mortalidad del 20 % en los primeros doce meses, y el 25 % permanece en residencias de ancianos (como Elsie) el resto de sus vidas. No es de extrañar que las personas mayores teman la osteoporosis.

La prevención de la osteoporosis es una importante cuestión de salud pública. Hoy en día no existen fármacos que permitan recuperar *plenamente* la densidad ósea perdida. ¿Es posible mantener la masa ósea sin TSH? Sí, pero no es fácil. El estilo de vida es muy importante. Las mujeres de mediana edad han de asegurarse una buena ingesta de calcio, en forma de suplementos si no lo toman con la dieta; se recomiendan de 1.200 a 1.500 miligramos al día. La actividad física, como caminar a buen paso durante 45 minutos tres veces a la semana, puede ayudar a frenar la pérdida. El levantamiento de pesas, los ejercicios de resistencia y los programas de mantenimiento intensos pueden reducir el riesgo de fractura, pero estos últimos no son adecuados para los ancianos delicados y pueden incrementar el riesgo de caída. Un estudio de dos años de duración, llevado a cabo por mi colega, el profesor Richard Prince, y yo, hace 15 años (estudio del que se informó en el *New England Journal of Medecine* de octubre de 1991), demostró que el ejercicio, los suplementos de calcio y el TSH son útiles para la prevención de la pérdida de masa ósea, pero el TSH fue el más eficaz en el estudio, y la combinación de los tres es claramente aconsejable en algunas mujeres.

Tener huesos de escasa densidad sólo es una parte de la historia. Las fracturas suelen deberse a caídas (a un ataque de tos o a un fuerte abrazo, como se ha mencionado anteriormente), de modo que debemos prevenir las caídas de las personas mayores. El equilibrio es vital; tanto el ejercicio como el TSH pueden ayudar a mejorarlo. Las mujeres que pasan la menopausia con pocos síntomas suelen resistirse al TSH; algunas, aunque tengan síntomas, se niegan a someterse al TSH debido al riesgo de sufrir de cáncer de mama.

Mavis, de 61 años de edad, vino a verme hace poco. Tuvo la menopausia a los 51 años. Si bien había sufrido sofocos y otros síntomas, era reacia a seguir un TSH porque tenía miedo de contraer un cáncer de mama. Su madre había tenido cáncer de mama, pero murió a los 85 años tras haberse fracturado la cadera. Mavis tenía un nivel muy bajo de densidad ósea en ambas caderas y en la columna. Se le recomendó seguir un TSH, pero ella prefirió tomar calcio y algunas hierbas medicinales.

Fue a ver a su doctora porque tenía dolor de espalda. Su densidad ósea estaba por debajo de lo normal. Mandé que le hicieran una radiografía de la parte superior de la columna y vi que tenía fisuras en dos vértebras. A este tipo de fracturas se les llama fracturas de cuña porque acortan la parte frontal de la vértebra y finalmente hacen doblar la columna vertebral, lo que se llama «joroba de la viuda».

Fue una pena que no se tomaran medidas preventivas, pero aún no es demasiado tarde para prevenir más fracturas y deformidades. Mavis toma un medicamento que se llama alendronate (Fosamax), que mejorará su densidad ósea. Se trata de un fármaco muy caro, pero el sistema sanitario australiano se lo proporcionó más barato porque Mavis ya había sufrido una fractura con un traumatismo mínimo; en su caso no se trataba de una fractura propiamente, pues la vértebra se rompió debido al peso de la columna. Hay que tener en cuenta que, cuando ya se ha producido una fractura con un traumatismo mínimo, el riesgo de nuevas fracturas se incrementa.

Por consiguiente, en cierto modo, nunca es demasiado tarde para tratar la osteoporosis, pero prevenir es mejor que curar. La pregunta: «¿Soy yo o son mis hormonas?» es muy importante en lo referente a la osteoporosis. La respuesta es que generalmente son ambas cosas.

Resumen

- La osteoporosis es muy temida por la gente mayor, por ello es esencial hacer una densitometría durante la menopausia.

- La osteoporosis se puede prevenir. El TSH previene, ciertamente, la pérdida de la masa ósea causada por la deficiencia hormonal, pero su utilización durante un período prolongado puede acarrear otros riesgos.

- El estilo de vida es también muy importante en la prevención: una buena ingesta de calcio, actividad física, beber con moderación y no fumar.

- Existe en la actualidad un nuevo medicamento que puede mejorar la densidad ósea.

18

Estar al corriente de las cosas: el riesgo de contraer cáncer en la madurez

El día ha concluido y toda su dulzura se ha ido con él,
la dulce voz, los dulces labios, las suaves manos
y los aún más suaves pechos.

Keats (1795-1821)

Los poetas románticos y los artistas han elogiado durante años los pechos –según ellos, símbolo de la belleza femenina y también de la maternidad. En *The Oxford Dictionary* se definen los pechos como «fuente de alimento», pero también se dice que son «corazón, emoción y pensamiento». No es de extrañar que para una mujer sus pechos sean muy importantes y, por lo general, también para su pareja.

En los últimos treinta años se han redescubierto los pechos femeninos y la lactancia ha recobrado su justo lugar, el método más adecuado para alimentar a un recién nacido.

Hay muchas mujeres que optan por dar de mamar durante al menos un año, y algunas siguen hasta dos años. Mi colega, el profesor Peter Hartman, director de bioquímica en la University of Western Australia, es un destacado investigador en el campo de la lactancia materna. Yo tuve el privilegio de trabajar con él en algunos de sus estudios sobre los factores relacionados con la lactancia en nuestra sociedad moderna.

En la época que estuve en Nueva Guinea, pude comprobar que la mayoría de las mujeres alimentaban exclusivamente a sus hijos con leche materna durante dos años y luego, durante otro año más, la combinaban con algo más. Tuvimos que disuadir a las mujeres de los pueblos para que no utilizaran leche artificial en botella, pues no tenían medios para esterizarla ni un biberón adecuado. Era sorprendente ver a mujeres mayores (abuelas) con los pechos consumidos que podían empezar de nuevo con la lactancia y criar a bebés huérfanos.

Así pues, no es el tamaño, la forma o la edad de los pechos lo que determina su buen funcionamiento. Los pechos más grandes no son los mejores, aunque haya quien los considere más bellos o más excitantes, sexualmente hablando. Los pechos juegan un papel muy importante en la sociedad. En la sociedad primitiva, los pechos se valoraban por su funcionamiento, mientras que en la sociedad moderna se han convertido en objetos sexuales (Julia Roberts, por ejemplo, sacaba gran provecho de ellos en la película *Erin Brockovich*. «Tetas, Ed», le dice a su compañero, cuando éste no entendía cómo se las había arreglado ella para sacar cierta información a unos tipos). Dolly Parton, Marilyn Monroe, Jane Rusell y otras muchas fueron famosas también por sus pechos.

Los pechos pueden doler e incluso ser feos; sin embargo la mayoría de las mujeres tienen miedo a perder una mama a causa del cáncer, pues como una de mis pacientes me confesó, «es difícil ocultar que falta un pecho».

Cuando Sara estaba en la treintena padeció un cáncer cervical que determinó una histerectomía, pero no dejó que ello le afectara y se dijo: «Bueno, ¿qué le voy a hacer?». Sin embargo, a los 50 años le descubrieron un bulto sospechoso en un pecho y la posibilidad de sufrir una mastectomía la llenó de terror y de pena. «Me dio mucho más miedo el bulto del pecho que el cáncer cervical. El cáncer lo afronté bien; era algo "interno". Podía ocultarlo. Pero si se pierde un pecho, todo el mundo se entera.» Describía así el proceso del diagnóstico en el consultorio de un gran hospital: «Éramos muchas las que estábamos allí pendientes de diagnóstico. El personal sanitario era considerado y amable, pero en cierto modo éramos tan sólo números; algunas no tendríamos cáncer. En la primera sala, estábamos sentadas y hablando unas con otras. En la sala siguiente, la mayoría estábamos decaídas y en silencio, esperando el resultado de las biopsias. En la tercera sala había mujeres que sollozaban abiertamente, algunas de modo inconsolable. Había una atmósfera de pesimismo. Los resultados de mi biopsia fueron buenos, el bulto era benigno. Dejé la sala sonriente, liberada, pero todavía impresionada».

El hecho de que el TSH pueda ocasionar cáncer de mama es la razón principal por la que muchas mujeres rehúsan seguirlo, aún cuando otras terapias sean menos efectivas en cuanto a mitigar los síntomas de la menopausia. Cuando una mujer desarrolla un cáncer de mama sobreviene la consabida pregunta: «¿He sido yo o han sido mis hormonas?» o «¿He sido yo o las hormonas que he tomado?».

Jane es una mujer luchadora que trabaja de enfermera en un colegio privado masculino. Eso significa muchas horas de dedicación y gran responsabilidad, aunque dice que el esfuerzo (¡y no menos la colección de historias de los chicos que atesora y que me cuenta cuando viene a visitarme!) tiene su recompensa. Hace años le practicaron una histerectomía a causa de las importantes hemorragias que tenía; le dejaron un ovario, pero la cosa no funcionó bien y por ello empezó el TSH.

Tomó pastillas y también utilizó parches, pero parecía necesitar más estrógeno que el que tomaba y por ello le inserté un implante de esta hormona. Vimos que una dosis de 50 mg de estradiol le duraba unos seis meses. Tenía los pechos muy activos y le empezaron a doler al principio de tener los implantes, pero como no le molestaban excesivamente no se preocupó. Le expliqué que los estrógenos estimulan el tejido mamario y pueden incrementar la actividad de las mamas, pero que yo no creía que causaran cáncer, si bien en el caso de existir ya una lesión ésta podría incrementarse. Ella lo aceptó y pidió seguir con los implantes porque se sentía muy bien física y mentalmente. Al trabajar con chicos necesitaba contar con gran ingenio y se sentía incómoda cuando sufría sofocos, se aturullaba o perdía cosas. Periódicamente se le hacían mamografías que mostraban que tenía las mamas densas; ello era consecuencia de la estimulación del estrógeno.

Jane llevaba seis años siguiendo el TSH cuando se descubrió un bulto en un pecho que resultó maligno tras efectuarle una biopsia. Sufrió una mastectomia parcial. Las glándulas linfáticas quedaron limpias. Se le dijo que no volviera a seguir ninguna terapia de estrógeno. El cirujano le recetó tamoxifeno, un antiestrógeno utilizado para prevenir la reaparición del cáncer de mama y también como prevención para aquellas mujeres que tienen antecedentes familiares de esta enfermedad. Los sofocos le reaparecieron con bríos. El tejido mamario de la zona de la intervención quirúrgica se infectó y le ha quedado una cicatriz dolorosa e inflamada. Después de un año ha optado por una terapia a base de estrógeno en dosis muy bajas, tras haber intentado otras alternativas que no le aliviaron en absoluto los síntomas que padecía. Este año ha empezado con Tibolone, el TSH que no contiene estrógeno, y ha experimentado mejoras.

Marian, de 53 años, vino a visitarse porque tenía grandes sofocos, insomnio y en conjunto se sentía fatal. Su madre había contraído un cáncer de mama a los 75 años, pero seguía viva. Marian tenía pánico de sufrir también un cáncer de mama. Le dije que creía que seguir el TSH no repercutiría en las posibilidades de tenerlo y que podría aliviarle los síntomas, pero no estaba convencida. También le preocupaban los peligros de las mamografías, pues le había dicho «alguien que lo sabía» que podían provocar cáncer. Le expliqué que no tenía ningún otro remedio que ofrecerle y que ella tenía los síntomas típicos de la falta de estrógenos que respondían bien a esa terapia hormonal. Insistí en que se hiciera una mamografía, pero me contestó que tenía que pensarlo. Se marchó bastante apenada. Un año después me llamó para decirme que finalmente había decidido hacerse una mamografía y que le habían detectado un cáncer en su primera fase. Era muy pequeño, de modo que sólo le practicaron una lumpectomía y, como las glándulas no estaban afectadas, no fue necesaria la radioterapia.

Debo confesar que me quedé bastante aliviada. Si le hubiera convencido de que siguiera el TSH, se le hubiera culpado del cáncer.

Sin lugar a dudas, la terapia de estrógeno hace que un cáncer sensible crezca. Los tumores de este tipo se describen como receptores positivos de estrógeno. Los patólogos buscan en los cánceres de mama receptores de estrógenos. Si éstos están presentes, significa que probablemente los estrógenos han acelerado el cáncer, pues las células pueden captar estrógeno y utilizarlo para su desarrollo. La mayoría de los cirujanos mamarios prohíben a las pacientes seguir tras la operación ningún tipo de terapia de estrógenos. Recuerdo que hace unos 40 años los cirujanos perseguían el menor rastro de estrógeno en el cuerpo y para ello eliminaban los ovarios, las glándulas adrenales y, finalmente, la glándula pituitaria. Era ciertamente una intervención brutal y, aunque en algún caso con ello se prolongaba la vida, era a expensas de la calidad de la misma. Por fortuna, se ha abandonado esta práctica terrorista en los cuerpos de las mujeres.

El riesgo genético de contraer cáncer, en mujeres portadoras de un gen específico, es tan sólo de un 5 % en todo tipo de cánceres de mama. Los genes identificados hasta el momento son el BCRA1 y el BCRA2. La historia familiar de esas desafortunadas mujeres es definitiva y desalentadora. Al menos la mitad de los cánceres de mama no tienen receptores de estrógenos, de modo que no se debe fundamentalmente a la estimulación hormonal, sino a un cambio en los genes de las células que conduce al cáncer de mama, generalmente cuando se es joven. En Estados Unidos, con una gran población, muchas de esas familias y muchas mujeres jóvenes han sufrido la extirpación de mamas antes de los 40 años como medida preventiva.

Sian tenía 48 años cuando vino a verme a casa, justo antes de Navidad. Ocho años antes yo la había asistido en el parto de su único hijo. Ahora estaba premenopáusica y tenía unas reglas muy fuertes, pero lo que más le preocupaba era que sus pechos estaban llenos de bultos y muy dolorosos. Estaba aterrada y convencida de que tenía cáncer. Dada la densidad de sus mamas, la mamografía era difícil de interpretar. Un estudio con ultrasonidos mostró numerosos quistes. El cirujano le practicó múltiples biopsias y se descubrió que tenía muchas zonas y muy activas. En una de las biopsias de esas zonas se vio que había un cáncer en fase inicial. Se le practicó una mastectomía. Por fortuna, las glándulas estaban limpias. Al cabo de un año descubrieron que en la otra mama había algunas zonas sospechosas. Optó por que le extirparan también esa mama. La patología mostró un cambio en la extensión del precáncer.

No hay duda de que habían sido los propios estrógenos de Sian los causantes de la sobreactividad en las glándulas mamarias y los que habían propiciado el crecimiento de células anómalas. Sian siempre ha sido muy luchadora. Crió ella sola a su único hijo cuando falló su matrimonio. Tuvo al niño a los 40 años y no pudo darle de mamar. Se cree que esos factores, el estrés, el primer hijo a edad tardía y no dar de mamar, incrementan el riesgo de sufrir cáncer de mama. Otro factor de riesgo que ya hemos citado es la dieta. Antes se pensaba que una dieta alta en grasas era peligrosa, pero los recientes estudios no lo han confirmado; sin embargo, se ha demostrado que una ingesta estándar de alcohol diaria incrementa el riesgo de padecer cáncer de mama al alterar la excreción de los estrógenos que realiza el hígado.

la tasa de muertes debidas a este tipo de cáncer está descendiendo gracias a que se descubren en una fase primaria de desarrollo.

¿Se está incrementando la incidencia de cáncer de mama? Sí, pues se han detectado muchos casos debido a los buenos chequeos previos, y la tasa de muertes debidas a este tipo de cáncer está descendiendo gracias a que se descubren en una fase primaria de desarrollo. Entre los 60 y los 70 años es más probable que las mujeres mueran de un infarto o de un derrame cerebral que de un cáncer de mama, pero este tipo de cáncer conmociona más a la sociedad por el valor que las mujeres dan a sus pechos (y también sus parejas) y porque es altamente emotivo.

No se tiene que temer a los estrógenos, pero realmente se han de tratar con gran respeto. La terapia a base de estrógenos debe utilizarse con cuidado y prevención. Si las mamas reaccionan exageradamente a la terapia, entonces debe detenerse o bien reducirse la dosis hormonal. Como hemos visto, el tibolone es una alternativa que muchos especialistas utilizan para mejorar los síntomas de deficiencia de estrógeno sin estimular el tejido mamario. El SERM, tamoxifeno y raloxifeno, como ya se ha dicho, tiene un efecto antiestrógeno en las mamas, por ello se utiliza en mujeres que han sufrido cáncer de mama o tienen un factor de riesgo grande. No elimina los sofocos e incluso puede empeorarlos.

Como ya hemos mencionado anteriormente, no está demostrado que exista una relación directa entre el cáncer de mama y los estrógenos. Sin embargo, es cierto que los estrógenos facilitan el crecimiento y la división de las células del tejido mamario. Éste es el trabajo que realizan en la época reproductora, cuando el cuerpo se prepara cada mes para un posible embarazo.

Está científicamente probado que el virus del papiloma (HPV, según siglas en inglés) causa un tipo de cáncer cervical. Y existen carcinógenos (agentes que producen cáncer) en el humo del tabaco que provocan el cáncer de pulmón.

Un estudio realizado hace 10 años en un grupo de mujeres de 80 años o incluso más, que habían fallecido por otras causas que no eran el cáncer de mama, demostró que el 25 % de esas mujeres, según la autopsia, habían padecido anteriormente un cáncer de mama no diagnosticado. En algunos casos el cáncer era visible y las mujeres lo habían ocultado. El cáncer de mama fue un descubrimiento accidental; la causa principal de esas muertes había sido un infarto o un derrame cerebral.

El estudio sugiere, pues, que el cáncer de mama es de desarrollo lento. El TSH en una mujer que ya sufra ese tipo de cáncer puede hacer que éste se desarrolle con mayor rapidez. Ése es el mensaje que debemos recoger. De modo que la respuesta a la pregunta: «¿Soy yo o son mis hormonas la causa del cáncer de mama?» debe ser: «Probablemente ninguna de esas razones». Sin embargo, la dieta y el estrés pueden contribuir a la aparición del cáncer. Los estrógenos son activadores de las lesiones mamarias, tanto benignas como malignas, por tanto, han de utilizarse con cuidado y tal vez evitarlos en algunas mujeres. Ciertamente, a una mujer que haya padecido un cáncer de mama con receptores de estrógenos positivos no se le debe recetar un TSH después, aunque los estudios realizados por Wren y Eden y su grupo de Sidney han demostrado que las mujeres que utilizaron un TSH en ese caso no experimentaron un incremento en el riesgo de reaparición del cáncer y que el grupo que recayó no seguía ningún TSH.

Resumen

- En las sociedades primitivas, los pechos se valoraban por su función real, mientras que en la sociedad occidental actual con frecuencia se ven como objetos sexuales.

- Por esa razón, la mujer acepta peor padecer un cáncer de mama que otro tipo de cáncer y también los medios de comunicación inciden tanto en él.

- El riesgo genético de sufrir cáncer de mama es muy pequeño.

- Parece ser que hay factores como el estrés, tener el primer hijo a edad tardía, no amamantar o un consumo excesivo de alcohol que incrementan el riesgo de tener cáncer de mama.

- El índice de sufrir cáncer de mama aumenta tras la menopausia, ya se haya realizado una terapia con estrógenos o no, pero las causas principales de mortalidad en mujeres entre los 60 y los 70 años son el infarto y el derrame cerebral.

- No está comprobado que los estrógenos provoquen cáncer de mama; sin embargo, administrar un TSH a las mujeres que tengan ya cáncer de mama puede hacer que éste se desarrolle con mayor rápidez.

Parte 3

Sexualidad
y relaciones personales

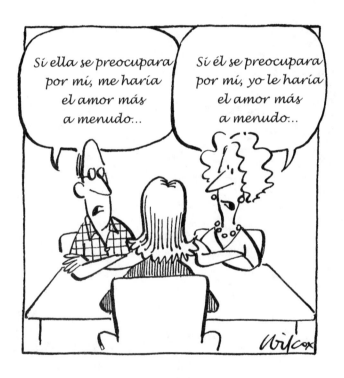

19

La sexualidad en la madurez: ¡yo tengo demasiado calor y él ronca!

Los cambios en la menopausia provocan una progresiva disminución de la libido y una crisis en la percepción de una misma como objeto de deseo.

Dra. Alexandra Graziottin,
directora del Centro de ginecología y sexología médica
de Milán, Italia

En los tratamientos médicos se hablaba poco de la sexualidad. En los años sesenta, con la aparición de la píldora anticonceptiva, llegó una nueva libertad para la mujer, y se empezó a hablar de sexualidad más abiertamente. Pero el declive de la función sexual de las mujeres maduras todavía se ignoraba en gran parte y éstas sufrían en silencio. Era bien sabido que muchos hombres iban detrás de mujeres más jóvenes cuando sus mujeres perdían interés en el sexo. Pueden ser muchas las causas que lleven a las mujeres a perder la libido y es muy poco probable que se encuentre un remedio mágico para todas. No hay nada similar a la Viagra masculina.

Puede que el estrés sea una de esas causas, y éste tiene muchas facetas, como problemas familiares y laborales, cambio de imagen, pérdida de energía e insomnio. Y, sí, como indica el título de este capítulo, «Yo tengo demasiado calor y él ronca» y puede que no exista otro remedio que dormir en camas separadas o en habitaciones diferentes. Esto es un alivio para ella, pero él preferiría no tener que marcharse y poder dejar de roncar, y ella, poder dejar atrás los sofocos y la libido mermada.

Falta de entusiasmo, idénticas posturas aburridas. El romanticismo ha dado paso a la obligación y al aburrimiento. Existen unas barreras físicas femeninas que pueden romperse. La falta de emoción, de interés y de respuesta en la mujer pueden relacionarse con la deficiencia hormonal, pero también se dan generalmente razones psicológicas. Una mujer lo resumía en pocas palabras: «Es una etapa de la vida. Estoy emocionalmente fría y físicamente caliente». Si el tipo de vida de la mujer es totalmente acelerado, puede que esto actúe como un antiafrodisíaco. Cuando las mujeres comparan sus situaciones, encuentran similitudes sorprendentes.

Es muy común que cuando los niveles hormonales descienden se produzca desinterés sexual, pero es muy raro que sólo ésa sea la causa.

Como ya se ha comentado en el capítulo 7, en la historia de Michelle, «no puede ser la menopausia, eres demasiado joven», en el tratamiento hormonal sustitutorio quizás se tenga que incluir la testosterona, además del estrógeno. Sin embargo, la libido no es tan sólo un equilibrio hormonal; se trata también de un equilibrio en la relación de pareja.

La doctora Alexandra Graziottin, una ginecóloga que ha realizado una valiosa investigación en el campo de las disfunciones sexuales, especialmente en la madurez, afirma:

La libido es un término general impreciso; es una palabra latina que significa deseo. Sigmund Freud fue el primero que la utilizó para hablar de la energía relacionada con el aspecto psíquico de la conducta sexual. Carl Jung definió la libido, en un sentido más amplio, como la energía psíquica relacionada con todo lo que es *appetitus*, una especie de «deseo dirigido», no necesariamente sexual.

La experiencia subjetiva del sexo está acompañada, y parcialmente compuesta, por diversos cambios fisiológicos, muchos de los cuales son preparativos para el comportamiento sexual.

Los procesos psicológicos juegan un papel importante en la libido humana; aprendemos a sentir impulsos sexuales en ciertas épocas y en ciertas situaciones. En los últimos años ha aumentado la importancia de la libido hasta considerar más profundamente sus raíces biológicas y su vulnerabilidad frente a los factores personales y los agentes externos.

La doctora Graziottin continúa explicando la diferencia entre la excitación sexual y el deseo sexual; mientras que la excitación sexual se inicia en los genitales, el deseo sexual al ser un estado mental, una actitud:

El cerebro es el primer órgano sexual, pues es el reino biológico y emocional de la libido. El cerebro es quien asocia el estímulo sensorial a las emociones…; anticipa los placeres del amor; colorea nuestra vida erótica y emocional con fantasías, fantasmas eróticos, ensoñaciones sexuales…

Muchas mujeres que visito en mi consulta confunden estos dos estados y creen, ellas y sus parejas, que las hormonas lo arreglarán todo. Las hormonas afectan a la función sexual de las mujeres. Los estrógenos están para mantener los tejidos sanos y sensibles, en especial el tejido vaginal, el

> **El cerebro es [...] el verdadero primer órgano sexual, pues es el reino biológico y emocional de la libido. El cerebro es [...] quien anticipa los placeres del amor**

cual sin estrógenos se seca. Según parece, afectan también a la capacidad cerebral de asociar estímulos sensoriales y emociones. La testosterona juega también un papel importante en la libido y en el deseo sexual.

Son necesarias muchas más investigaciones para entender mejor los fundamentos biológicos de la libido, pero la terapia hormonal tiene un papel importante en cuanto a la conservación de la función sexual.

Germaine Greer, en *The Whole Woman* (La mujer completa), una lectura que considero necesaria para las mujeres de mediana edad como *The Female Eunuco* (La mujer eunuco) lo fue para las feministas en su primera juventud, dedica un capítulo al sexo. En él dice: «Aquellas que han vivido el declive del deseo sexual como una liberación no tienen remedio». Con ello afirma que para algunas mujeres, y también para algunos hombres, la falta de actividad sexual no es ningún problema. Dejémosles con su idea. No necesitan enmarcarse en ningún parámetro. Pero para la mayoría de la gente, para que una relación siga viva, las necesidades sexuales *son* importantes y *requieren* ser tratadas. En esta etapa de la vida, las diferencias entre los dos sexos con muy destacadas. *Ella* puede que sufra en silencio, *él* quizás se queje de que ella no es receptiva y puede buscar sexo en alguien más.

Germaine Greer dice: «En la sexualidad, como en todo lo demás, imponemos un comportamiento ético». Esa idea de actuación ética vale la pena contemplarla. Veo a muchas mujeres que creen que su comportamiento sexual no está a la altura de las expectativas. ¿Pero las expectativas de quién? No sólo las de sus maridos, sino también las de quienes parecen haber sacado «las normas para parejas» de la lectura de algunas revistas femeninas. Todo esto llega a ser inabarcable. ¿Qué es lo que *me* hace feliz? ¿Qué es lo que le hace feliz a *él?* ¿Qué es lo que *él* desea? ¿Qué deseo *yo?*

Sin embargo, estamos hablando de una relación entre parejas, no de una competición.

Patricia y yo hemos realizado muchos seminarios sobre la «sexualidad cerebral» y por sí solos ya dan para un libro. Los hombres tienen también problemas sexuales, pero les es difícil reconocerlos o buscar ayuda. *Hay muchas mujeres con maridos que ya no pueden satisfacerlas sexualmente, pero en torno a ello parece haber una conspiración de silencio.* La historia de Rosa que explico a continuación ilustra bien lo que digo.

Rosa tiene 52 años. Es una mujer espléndida; la descripción sería de una persona muy apetecible. Lleva casada con George 30 años y han tenido tres hijos que ya son mayores. Dejó de tener la regla a los 51 años; ha tenido pocos sofocos, pero no duerme demasiado bien. Su médico le recetó un TSH que le ha resuelto los sofocos, pero no el problema del sueño. Algo preocupada, me contó que su problema real no lo había llegado a hablar con su médico. Rosa se siente aún muy activa sexualmente, pero parece ser que George ha perdido interés por el tema. Siempre pone excusas para no tener relaciones sexuales, ¡y no sólo la del dolor de cabeza! Ve hasta muy tarde la televisión y después se desliza en la cama cuando cree que ella está durmiendo. A veces se va a dormir a otra habitación.

Es una historia poco común. Muchas de mis pacientes me cuentan que son ellas las que están levantadas hasta tarde y sólo se van a dormir cuando saben que el marido está durmiendo. Rosa está muy afligida. George rehuye hablar del tema y cree que realmente no es ningún problema. Rosa le ha pedido que vaya a visitar a su médico o bien a otro, pero él no la escucha. Una amiga a la que le confió tímidamente el problema le dijo que era afortunada; la amiga deseaba que su marido fuera menos apremiante en cuanto al sexo. Le aconsejó además que utilizara un vibrador o que se buscara otra pareja.

Me ofrecí a hablar con George, pero él, como era de esperar, no aceptó la oferta.

Tres meses más tarde, y para gran sorpresa por mi parte, me llamó él. Rosa le había amenazado con dejarle si no quería compartir el problema y buscar ayuda. George no podía creerse que ella se marchara. Le envié a un especialista, que descubrió que la medicación que tomaba para la hipertensión era la que le causaba ese trastorno. El cambio de medicación le ayudó, pero el gran paso fue aceptar ir con Rosa a ver a Patricia y a su marido para recibir ayuda en cuanto a su relación de pareja.

Rosa no deseaba tan sólo sexo; ella estaba buscando compartir más cosas y tener intimidad con su pareja.

Antes de recurrir a las hormonas o a cualquier otra terapia para resolver los problemas sexuales de una pareja, ésta debe definir su relación. «Las mujeres quieren amor y los hombres, sexo» parece una frase un tanto seca y simplista para resumir las diferencias entre los dos sexos, pero tiene mucho de cierto. Las mujeres, según mi experiencia, lamentan la pérdida del deseo sexual y también el modo en que sus maridos reaccionan ante ello. Muchas de ellas buscan más el bienestar del marido que el suyo propio. Se sienten muy culpables, y, de hecho, a veces están hechas para sentirse culpables. Se sienten responsables, como si deliberadamente se hubieran alejado, pero en realidad es que simplemente el fuego se ha apagado. El amor puede ayudar a reavivar ese fuego, pero generalmente es lo que menos les ofrecen; tan sólo reciben críticas, lo cual extingue las últimas llamas. Abandonadas, muchas mujeres se retiran de la vida sexual. Prefieren leer un libro o irse a dormir que hacer los ejercicios gimnásticos que les piden. Esto es algo que simplemente no se permite o no se tolera en muchas relaciones de pareja, de ahí que Germaine Greer comente: «Aquellas que han vivido el declive del deseo sexual como una liberación no tienen remedio».

En el caso de las mujeres, hay causas hormonales que llevan al desinterés y a las disfunciones sexuales. Lo que también es necesario examinar –y no está al alcance de este libro hacerlo– es la pérdida de interés del hombre. La función eréctil se trata en la actualidad con Viagra, un fármaco que sustituye a métodos menos atractivos como las inyecciones locales. Se sabe que ciertas condiciones patológicas, como la hipertensión y la diabetes, así como los medicamentos que se utilizan para tratarlas, pueden causar impotencia. Pero lo que menos se está dispuesto a admitir o a estudiar son los temas emocionales y psicológicos que los hombres prefieren esconder bajo la alfombra, lo que lleva a que mujeres como Rosa sufran calladamente.

«¿Soy yo o son mis hormonas?», me preguntó Rosa. Mi respuesta fue: «ninguna de las dos. Su marido es quien necesita ayuda».

En el próximo capítulo, Patricia contempla los temas de pareja, las expectativas sexuales y las diferencias, y aconseja sobre el tema vital de las relaciones sexuales. Como doctora, me enseñaron a tratar, a recomponer las funciones del cuerpo, utilizando las hormonas u otras terapias de sustitución. Me enseñaron muy poco de temas emocionales. Aprendimos cosas del corazón como un órgano mecánico. Del alma nunca se habló. Pero la respuesta a mi pregunta «¿Soy yo o son mis hormonas?» es: «Eres tú *y* tus hormonas». Ambas pueden recibir ayuda. En el capítulo 21 hablaremos de los aspectos prácticos de la terapia hormonal, especialmente del uso de la terapia hormonal masculina (testosterona) para los problemas sexuales.

Resumen

- La falta de libido en la madurez se debe a varios factores: cambio hormonal, relación de pareja, cambio físico personal, pérdida de energía, insomnio.

- El descenso del nivel de las hormonas sexuales influye en el interés sexual de la mujer, pero raramente es la única causa de ello.

- El cerebro es el principal órgano sexual, pues en él residen el componente biológico y el componente emocional que constituyen la libido.

- Para algunas personas, la falta de actividad sexual es algo intrascendente, pero para la mayoría es importante para mantener una relación sana.

- Los hombres necesitan también admitir que tienen un problema sexual, reconocer las causas emocionales o psicológicas y buscar el modo de solucionarlo, especialmente si el bienestar de su pareja y su relación está en juego a causa de esos problemas.

- Antes de recetar a la mujer hormonas o cualquier tratamiento de sustitución hormonal, es muy importante definir e investigar la relación que tiene con su pareja.

20

Sexualidad y relaciones personales: la necesidad del amado

Cuando te das cuenta que nada te falta, el mundo entero te pertenece.
Lao Tzu (604-531 a. C.)

Para las mujeres, la sexualidad y las relaciones sentimentales están muy relacionadas, y en la madurez es casi imposible separar ambas cosas. En la mujer, la sexualidad está intrínsecamente unida a la relación con su pareja, a su autoestima y a su alma. No hay modo de establecer una relación con alguien si una ha perdido, o no ha tenido nunca, una conexión íntima con ella misma.

A menudo, en esta etapa, las heridas sentimentales no cicatrizadas surgen en nuestra vida sexual. La pregunta: «¿haremos el amor o no?», suscita muchos sentimientos en nuestro interior, es como una palmadita en el hombro de la vida, una llamada interior, si se quiere, para mirar dentro de nosotros mismos y escuchar lo que esos sentimientos tratan de decirnos. Con frecuencia he oído a mujeres con cáncer hablar de su «mal de amores». Especialmente a aquellas que sufren cáncer de mama, pero también lo dicen mujeres que tienen otros cánceres femeninos. También he oído a muchas decir:

«Parece absurdo, pero en cierto modo le estoy agradecida a mi cáncer; ha hecho que reflexione sobre mi vida y las cosas que me han sucedido. Como consecuencia, mi vida es más profunda y tiene un mayor significado y apasionamiento. Si no hubiera sido por el cáncer, creo que nunca habría visto la vida de este modo».

Sin embargo, para la inmensa mayoría, la invitación a mirar en nuestro interior viene dada por unos sentimientos de sufrimientos, dolor o indiferencia que son la llamada de socorro de nuestra alma. Creo que las mujeres de mediana edad y las ancianas necesitan oír hablar del sexo de un modo nuevo. Gran parte de lo que he leído me ha proporcionado una buena información, me ha ayudado a tranquilizar mis miedos y a situar en un contexto un gran número de cuestiones de fondo, físicas y también emocionales, de esta etapa de la vida. En la madurez se dan unos sentimientos muy intensos y profundos en torno a la vejez, la pérdida y la muerte que ciertamente necesitan la integridad del tiempo y del espacio, así como la seguridad de sentirse escuchada y valorada. Pero todavía queda un vacío. Las ansias del alma.

Con el tiempo el *amor* llega a ser el vehículo que desencadena inmensos poderes creativos de transformación e intensa sabiduría.

Cuando estaba en la treintena leí y también oí hablar de «la sabiduría que da la madurez». Ahora, veinte años después, según oigo hablar a las mujeres de mediana edad, lo que escucho son historias de sufrimientos y de sueños frustrados. La tierra prometida de las mujeres sabias parece fuera de todo alcance. Los sentimientos de dolor, sufrimiento y frustración a menudo se tornan interiormente en amargura y cinismo. Los temas relacionados con el sexo salen a la palestra in crescendo hasta que la emoción y el sentimiento con frecuencia entran en una catarsis. El corazón de la mujer está dolorido; su sensualidad está adormecida, como la de un niño que solloza hasta quedarse dormido. Pero, escondido en lo más profundo de esa herida, hay un poder sanador. Si se considera de un modo correcto y respetuoso, esta herida puede consagrarse y generar una nueva fertilidad. Como escribe Jean Houston en *The Search for the Beloved* (La búsqueda del amado): «Con el tiempo el *amor* llega a ser el vehículo que desencadena inmensos poderes creativos de transformación e intensa sabiduría».

Cuando me siento y escucho a una mujer compartir su dolor, me parece oír una historia recurrente en la raíz de sus quejas. Ha llevado una existencia paralela a la de su esposo. Ambos encaminados en la misma dirección, pero raramente en contacto. A ella no se la ha escuchado; se siente irrelevante y no valorada. Ha sacado adelante a la familia, ha sido animadora, confesora, jefa de cocina y lavaplatos —todas esas cosas para todo el mundo. Pero por alguna razón, en medio de toda esa actividad, se siente interiormente intocable, invisible y aislada. Se necesita algo diferente para despertar los sentidos, como el rocío matutino sobre el pasto dormido. El corazón necesita ser tiernamente mecido en el pecho generoso del amor. El alma suspira a que se la conduzca a un período de sanación y renovación, al igual que la oruga llega a la metamorfosis en el interior de la crisálida. En el interior de ésta, el poder del amor puede fundirnos, moldearnos, sanarnos y transformarnos.

A menudo cuesta que la luz se abra paso y darse cuenta de que la búsqueda y la lucha que tenemos con la gente que nos rodea proviene de nuestro dolor, de nuestro miedo y del sentimiento de estar marginadas y solas. Por tanto, las soluciones empiezan a partir de un viaje de retorno para reconectar con el amor inagotable que reside en nuestro interior.

Me acuerdo de Sarah, quien conoció a Tim, su marido, cuando ambos estaban en la universidad. Los dos estaban locamente enamorados y querían casarse. Sus padres eran inflexibles en su idea de que era absurdo, pues Tim aún tenía tres años por delante para licenciarse en medicina, y un año más con un horario terrible como residente, todo ello sin dinero. A Sarah le faltaban dos años para licenciarse en contabilidad cuando decidieron casarse. Dejó los estudios y se puso a trabajar como contable a fin de poder mantenerse ambos hasta que Tim acabara la carrera.

Cuando les conocí, 30 años más tarde, Sarah estaba amargada y resentida, se sentía mal consigo misma y decía: «El sexo está en el último lugar en mi lista de prioridades en la vida. Estoy peleando por sobrevivir, yo sola, como siempre». Tim se había convertido en un cirujano importante, de éxito, adinerado y muy respetado. Tenía una gran conciencia social y dedicaba tiempo, dinero y experiencia a quien lo necesitaba. Era afable, simpático y había hecho lo mejor según decía: «Cuido de Sarah y de los chicos y quiero que éstos sepan lo mucho que tuvimos que luchar cuando fuimos jóvenes».

Sin embargo, Sarah y Tim tenían problemas. No se comunicaban. Cuando vinieron en busca de consejo, el principal objetivo era que aprendieran a crear un espacio de seguridad emocional de uno hacia el otro y así poder empezar a hablar con sinceridad. Lo primero que se les pidió fue que dijeran las dos cosas que más apreciaban del otro. Una de las maneras más certeras de que una pareja empiece a construir un espacio de seguridad es evitar cualquier crítica, todo ataque o culpa.

Por ejemplo, en vez de que Sarah dijera: «Tim, eres muy desordenado», la animé a que dijera: «Cuando la cocina está hecha un desastre, me siento fatal». Para esta pareja era esencial ser muy sinceros y vulnerables uno con otro a fin de mantener la seguridad (*véase* capítulo 2). Tim y Sarah no se sentían seguros juntos. Lo describían diciendo que «hay que ir con pies de plomo». Ella se sentía poco valorada y que él no la escuchaba. Él se sentía criticado. Ninguno de los dos creía que pudieran intimar emocionalmente. A ella no le apetecía hacer el amor y él se resentía de ello. Pero incluso los animales salvajes se sienten inseguros sin su pareja.

En el proceso de diálogo que se estableció entre Sarah y Tim, Sarah descubrió que había experimentado una interiorización de gran parte de la historia de su madre. El resultado final fue que se sentía muy resentida hacia cualquiera con competencia y poder.

«¡No me puedo creer que me haya pasado toda la vida intentando hacer exactamente lo opuesto a lo que hizo mi madre! ¡Soy exactamente como ella! Ahora veo que estoy viviendo sus sentimientos.»

Fue un descubrimiento muy importante para Sarah. «¡Me siento muy aliviada! Puedo hacer algo para sentirme mejor interiormente y no tengo que intentar cambiar a Tim, es así de sencillo.»

Cuando una mujer se siente atrapada por sus sentimientos de ineptitud, resentimiento y dolor, no tiene ningún sentido hablarle de amor y sabiduría. Recuerdo aquel dicho del filósofo chino Chiang Tzu: «A una rana metida en un pozo, no se le puede hablar del mar».

Por esa misma razón, suelo decir a las mujeres: «Empezad teniendo un poquito de paciencia con vosotras mismas y dad pasitos pequeños». Lo único necesario para empezar es un poco de voluntad, mucho deseo de ser feliz, y paz interior.

En la metamorfosis de gusano a mariposa hay cuatro etapas:

1. **Perdón.** Significa dejar de lado las viejas historias que llevamos en la cabeza de heridas no resueltas, iras y resentimientos del pasado.
2. **Gimnasia.** Física, emocional y espiritual. Los músculos necesitan estar fuertes para la preparación del viaje.
3. **Toma de conciencia.** Esto requiere escuchar y ser amiga de la mujer que hay en nuestro interior.

4. **Sabiduría.** Se produce cuando se establece una relación con una misma, con los demás y con el alma.

El perdón

El perdón es la clave para tener sentimientos de autoestima, felicidad y paz interior. Es una práctica importante a lo largo de toda la vida, pero, en la madurez, el perdón es esencial, porque si no sabemos perdonar seremos vulnerables a la depresión.

El perdón es dejar atrás viejos acontecimientos que tienen su raíz en un historial de tristeza, traiciones, abandonos y culpas. Que no quepa la menor duda: esas historias sucedieron realmente, con personajes reales. Imaginémonos a una mujer con cuatro hambrientas bocas que alimentar. Era la época de la Gran Depresión y el marido no tenía trabajo; éste con la autoestima minada, se bebía el poco dinero que tenían. No es de extrañar que ella pensara que «los hombres son un caso perdido» y que pasara ese mensaje a sus hijos. Las historias van pasando de generación en generación y nos van carcomiendo de rabia y amargura. Pero no podemos permitirnos pagar un precio tan alto para nuestra salud y nuestra felicidad (*véase* el perdón en el capítulo 26).

Aunque parecen a simple vista inocuos, los chistes y las leyendas urbanas sobre «cómo son los hombres» y «cómo son las mujeres» tienen un efecto pernicioso, pues adormecen el deseo de relacionarnos que compartimos todos en lo más hondo.

Las mujeres necesitan orientación para mantener el «rumbo de navegación» durante la madurez. Necesitamos unos modelos de comportamiento creíbles que nos inspiren para encontrar otro camino –un camino que nos aliente y nos proporcionen la esperanza y el valor para optar por nuevas respuestas a las viejas situaciones.

A continuación, un ejercicio para intentarlo.

Ser consciente de los sistemas de valores de nuestros padres

- Sentémonos en un sillón cómodo e imaginémonos que somos nuestra madre.
- Sentémonos como ella, respiremos como ella y sintamos como ella.

- Ahora, imaginemos que habla por nosotros y completemos las siguientes afirmaciones:

  «Las mujeres son...»

  «Los hombres son...»

  «El sexo es..»

  Después haremos el mismo ejercicio con nuestro padre.

A menudo asumimos las historias y las creencias de nuestros padres sin ser conscientes de ello. Las historias de nuestros padres devienen una especie de profecías que se manifiestan después en nuestra vida. Muchas veces moldean y controlan nuestras vidas sin que lo sepamos.

Puede que nos preguntemos qué tiene que ver con nuestra propia sexualidad. Preguntémonos lo siguiente:

¿Deseo hacer lo correcto o deseo ser feliz?

¿Las historias que tengo en la cabeza me ayudan o son un obstáculo?

¿Qué pienso en mi fuero interno sobre el sexo, sobre mi cuerpo, su cuerpo, sobre lo que yo quiero y él quiere?

Verdaderamente necesitamos dejar atrás viejas costumbres. Nuestra generación ha visto la llegada de la píldora anticonceptiva, la revolución sexual, la revolución feminista, la familia nuclear, la familia monoparental, y las mujeres están ahora ocupando su lugar en la población activa. No podemos mirar por el espejo retrovisor y apoyarnos en viejas historias mientras nos encaminamos hacia el futuro. La mujer moderna necesita una nueva historia, pues las viejas no la sostienen ni le dan esperanza, sino que tienden a amargarle, a endurecerle y a causarle dolor. En un principio, la mujer se endureció como reacción para protegerse de ser herida de nuevo. Ahora, esa dureza ha devenido un sarcófago que le da una impresión de seguridad, pero en vez de seguridad lo que realmente hace es taparla con su propio dolor, y allí los gusanos de la amargura se alimentan de sus sueños.

Si abandonamos las viejas historias, podremos entrar en la crisálida con la fuerza sanadora del amor y de la conciencia.

Sarah y Tim realmente necesitaban enfocar de un modo nuevo lo que les estaba ocurriendo si querían que su matrimonio de 30 años sobreviviera. Sarah era la hija mayor de su familia, con un hermano y una hermana menores que ella. Su padre tenía un pequeño negocio y trabajaba de la mañana a la noche y más aún. Iban siempre justos de dinero, pero todos los hijos tuvieron la oportunidad de tener una educación, y Sarah recuerda unas cuantas vacaciones familiares.

Su madre estaba en casa, les hacía toda la ropa y cosía también para algunos amigos. Cosió muchísimo para la iglesia y las escuelas infantiles. Era muy trabajadora y una mujer cariñosa, pero se sentía una inepta; prefería llevarse costura a casa a trabajar en la cantina del colegio y demás, pues creía que no era tan buena en el trabajo de las escuelas como las otras. Dejó el colegio a los catorce años para ayudar a su gran familia.

Cuando pregunté a Sarah qué pensaba su madre en relación al sexo, se rió irónicamente y dijo: «Pensaba lo menos posible. Lo consideraba otro más de los muchos trabajos que tenía que hacer. Creo que lo encontraba bastante desagradable, aunque ellos dos estaban bien, así que me imagino que no le importaba si él era feliz». Aunque Sarah tuvo una buena educación, creía que era inferior a la de Tim. Se sentía incompetente a su lado. Nunca se sintió totalmente a gusto en el lugar que le correspondía a su lado. Como no se sentía a gusto consigo misma, intentaba complacer por todos los medios y después, cuando advertía que pasaba desapercibida e infravalorada, sentía un gran resentimiento. Nunca habían aprendido realmente a comunicarse sinceramente, de modo que, cuando sus hormonas empezaron a fallar, el sexo resultó un problema, como le había ocurrido a su madre.

Cuando Sarah comprendió hasta qué punto había interiorizado la historia de su madre y la había vivido, sintió un gran alivio. Siempre había sabido que era muy parecida a su madre; de hecho, había dedicado mucha energía a hacer exactamente lo contrario de lo que su madre había hecho. Ver lo mucho que la historia de su madre todavía contaba en sus vidas impresionó a ambos y les alivió también. Ahora estaba realmente preparada para desembarazarse de esa «vieja» historia. Sarah quería perdonar a su madre y perdonarse ella misma. Por otra parte, partiendo de una mayor sinceridad en su comunicación, Sarah y Tim empezaron a sentirse cerca nuevamente, «como cuando nos conocimos la primera vez».

Gimnasia

Ésta es una etapa crisálida, un tiempo de preparación y fortalecimiento para ese importante período de transformación en la vida. A continuación, señalamos un modo rutinario de ejercicio y meditación y/o plegaria esencial para:

- Desarrollar una actitud de gratitud.
- Estar agradecido a las personas y a las situaciones de la vida, ya sean dichosas o dolorosas.
- Practicar el proceso de saber liberarse de los problemas –preocuparse no los mejora.
- Abandonar toda crítica –así sólo se consigue sentirse mal.

Esto es fundamental, pues una mujer tiene que prepararse para «el cambio», no sólo físicamente, sino también de alma y corazón. Todo lo que se vea llamada a hacer en lo más profundo de su ser durante esta transformación requerirá fortaleza y atención, y a veces sentirá que todo ello la supera. Pero mi experiencia con mujeres me ha demostrado que todas ellas tienen una gran fuerza interior.

Observo cómo nuestra hija mayor, Lahra, canaliza su enorme fortaleza y se centra en el día a día. Como la mayoría de las madres jóvenes con dos niños, tiene que levantarse una noche sí y otra también y duerme muy poco. A veces esto dura semanas, además de las comidas, la dentición o los resfriados, que se suceden uno tras otro. El hecho de dormir poco deviene una forma de vida. Tras un día ajetreado, con un hijo en preescolar y el otro de un año, pasar cuatro horas seguidas frenéticas y conseguir bañarlos, darles de comer y meterlos en la cama es toda una proeza. Lahra, como tantas otras madres, repite esto diariamente con un cariñoso placer hacia sus hijos y una fortaleza espléndida. Si le pidiera que reflexionara sobre lo que está haciendo, se reiría de mí con sorna. Pero no nos engañemos: está almacenando reservas, como una ardilla guarda avellanas para el invierno. Está almacenando una gran reserva energética con la que podrá contar el resto de su vida. Su cerebro, y también sus músculos, conservará en la memoria como centrarse y abrirse paso cuando en su interior ya no desee o sienta eso. Pero necesita hacerlo para sentirse mejor.

Puede que la historia de Lahra nos recuerde una parte magnífica de nosotras mismas que habíamos olvidado. Echemos un vistazo atrás en nuestra vida y hagamos una lista de las veces que alguien (una misma) interiormente ha surgido como una fortaleza interna y nos ha hecho salir adelante a pesar de las dificultades o adversidades –esas veces en las que, mirando atrás, una no sabe cómo lo hizo. Como en el caso de Lahra, es algo muy común, pero, al mismo tiempo, extraordinario.

Un gran número de mujeres pasan en la madurez el rito de la travesía. En gran parte recuerda al parto. Quizás sea doloroso, pero tiene una gran recompensa. Podemos evitarnos muchas complicaciones si tenemos la voluntad de «seguir la corriente». Al igual que en el momento del parto, cuando experimentamos las dolorosas contracciones en el *cambio* de nuestra vida, debemos pensar que no significa que algo vaya mal. El dolor es a menudo parte integral del cambio.

Para pasar con éxito esta travesía, cuanta mayor voluntad tengamos en cambiar, mejor nos irá. Tendremos que tener la disposición de *cambiar* nuestra relación con nosotras mismas, con nuestro mundo y con la gente que tengamos más cercana. Finalmente, tenemos que disponernos a *cambiar* nuestra relación por medio del poder del amor y de la conciencia en nuestros corazones y nuestras vidas.

Como hemos mencionado, hay otras etapas en la vida que están marcadas por unos rituales y una preparación. Pero la madurez penetra en nuestra conciencia y un día nos despertamos y nos decimos: «Me siento diferente, ¿qué me está pasando?». Si una mira hacia atrás en la vida, verá que en cada etapa en que hubo cambios, recibió ayuda de gente, de historias, de celebraciones y de rituales. Tal como pude observar en la celebración de los Juegos Olímpicos de Sidney, en 2000, había un auténtico sentimiento de que Australia llegaba a la mayoría de edad. Esto se debía en parte a la orgullosa narración que se hizo de nuestra historia nacional en las ceremonias de inauguración y clausura. Nosotros, «los niños del boom», necesitamos realmente historias que nos hagan sentir orgullosos de ser quienes somos y de lo que hemos conseguido respecto a nuestra propia «mayoría de edad». Un ejemplo es que todos los años de *preparación* para hacer de los Juegos Olímpicos de Sidney hayan culminado en un suceso tan increíble.

Toma de conciencia

La tercera etapa requiere aprender cómo hacer de nuestro cuerpo «un buen amigo» con el que poder relajarnos. Esto supone un trabajo en el interior de la crisálida y acceder a los poderes arquetípicos de concienciación de la mujer que ha perdido una etapa vital en su desarrollo. He visto mujeres que, tras dejar su casa para casarse, pasan de ser una criatura a ser una esposa sin haber sido una mujer. Han sabido cómo ser niña y cómo ser madre, *pero no han sido nunca una mujer.*

A veces, en nuestra historia personal, a causa de las tragedias de la vida, ha habido una madre o una abuela cuya mujer interior se fue a dormir varias generaciones antes. La historia puede ser la de aquella abuela que, por ser jovencita, por ser su familia le prohibió casarse con el joven que amaba y le obligó a contraer matrimonio con un hombre al que *ella* no quería, pero que la familia aprobaba. La mujer que había en su interior quedó encerrada en su dolor y permanece todavía profundamente escondida en las mujeres de su familia dos generaciones más tarde.

Curar la actitud hacia el propio cuerpo es fundamental para ser dichosas. Ha engordado, ha adelgazado, lo han observado, medido, comparado. Necesita nuestro amor incondicional.

También pueden acumularse penas en esa época tan vulnerable de embarazo y parto. Las semanas y los meses que suceden al parto son un período muy delicado. Las mujeres están muy abiertas y son muy vulnerables en esos momentos y cualquier desconsideración de su pareja puede herirlas profundamente. Hay mujeres que a menudo ven surgir el dolor producido por esos incidentes 30 años después. Hay que hablar del dolor acumulado y poner las cosas claras, pues con gran frecuencia éste incide en la dicha y en la vida sexual.

Catherine tenía 50 años cuando ella y su marido, Bill, vinieron a verme. Me hablaron de «uno de sus horribles baches», baches que habían plagado de modo intermitente sus 23 años de matrimonio. Normalmente se debían a que Bill hería a Catherine de un modo u otro, intencionadamente o no, «intentando controlarme», decía ella. Después, Catherine intentaba ceder frente a él, «ser una buena chica y complacerle para que volviera la calma». Pero, sin embargo, eso hacía que ella se sintiera muy resentida hacia Bill.

Bill contó que se estaba hartando de los rituales que seguía Catherine en cuanto a la seguridad de la casa, a partir de un incidente ocurrido seis meses antes.

Una madrugada, a una amiga de Catherine del club de bridge la atacó un merodeador. Catherine, por miedo, convirtió su casa en una fortaleza; puso alarmas y echó cerrojos de noche y de día. Pero la polémica estalló cuando ella quiso colocar un gran cerrojo en el dormitorio para dormir «a salvo».

Catherine contó también que nunca en todo su matrimonio se había sentido cómoda desnudándose con la luz encendida o con la puerta abierta. Desde el ataque que había sufrido su amiga se sentía más incómoda, hasta el punto de que para cambiarse se encerraba en el cuarto de baño. Las relaciones sexuales tenían que ser con la luz apagada, y se sentía mucho más cómoda si, al hacer el amor, llevaba puesto un camisón o algo de ropa que le tapara el cuerpo.

Al preguntarle a Catherine qué sentía cuando pensaba en su cuerpo desnudo, se quedó pensando un momento y dijo: «sobre todo miedo, vergüenza y culpa, y creo que un poco de rabia». Su padrastro había abusado sexualmente de ella de los 7 a los 14 años. Había sido militar y era muy autoritario y controlador con toda la familia, e incluso llegó a tener ataques de cólera cuando bebía. Irrumpía a altas horas de la noche en la habitación de Catherine, le pedía que saliera de la cama y la observaba mientras ella se quitaba el pijama.

Un tiempo después, tras seguir una terapia, Catherine empezó a ver la revulsión, la ira y la contención que sentía hacia su padrastro, la conexión entre ese hombre y lo que estaba pasando en su relación con Bill, y comprendió, asimismo, la necesidad de seguridad que sentía.

Con el tiempo fue capaz de separar la relación con Bill y su vida actual de las experiencias de su infancia, y empezó a sentir una auténtica compasión hacia su padrastro. Sin embargo, su principal obstáculo era enfrentarse a la negación o «ceguera» de su madre.

¿Cómo podía ignorarlo? Y si lo sabía, ¿por qué no hizo nada para protegerla? ¿Cómo podía una mujer dejar que le sucediera eso a otra, dejar sola a su propia hija? Para Catherine eso era una suprema traición, algo que le había afectado en su actitud hacia ella misma como mujer y reforzaba la vergüenza y la culpa con la que contemplaba su cuerpo.

Meses más tarde, cuando reflexionó sobre el gran cariño con que había cuidado, protegido y defendido a sus tres hijas, tuvo un sentimiento abrumador de recompensa y de dignidad. Dijo: «Ha sido como si una mano me guiara. Sola nunca hubiera podido hacer la fantástica tarea de criar a mis hijas». Se detuvo, y luego con una sonrisa de satisfacción dijo: «Soy una madre fantástica.» Y añadió: «Y tú eres una mujer maravillosa y valiente».

Curar la actitud hacia el propio cuerpo es fundamental para ser dichosas. Nada valoramos, criticamos y juzgamos más que nuestro propio cuerpo. Ese cuerpo que ha sido nuestro hogar más íntimo. Si se es madre, ese cuerpo ha albergado, ha dado vida y ha alimentado a los hijos; ha pasado por la enfermedad, la salud, el quirófano y la recuperación. Ha engordado, ha adelgazado, lo han observado, medido, comparado. Necesita nuestro amor incondicional. Realmente necesitamos pedirle perdón por todos los juicios y las críticas recibidas, y debemos empezar a apreciarlo sólo por lo que es. Quizás deseemos escribirle una carta y pedirle perdón, y después, mirándonos al espejo, decirle: «Gracias».

Se necesita estar un tiempo en el interior de la crisálida antes de tomar conciencia. Durante esa etapa de metamorfosis una debe hacerse estas preguntas:

–¿Quiero realmente ser feliz, sentirme viva, enamorada, sensual, espiritual, ser un bien para los demás (y un bien para Dios, añadiría)?
–¿Estoy dispuesta a hacer todo lo necesario para conseguirlo?
–Si no lo hago, ¿qué precio pagaré por ello?

Parte de este tercer apartado es el compromiso con una misma, con lo más profundo de una misma. Yo le llamo «alma». Si no se intima con una misma, ¿se puede intimar con alguien más? Puesto que las mujeres han pasado gran parte de su vida cuidando a alguien, empezar a escucharse a ellas mismas puede parecerles extraño y difícil. A menudo oigo decir a algunas mujeres que sienten una especie de ingenuidad, inocencia y novedad cuando se hacen desde preguntas tan simples como: «¿Qué música me gusta?, «¿Qué tipo de comida me gusta cocinar?«, «¿A qué hora prefiero irme a la cama?», a otras más profundas, o simplemente escuchan los deseos de su corazón. No están acostumbradas a tomar contacto con ellas mismas.

El potencial inexplorado de la mujer madura es extraordinario. Tiene fuerza y sabe centrarse, tiene sentido práctico y entereza. Si ha sido madre, tiene mucha práctica en dejar de un lado el «yo». Eso la predispone a vivir otras partes de su vida y a experimentarlas con total plenitud. Todas estas etapas de comprensión se desarrollan en la fase de crisálida. *Es la toma de conciencia.*

Sabiduría

Los primeros pasos fuera de la crisálida tienen que ver con el equilibrio. Una de las constantes de mi vida es intentar mantener un equilibrio en las cosas que son importantes para mí: las relaciones, oración/meditación, trabajo, diversión, ejercicio, ayudar a los demás, por nombrar unas cuantas. Intento constantemente conseguir un equilibrio entre lo exterior y lo interior. Buscar nuestras cosas buenas o nuestros dones. Una monja que me enseñaba en el colegio solía decir: «Todos tenemos algún don que podemos ofrecer a los demás; sólo tenemos que ejercitarnos en él». Aquí doy algunos ejemplos:

- Quien sabe apreciar la naturaleza, que lo comparta.
- Quien tiene el don de la risa, que se ría mucho con la gente que le rodea.
- Quien tiene un agudo sentido de la justicia, que hable de ello.
- Quien sabe ser compasivo, que lo exprese.
- Quien tiene la capacidad de extasiarse y maravillarse con las estrellas del cielo o la belleza de las personas, que comparta, comparta, comparta.

No tenemos conciencia exacta de los dones que tenemos hasta que no los compartimos con los demás. Ser servicial, da calidez y alegría y llena el mundo propio de milagros.

Hay que permitir que el corazón y el alma se curen; se debe decidir que ya nunca más se tendrán en cuenta el resentimiento, la rabia y la crítica. La culpa refuerza la impotencia (*véase* «Hacerse cargo de las propias opciones», capítulo 2). En otras palabras, «Buscar el amor, no buscar las faltas». Éste es uno de los principios de la sanación de actitudes (*véase* capítulo 27).

Nuestra mente es como un ordenador: según lo que le programemos eso tendremos. La mayor parte de la gente no consume sustancias tóxicas, pero en cambio no dudamos a la hora de meternos en la cabeza todo tipo de pensamientos negativos. Las mujeres (y también los hombres) se definen por la calidad de sus relaciones.

Ahora ya se tienen las herramientas necesarias para establecer una relación con una misma, con el ser amado que hay en nuestro interior. Por ello lo he dejado de lado, y ahora hablaré directamente del sexo.

Para la mujer, el sexo fuera del contexto de una relación no significa nada. Como ya he dicho, no tiene ningún sentido tener una relación con alguien si no se tiene una relación íntima con una misma.

Necesitamos limpiar nuestras mentes de viejas historias y guiones que no nos llevan a ninguna parte. Ello incluye, claro está, dejar de lado los resentimientos que durante tanto tiempo han campado libremente por nuestra cabeza. ¡Qué alivio cuando lo hacemos así! Vale realmente la pena esforzarse en hacer bien esta especie de limpieza mental a fondo. Estaremos mucho más capacitadas para «hacer el amor» sin ponernos barreras. Creo que las relaciones sexuales son, en primer lugar, ante todo, un profundo examen del alma. Cuando nos sentimos cómodas con nosotras mismas, las relaciones sexuales son más completas y más enriquecedoras. No se trata de «ceder» o de hacer lo que otro quiere que hagamos, sino de una invitación a comulgar con nuestro propio ser. A partir de esa base fecunda puede surgir una gran variedad de pasiones, entusiasmos, descubrimientos y placeres. Y todos sabemos, por supuesto, el efecto que ello puede tener en una relación agotada.

Como mujeres, necesitamos relacionarnos, interna y externamente, en un contexto en el que podamos descubrir y expresar nuestra identidad y encontrar un significado. Las relaciones físicas son una expresión importante de nuestra sexualidad cambiante. Pueden ser una expresión rica, placentera y profunda de nuestro amor.

La vida, en forma de relación, nos ofrece continuamente una invitación a conectar con nuestra alma y con el ser amado que llevamos dentro.

Resumen

- **Para una mujer, la sexualidad está intrínsicamente ligada a la relación con su pareja, a su autoestima y a su alma.**
- **Para que una mujer pueda expresarse a sí misma y expresar su sexualidad de un modo creativo debe tener una relación íntima con ella misma.**
- **La mujer en la madurez, en la lucha contra el dolor, la ira y el resentimiento, siempre tiene medios para sanarse ella misma.**
- **Es necesario dejar atrás las historias negativas del pasado; fortalecerse física, emocional y espiritualmente; entablar amistad con la mujer que hay en el interior, y, finalmente, relacionarse con el yo, con los demás y con la propia alma.**
- **Una vez se llega a esa etapa, las relaciones sexuales devienen una expresión de nuestro amor en toda su belleza.**

21

Falta de estímulo y recompensa. La testosterona ayuda

No hay nadie tan fuerte como una mujer menopáusica entusiasta
Margaret Mead (1901-1978), antropóloga

El entusiasmo puede expresarse de muchas maneras. Tiene que ver con los pensamientos positivos. Pero perder el entusiasmo por todo, por las ganas de vivir, es una tragedia. Como dijo con tristeza una mujer: «¡Mi "venga, en marcha" se ha puesto en marcha y se ha ido!». Se refería, según ella, tanto a la energía sexual como a la energía física en general.

Vemos a mujeres inmovilizadas a causa de la artritis, o dobladas a causa de la osteoporosis. Estas dolencias merman la energía mental y la física y son difíciles de sobrellevar. Están relacionadas con la menopausia y pueden tratarse con un TSH. Lo más triste, sin embargo, es perder la energía emocional. La mejor definición de la depresión es «falta de alegría» y ahí se incluye también la falta de entusiasmo. La utilización de un TSH puede ayudar, pero los sucesos de la vida y las actitudes son factores determinantes en la energía emocional de la madurez.

En la actualidad existen ayudas para afrontar los síntomas físicos y emocionales de la menopausia, pero cuando la energía sexual declina o desaparece, las mujeres se sienten reacias a contárselo al médico. Aunque saquen el tema a relucir, es probable que se les diga que no se puede hacer nada: «Hay que vivir con ello» (en realidad sería vivir *sin* ello). Así pues, en este capítulo nos centraremos principalmente en la pérdida de energía sexual causada por la menopausia.

Una vez más es importante hacer mella en que no toda pérdida de interés sexual es hormonal. Debemos distinguir entre libido (deseo o búsqueda de relación sexual) y actuación y respuesta sexual.

Generalmente se desconoce que las mujeres producen en los ovarios y en las glándulas adrenales, durante toda la vida, cantidades significativas de hormonas masculinas. Incluso cuando los ovarios dejan de producir hormonas femeninas porque ya no ovulan hay otras células ováricas que producen testosterona. Ello explica por qué las mujeres mayores pierden sus curvas femeninas y pueden llegar a tener vello facial. (Hemos oído decir a menudo que algunos ancianos se vuelven ancianas, así que lo contrario también es creíble.) Los hombres también producen cantidades significativas de estrógenos, además de grandes cantidades de testosterona, a lo largo de toda su vida. Los alcohólicos y aquellos a los que les funciona mal el hígado pueden a menudo experimentar un aumento de sus mamas, pues el hígado ya no puede metabolizar más esos estrógenos. El equilibrio hormonal es importante tanto en los hombres como en las mujeres. En los últimos años, algunos investigadores médicos, especialmente la profesora Susan Davies, han estudiado el papel de la hormona masculina, la testosterona, en las mujeres antes y después de la menopausia. En un estudio publicado en 1999, Davies señaló que la administración de testosterona mediante parches en mujeres premenopáusicas con bajo nivel de testosterona aliviaba en gran parte los síntomas relacionados con el síndrome premenstrual, es decir, los cambios de humor e irritabilidad, así como la pérdida de libido y de energía en general.

De modo similar, he constatado que si bien la sustitución con estrógeno puede aliviar los síntomas clásicos de deficiencia hormonal no siempre restablece la energía y el entusiasmo, o la función sexual plena (incluida la libido), de las mujeres menopáusicas. En mi consulta, si los síntomas me indican que están bajos, suelo medir los niveles de testosterona. Durante mucho tiempo he practicado terapias de sustitución con testosterona (por medio de implantes subcutáneos) en mujeres *jóvenes* que habían sido castradas, es decir, a las que se les había extirpado ambos ovarios a causa de una dolencia, una endometriosis, una inflamación pélvica grave o un cáncer pélvico. Pero la falta de testosterona en mujeres posmenopáusicas normales se ha ignorado durante mucho tiempo, principalmente porque no había productos de testosterona disponibles. Las inyecciones con estrógeno y testosterona estuvieron disponibles algunos años, pero después se retiraron del mercado, seguramente porque había poca demanda. Las mujeres y los médicos son comprensiblemente cautos en cuanto a la utilización de hormonas masculinas en las mujeres debido a los conocidos efectos secundarios de masculinización, como cambios de voz, crecimiento de vello (especialmente facial) e incremento de la masa muscular (útil para atletas, pero no para la mayoría de las mujeres). Estos efectos se relacionan generalmente con una dosis alta o prolongada de testosterona.

Judy tiene 52 años. Tuvo una menopausia relativamente fácil, con escasos sofocos u otro tipo de problemas. Recientemente se ha casado de nuevo y ama profundamente a su marido. Su primer matrimonio acabó hace cinco años con un divorcio conflictivo. Durante los últimos diez años de ese matrimonio se sintió insatisfecha sexualmente. Su marido le era infiel y lo achacaba a la falta de respuesta sexual de ella; pero Judy me confesó que él era un mal amante y que casi nunca la satisfacía. Por tanto, ella pasó del tema y dejó de quererle. Durante tres años no tuvo relaciones sexuales. Ahora tiene sequedad vaginal, pero lo soluciona con lubricantes vaginales. Su respuesta sexual es muy baja o nula. Su nuevo marido es extremadamente paciente, pero eso la hace sentirse peor porque su auténtico amor por él no le lleva a ninguna respuesta sexual satisfactoria. La medición hormonal mostró un nivel muy bajo de testosterona y relativamente bajo de estrógeno.

Se le recetaron estrógenos por vía vaginal para aliviar la sequedad y una crema de testosterona, además de un parche hormonal combinado (estrógeno y progesterona) en una dosis baja para que lo utilizara durante un plazo largo. Al cabo de dos meses, me hizo saber que había recuperado la libido, unas relaciones sexuales placenteras y una mejoría general de energía.

No es conveniente administrar testosterona sola sin estrógenos que la compensen, de modo que aunque ella no tuviera síntomas significativos de deficiencia de estrógenos, se le administró estrógeno y también progesterona —esta última para proteger el útero contra hemorragias anormales (*véase* capítulo 11, «Sangrar o no sangrar, ésa es la cuestión»).

Entiendo que haya mujeres que duden de la necesidad de protegerse el útero, pues creen que los estrógenos son peligrosos, unos «fármacos» que pueden provocar cáncer. Los estrógenos no son fármacos, aunque se producen en un laboratorio. El principal estrógeno que se utiliza actualmente, especialmente en parches, es estradiol *natural* puro. Es idéntico a la hormona producida por los ovarios en grandes cantidades durante la vida reproductiva. El estronio, principal componente de Premarin (que se extrae de la orina de yeguas embarazadas y es el estrógeno más comúnmente utilizado en Estados Unidos) es también, en cierto sentido, una hormona natural, y es igual que la hormona que producen nuestras glándulas adrenales cuando los ovarios no funcionan. Pero el Premarin contiene otras sustancias estrogénicas, como la equilinina, que resultan naturales para los caballos, pero para las mujeres.

No es conveniente administrar testosterona sola sin estrógenos que la compensen

La mayor parte del estronio se convierte en el cuerpo en estradiol. Sin embargo, la medición de los niveles de estrógeno en sangre, cuando una mujer sigue un TSH oral, puede dar una falsa idea de cuánto estrógeno está realmente disponible en el organismo, puesto que no se mide el estronio, sino el estradiol. (Esto se debe a razones técnicas, ya que la medición del estronio es difícil y cara de realizar y sólo se hace para fines científicos.) El nivel de estradiol en sangre en una mujer que utiliza un parche o un implante de estrógeno, u otras terapias orales, es un método preciso de medir el estrógeno disponible, puesto que mide la hormona administrada.

No todas las mujeres posmenopáusicas padecen deficiencia de testosterona y de estrógeno, por tanto, no creo que haya que hacer un tratamiento sustitutorio de testosterona a menos que se den unos síntomas específicos, tales como la falta de libido y de energía, un decaimiento de ánimo inexplicado y unos niveles de testosterona en sangre que confirmen una deficiencia. Estos síntomas pueden aparecer antes de la menopausia y atribuirse a otras causas como el SPM (*véase* capítulo 8, «Guerra y paz: trastornos menstruales y síndrome premenstrual») o la depresión (*véase* capítulo 16). Una vez más, pueden ser ambas cosas. Si es hormonal, puede ser posible mejorar realmente las relaciones sexuales y también el ánimo. Recordemos que «no hay nada tan fuerte como una mujer menopáusica entusiasta».

Un reciente estudio publicado en julio de 2005 en un número del *Journal of the American Medical Association* dice que no existe correlación entre los niveles de andrógeno (hormona masculina) y la función sexual en las mujeres. En el artículo, la profesora Susan Davis señala que los resultados de un reciente estudio en Victoria han determinado que «no hay pruebas fehacientes de que un bajo nivel de testosterona en suero distinga a las mujeres que tienen una función sexual baja de las otras y que el síndrome de deficiencia de andrógenos pueda identificarse bioquímicamente». Sin embargo, matizó esa afirmación diciendo que los resultados de su propio estudio no se contradecían con el hecho de que la testosterona se utilice farmacológicamente para la pérdida de deseo sexual.

De todo deducimos que aún no se ha dicho la última palabra.

Resumen

- La falta de estímulo en la vida es trágica.

- La falta de estímulo se manifiesta a menudo por una falta de energía física y sexual, que a veces está causada por una falta de testosterona en las mujeres de mediana edad.

- El uso de testosterona en parche o en crema puede aliviar los síntomas de decaimiento, falta de energía y de libido si el problema es hormonal. Es posible incluso que esto restablezca el estímulo físico y sexual, si bien las opiniones de los científicos difieren unas de otras.

22

Hombres y menopausia

Las mujeres se casan con los hombres esperando que éstos cambien, pero no lo hacen. Los hombres se casan con las mujeres esperando que éstas no cambien ¡y lo hacen!

Anónimo

Si bien la menopausia es un asunto de mujeres y no existe un proceso equivalente en los hombres, ello no quiere decir que se queden fuera. Ellos pueden participar con mayor voluntad en el proceso de esta etapa y en aprender a valorar ahorrarse gran parte del caos hormonal.

Como se cita al principio, los hombres esperan que las mujeres *no* cambien, pero éstas lo hacen, y frecuentemente ellos no pueden asumir ese cambio.

El gran cambio que experimentan todas las mujeres, la menopausia, a menudo las margina. Las hormonas masculinas se van agotando con los años, pero es un proceso gradual, sin que por lo general lleguen a una cima de la que luego caen en picado, así que no sorprende que no entiendan gran parte de lo que les sucede a las mujeres. No tienen una menopausia hormonal como las mujeres, pero pasan por una crisis en la madurez que puede suceder al mismo tiempo. En realidad, muchas mujeres pasan por una menopausia masculina además de la suya, pues a menudo pierden las hormonas masculinas al igual que las femeninas.

El principal objetivo de este capítulo es ofrecer a los hombres la oportunidad de entender lo que sucede a algunas mujeres y así poder ayudarlas, en vez de criticarlas.

La menopausia puede ser una etapa de reconocimiento también para ellos, y una oportunidad para cambiar.

Las reacciones de los hombres frente a la menopausia son muy variadas y no siempre útiles:

- Hay pocos hombres que traten de comprender y prestar ayuda.
- Hay hombres que no hacen caso del problema y fingen que no pasa nada.
- Hay hombres que dan la espalda y se van.
- Hay hombres que cambian el viejo modelo de pareja por uno nuevo y reluciente.

En la actualidad, los hombres están bajo una creciente presión. Se espera de ellos que estén en la sala de partos y que colaboren de un modo que habría horrorizado a sus padres, que dirían: «Tener niños es cosa de mujeres». Ahora, las mujeres de hoy en día esperan que sus parejas también les acompañen en la menopausia, no que participen directamente, por supuesto, pero que sean comprensivos y conscientes. Para muchos hombres, el cambio de sus mujeres es desconcertante.

La menopausia puede ser un tiempo de reconocimiento (para ellos) y una oportunidad para cambiar.

Hay hombres que me traen a «la parienta» para que la ponga a punto, como si fuera un automóvil averiado o sin batería. Les gustaría que existiera una solución tipo Viagra para la falta de deseo sexual de ellas. Dado que tomo buena nota del historial, a veces descubro que lo que hay que arreglar es la relación, más que la conducta sexual.

Una de mis pacientes me envió una nota: «¿Se da cuenta de que todos nuestros problemas incluyen la palabra MEN (hombres)? La ansiedad **men**tal, la crisis **men**tal, los problemas **men**struales, la meno**pausia**».

Otra paciente, Felicity, me envió esta descripción de la crisis de sus relaciones durante la madurez.

Le escribo esto, como paciente menopáusica suya, con la esperanza de que sirva de ayuda a alguien.

Soy una mujer inteligente, bien educada, instruida, que ha viajado, que ha estado activa en el mundo laboral durante muchos años y aun así he soportado muchas tonterías por ser mujer. En los meses en los he estado aislada y marginada, intentando arreglármelas yo solita, me he sentido abrumada por la comprensión y la ayuda que he recibido de aquellos en quienes he confiado. Las amigas de mi edad, mi tía de 86 años, e incluso mis hijas, nunca me han juzgado; tan sólo me han escuchado y han esperado a que yo misma encontrara una respuesta. Todas eran mujeres. Intentaré explicar cómo me sentía ante los oídos sordos de mi marido.

Tuve una aventura amorosa increíble: una atracción inmediata hacia un hombre al que conocí en una cena y después en una comida posterior. Me persiguió por todas partes y eso me volvía loca. Recuperé la sexualidad con tal fuerza que ha hecho que ahora mi matrimonio valga la pena. También ha hecho que considere cuánto echamos la culpa a la menopausia. No me arrepiento de nada de lo que ocurrió. Fue maravilloso tener un hombre encantador persiguiéndome arriba y abajo. Estoy segura de que mi desinterés sexual en el matrimonio era resultado del aburrimiento, lo que parece ocurrir demasiado a menudo en las relaciones muy prolongadas, y no sólo como resultado del comienzo de la menopausia. Conocer a este hombre hizo que yo saliera del bache y, gradualmente, cuando decidí lo que quería hacer con mi vida, me dio el impulso necesario para mejorar lo que no había ido bien durante muchos años en mi matrimonio. En ello es en lo que estoy trabajando.

Puesto que mi marido siempre ha sido atento y cariñoso, me entristecía que no pudiera entender lo que intentaba contarle sobre mis sentimientos en esa etapa de la madurez. Estamos acabando de construir una casa encantadora en el campo, a la que nos mudaremos para quedarnos a vivir allí. Mi vida, a pesar de mis enfermedades, ha sido satisfactoria. Puedo seguir trabando en mis obras a mi ritmo y en mi propio estudio. Tengo una relación estupenda con mis dos hijas ya adultas, mi yerno y mis dos nietos. Tirar por la borda todo esto por alguien a quien conocí en una cena y en una comida parecía una locura.

Finalmente, llegué a la conclusión que no podía seguir con el engaño durante mucho tiempo, por muy halagüeño que fuera. Así pues, tras mucho meditar, opté por dejarlo (tal vez debería decir que me acobardé). Sí, mi marido sabía algo, pero no estoy segura de qué. Espero que un día pueda hablar con él de ello. Después de todo, él es mi mejor amigo.

Tina me dijo: «Me siento decepcionada con los hombres. En 32 años de matrimonio he aprendido a callar cuando él está enfadado. Cuando se calmaba, hablaba yo, pero no solía escuchar lo que le decía. He decidido que, en esta etapa de mi vida, ahora me toca a mí hablar primero, pero él *todavía* no me escucha. No me escuchaba antes y no me escucha ahora. *No es de extrañar que esté frustrada.* Deseo darle donde más le duele».

Liz decía: «Bill es tan encantador: todo el mundo dice que es un hombre muy comprensivo. Cuando empiezo a sentirme mal y malhumorada, me da palmaditas en la cabeza, me sonríe y me dice: "Venga, venga, ves y cómprate un vestido nuevo, seguro que se te pasará". Tengo demasiado calor y estoy demasiado sudada para ir a comprarme un vestido nuevo. Deseo quitarme toda la ropa y tumbarme junto a un ventilador. No quiero recibir palmaditas. *Y no es nada divertido*».

Gail dice: «Todas mis expectativas han acabado frustradas. *Realmente he tenido que ganarme la felicidad.* He estado esperando el tiempo en que nos quedáramos solos. Creía que, cuando los chicos se fueran, saldríamos más, tendríamos amigos o haríamos unas buenas vacaciones. Pero Eric sólo quiere ver la televisión. Le vuelven loco los deportes. No puedo competir con el fútbol y el golf, y ahora con el críquet.

«La otra noche apagué el televisor para poder hablar con él. Intentaba decirle cómo me sentía en ese momento, que sólo quería sentirme amada. Tengo algunos sofocos y cambios de humor, pero más que nada me siento triste. Me entristece que ya dejemos de ser una pareja. Me miró como si me hubiera vuelto loca y me dijo: "Ves a ver a tu médico y anímate", después volvió a encender el televisor. *¿Cuándo va a hacerme caso?*»

Sandra dice: «Hemos estado casados durante 26 años. Graeme tiene mal carácter. Generalmente cedo, pero últimamente me pregunto: "¿Por qué tengo que ceder?" Lleva casi un año evitando las relaciones sexuales. Cuando he intentado hablar con él, se ha evadido del tema. Conocía a un hombre en nuestro club de tenis que era lo contrario de Graeme. Vi que podía hablar con él. Tuvimos una aventura. Graeme, por supuesto, lo descubrió. La aventura se acabó, yo no tenía intención de romper mi pareja. *Estaba desesperada por hablar con alguien.* Le pedí perdón, pero Graeme utiliza ahora la aventura contra mí a la menor ocasión. Me siento chantajeada. Fuimos a un taller sobre la menopausia y la premenopausia. Él hizo muchas preguntas y luego pidió una cita para que yo visitara a uno de los médicos. Yo no quería ir porque pienso que *él* necesita más ayuda que yo. Cuando fuimos al médico, intentó llevar toda la conversación. Lo hizo, como es habitual. Después, el médico le pidió que me dejara contestar las preguntas. Llegados a ese punto, yo ya estaba tan enfadada que sólo quería irme, pero el médico captó el problema y empezó a hablar con Graeme de *su* problema sexual. He empezado a seguir un TSH con dosis muy bajas para mis sofocos y Graeme ha consentido ir a ver a un especialista. Lo haga o no, veo que haber llegado hasta aquí ya es algo nuevo en nuestra relación. Hablamos mucho más de todo y él ha dejado de chantajearme».

«Creo que los hombres tienen una especie de menopausia, pero no quieren o no saben hablar de ello.»

Ivy dice: «¡Los hombres y sus madres! La arpía de mi suegra, quien, por supuesto, pasó la menopausia sin enterarse, cree que soy una floja. Ella tuvo siete hijos y los parió como una perra. Yo tuve problemas con los dos míos, así que a sus ojos no soy una auténtica madre. Mi suegro está fuera de onda, es el único modo que tiene de sobrevivir. Tengo muchos sofocos y lloro por cualquier cosa. Mi marido me dice que estoy hipersensible. No tiene paciencia conmigo. *A veces me gustaría meterme en la caseta del perro y quedarme allí, a salvo de toda crítica.* Mi madre murió de un cáncer de mama durante la menopausia, así que no sé cómo la pasó ella; además, a mí me da bastante miedo el TSH».

Julienne dice: «Tengo sequedad vaginal; a veces las relaciones sexuales me hacen gemir de dolor. Él nunca me pregunta qué me pasa. Estoy segura de que mi marido cree que gimo porque *él* es muy bueno sexualmente».

Siempre me satisface que los hombres acudan con sus mujeres a los seminarios sobre la madurez. Aunque saquen poco provecho, siempre es útil. Creo que el aprendizaje necesita ser divertido y no una serie de datos médicos. Patricia y yo, junto con su marido, Donatus, hemos dirigido diferentes seminarios sobre el sexo y el cerebro en los que demostramos las muchas y auténticas diferencias que hay entre las experiencias y las respuestas masculinas y las femeninas. Es también de gran ayuda poder hablar libremente con otras mujeres que están pasando conflictos similares y se sienten solas y desatendidas. Este libro, además, dará a la lectora la oportunidad de conocer experiencias de otras mujeres y darse cuenta de que una no está sufriendo sola y que puede encontrar ayuda. En el capítulo 20, «Sexualidad y relaciones personales: necesidad del amado», se discuten estos temas y se detallan unos pasos sencillos para cambiar y enriquecer las relaciones.

Los hombres también pueden experimentar cambios de vida y crisis de madurez, pero no se trata de una auténtica menopausia como la de las mujeres, en las que acaba la producción hormonal y pierden la fertilidad. A algunos hombres les gustaría creer que la menopausia es la causa de todas las dificultades sexuales y de relación que se producen en esta época. La deficiencia hormonal provoca, sin duda, dolores locales debidos a la sequedad vaginal y un declive de la respuesta sexual con la pérdida de estrógenos y testosterona, pero los hombres deben asumir parte de su responsabilidad en las dificultades de la relación. La mayoría de las mujeres a las que cito en este capítulo tienen un problema hormonal, y esto quizá también incluya la falta de hormonas masculinas y femeninas, pero el problema se debe en parte al desinterés de sus parejas. Los hombres necesitan ayuda para entender las crisis de sus parejas y quizás las suyas propias.

Aventuras y abandono

Para algunas mujeres, una de las grandes heridas se produce cuando su marido, o su compañero, tiene una aventura y/o las deja por otra mujer. El sentimiento de vergüenza, humillación y falta de autoestima que tienen parece dolerles en el sentido más profundo de ser mujer. Es una herida de amor que las lleva a sentir una profunda vergüenza y un gran abandono. Dicen cosas como: «La agonía te agarrota interiormente al ver que tu pareja te mira como si no existieras». O: «Sientes que se te cae el alma a los pies cuando ves que él está por otra».

Al igual que las grandes heridas psíquicas, esta herida es una invitación a reconstruir el alma.

La reconstrucción del alma tiene lugar cuando la herida es tan profunda que nos desgarra y empezamos a plantearnos nuevas preguntas sobre cómo somos en el fondo. La paradoja es que al entrar totalmente en el caos de una nueva energía surge una tranquila, pero poderosa seguridad. En la plenitud de la verdad, nuestra herida es una invitación a nuestro renacimiento. Este proceso tiene vida propia. Por más que queramos saltarnos o acelerar las distintas etapas, pues nos revuelven en lo más profundo de nuestro dolor y nuestra neurosis, el proceso no puede ir más rápido. Cada etapa implica su propio tiempo y debe tratarse con su propia entidad.

Las etapas de miedo, rabia, vergüenza, humillación, abandono, traición, furia, venganza, soledad y culpa son partes del proceso que tenemos que sentir y recorrer. Es un caos de sentimientos y de etapas. Pueden experimentarse una a una o todas al mismo tiempo, sin orden de intensidad. Cuando se puede situar en el contexto de una historia más amplia, es cuando empieza a disiparse la niebla del caos.

Los sufrimientos rompen los límites del dolor que una creía poder soportar. La fuerza de esta herida atraviesa la armadura en la que se creía estar protegida. Al abrir el antiguo camino empezamos a movernos en nuevas direcciones y vemos cosas que antes permanecían ocultas a nuestros ojos. De un modo parecido a cómo el esperma atraviesa el óvulo, así se inicia otra realidad más amplia. La mayor parte de las tradiciones religiosas y muchos de nuestros grandes relatos mitológicos nos proporcionan un contexto para ver este nacimiento, esta muerte y finalmente este renacimiento.

Ese tiempo de dolor y crisis nos hará sentir desconcertadas y confusas. Nos preguntaremos: «¿Fue lo que sentí, o después de todo, era tan sólo una ilusión?». Cuando tenemos las defensas bajas somos más vulnerables, pero también estamos más abiertas y dispuestas a adquirir una mayor capacidad de conciencia y de sanación. Si se percibe debidamente, puede ser una etapa de gran transformación y crecimiento personal. Como decía la pegatina que vi una vez en un vehículo: «¡He trabajado mucho para tener esta crisis nerviosa, así que ahora voy a disfrutarla!».

Nuestra psique nos ha llevado hacia esto como una ocasión para la transformación. En vez de luchar contra el cambio, podemos aprender de él si lo aceptamos. El dolor no es sino la consecuencia más profunda y completa. Las heridas rompen las fronteras reconocidas del espacio en el que hemos construido nuestro mundo.

La extraña belleza que puede surgir de esta herida «sagrada» es que podamos establecer contacto con una nueva realidad. ¿Qué está sucediendo? Esta herida no es algo que ha funcionado mal. Puede llevar a preguntarnos: «¿Qué me está pasando?» y «¿Qué puedo aprender de todo esto?»

Recuerdo la vez que asistí a una serie de charlas realizadas por un monje franciscano estadounidense, el padre Richard Rohr. Nos invitó a que abrazáramos nuestras experiencias dolorosas, a entrar en el vientre de la ballena al igual que Jonás en el Antiguo Testamento. Mientras hablaba, sentí más profundamente lo vital e imprescindible de las intensas y dolorosas experiencias que me había dado la vida. Aprecié seriamente las palabras de Jesús cuando dijo que la única señal que él daría a esta generación era «la historia de Jonás; en el proceso de entrar en el vientre de la ballena estaba la promesa de una nueva vida».

No sólo las mujeres se sienten abandonas y no sólo los hombres tienen aventuras. Eso es lo que queda reflejado en nuestra experiencia clínica y lo que ratifican los comentaristas y los medios de comunicación. Es un problema que no se resolverá a menos que lo enfrentemos. Los hombres necesitan hablar y también ser escuchados. Tiene que haber otro medio. Sé que no podemos aceptar más, como mujeres y madres de hijos varones, arremeter rabiosamente contra el macho. Es, por supuesto, una reacción comprensible cuando la mujer se siente herida, no despreciada e insultada en muchos aspectos, pero al final se trata de una complacencia del ego que no podemos permitirnos, y es un insulto a nuestra alma y a lo que realmente somos. Y, además, no siempre se gana una guerra.

Hay que atender a las estadísticas que afirman que «la mayor causa de muerte en los hombres entre los 16 y los 60 años es el suicidio», pues es apremiante responder a eso. Si no lo hacemos, escucharemos nuestro propio llanto en las tumbas de nuestros hijos. Los hombres y las mujeres tienen que descubrir nuevos ojos y nuevos oídos que vean y escuchen lo que nuestros ojos y oídos normales no hacen. Quizás nuestro dolor y nuestra pena combinados puedan adiestrarnos en la compasión y en la empatía, y así encontrar, formando nuestra alma, un punto de encuentro con el otro y también con nosotras mismas.

Resumen

- Tanto los hombres como las mujeres experimentan cambios hormonales, pero en los hombres no son tan espectaculares.

- Los hombres atribuyen con frecuencia la falta de deseo sexual de las mujeres en la madurez a los cambios hormonales. Si bien eso es en parte una de las causas, también es cierto que la relación con la pareja es un factor más.

- Las mujeres maduras necesitan que sus parejas las escuchen: necesitan hablar de los cambios que están experimentando.

- Quizás los hombres necesiten ayuda profesional para tratar la crisis de sus compañeras y asumir las suyas.

- El abandono de su pareja es una de las heridas más profundas que sufre una mujer en la madurez, pero también puede ser una ocasión para realizar un cambio profundo entre ambos y en ella misma.

Resumen

23

Cultivar las relaciones

En este nacimiento encontrarás toda la dicha
Pero si desatiendes este nacimiento, desatenderás
todas las bendiciones. Ocúpate de este nacimiento
en tu interior y en él encontrarás
la bondad y el consuelo,
el goce, la existencia y
la verdad.

Meister Eckhart (h.1260-h.1327)

Aún recuerdo claramente la tarde en que el teléfono sonó y estas palabras me atravesaron como una lanza gigante: «Me han dicho que tengo un cáncer de ovario». Era la llamada de mi más intima y querida amiga, una veinteañera, que acababa de salir de la consulta médica. Mientras acudía corriendo a verla, se me agolpaban las ideas en una crisis de pánico como la multitud que se reúne a las puertas de un edificio en llamas. ¿Cómo puede sucederle eso a alguien tan joven, tan fuerte, tan vital y con tanta vida por delante? Debe ser un terrible error. Los médicos se han equivocado. Dios se ha equivocado. Yo me he equivocado.

Jeanette estuvo quince meses luchando contra el cáncer, negándolo, resistiéndose y tomándoselo con hilaridad, con guasa y con una maravillosa camaradería hasta que se rindió. Cuando finalmente se relajó, sintió la soledad y el abandono, la pérdida de sus hijas, de su familia, de su casa y su jardín, de sus amigos y de su vida. Después empezó a apreciar la belleza de la naturaleza, el canto de los pájaros, el olor de las flores, pero sobre todo empezó a apreciar *el amor*. El amor que le daban y el que tenía hacia sus dos hijas, a su familia y a sus amigos, y la vida en todas sus manifestaciones. Este amor se fue abriendo paso poco a poco a períodos de aceptación y de paz. Creo que, cuando finalmente Jeanette murió, estaba preparada para ello. Espero que ella pensara lo mismo. Su proceso, de modo simultáneo, influyó muchísimo en mi propia visión de la realidad. Dejé atrás los antiguos esquemas que tenía sobre mi lugar en el mundo y también los papeles que había jugado para mantenerme en ese lugar.

Tras la muerte de mi madre y de mi abuela, cuando acababa de cumplir 13 años, me resarcí de esas pérdidas en la seguridad de que todo el mundo me amaba, me necesitaba y que en última instancia nadie me abandonaría. Me convertí en una experta en interpretar los deseos de la gente. Si alguien buscaba «vivacidad y dinamismo», ahí estaba yo; si alguien necesitaba «profundidad y coherencia», podía contar conmigo. De hecho, podía dar a la gente lo que deseara antes de que ni siquiera supiera que lo deseaba. Estaba terriblemente claro que me pasé la adolescencia y buena parte de mi edad adulta en guardia y dispuesta a avanzar en mi misión de ser amada.

Cuando Jeanette murió me di cuenta de que estaba cansada de la batalla. La carga emocional y el gasto que conlleva la premisa de sentirse necesaria era un precio muy alto. No digo que dejara de importarme lo que la gente dijera o pensara de mí, pero la opinión de los demás dejó de ser fundamental. Durante un tiempo, me fue extraño pasearme por una habitación llena de gente sin llevar el radar conectado en busca de vibraciones positivas o negativas, y no pasarme horas al teléfono como si dirigiera el tráfico de las relaciones que me rodeaban, esquivando peligros o dirigiendo oportunidades.

Algo similar sucede a las mujeres maduras. A menudo invertimos tanto tiempo en la vida de nuestros hijos para que sean personas amadas, respetadas y triunfadoras que sacrificamos lo que a *nosotras* nos gustaría o desearíamos en aras de lo que es mejor para *ellos*. Hemos apoyado a nuestra pareja en su profesión de modo que él sea el soporte familiar. Hemos construido un búnker emocional para nuestra tribu desde el que la protegemos, la defendemos y mantenemos su bienestar. Después, de repente, nos encontramos con que nuestras bien afiladas herramientas instintivas ya no son necesarias. A veces he oído a algunos hombres hablar de una experiencia similar. Puede que antes del matrimonio, pero con mayor seguridad durante los primeros años en que se forma el hogar, el objetivo primordial del hombre es el avituallamiento. Ése es el modo en el que cuida y expresa su amor por la familia. Recibe reconocimiento, valoración y autoestima por salir fuera a trabajar duramente. Después, al llegar a los 50 años se dispone a pasar su bien ganado tiempo libre con la familia. Para su sorpresa, el hombre se encuentra con un grupo de desconocidos, o bien con que se han ido ya todos. En esto coincide con la situación de su mujer.

Con la familia ya colocada, ella pasa ahora el tiempo fuera de casa haciendo las cosas que ha dejado de hacer durante tantos años. Parece una ironía cruel que justo cuando el hombre está preparado para «llegar a casa», la mujer probablemente esté lista para «abandonarla». Eso no significa necesariamente que ella desee acabar con el matrimonio, aunque puede suceder. Biológica y emocionalmente, la mujer tiene una reserva energética que necesita expresar para su propio bienestar y para el bien de una comunidad más amplia. En las sociedades primitivas, la mujer a esa edad era bienvenida al círculo de los más ancianos de la tribu donde su acumulada sabiduría se valoraba y utilizaba.

Las relaciones son importantes en la madurez. Siempre me entristece cuando la relación se acaba en esta etapa de la vida; me parece un gran desperdicio. Todos los años de duro trabajo y la riqueza de la alegría y el dolor compartido se pierden. Todas las esperanzas y todos los sueños de una vida se destrozan. Pero es ésa una etapa en que los años anteriores de abandono, dolor silenciado y resentimiento, falta de entendimiento y de valoración llegan a un punto de ebullición tal que explotan.

Es un tiempo de dolor y de amargura para la pareja, su familia y sus amigos. Éstos son algunos de los síntomas que estoy segura que todos conocemos, bien por experiencia propia o ajena:

- Ella se va porque ya no hay amor, está enterrado bajo años de dolor y de falta de comprensión.
- Él se va por otra mujer (generalmente más joven) porque cree que, haga lo que haga, ella nunca estará contenta.
- Él siente desde hace muchos años que su pareja no repara en él y no le valora.

Las únicas pasiones que quedan son la rabia y el desdén.

Hay que recordar que el órgano sexual más importante de una mujer es su cerebro. Si no se siente amada, atendida o escuchada, no habrá sexo. No necesariamente por venganza, ni por falta de deseo, sino porque no está motivada. Un hombre, por otra parte, necesita el sexo; si bien con frecuencia la razón por la que busca una mujer más joven no es sólo por el estereotipo del «viejo verde», sino más bien porque una mujer más joven no está amargada por el dolor y la decepción acumulados por su mujer. La joven lo mirará y lo apreciará con una nueva óptica, no de la manera crítica y cínica de años de sentimientos inexpresados.

Te lo suplico. Eso puede ser una manera, pero no dejarlo de lado y decir: «No importa, lo superaremos». Si se lee esto y se reconoce uno mismo, debe tomárselo como una llamada de atención. Aun cuando la relación sea buena, siempre hay lugar para una mayor comprensión y profundidad, venga de quien venga. Una pareja que se sienta cercana, que sea divertida y agradable, vale siempre la pena y el esfuerzo. Así pues, hay que tener en cuenta los puntos siguientes:

- Concertar una cita con la pareja y decirle que necesitamos tiempo durante una hora ininterrumpida. Debe prepararse el momento, explicándole que no tiene que hacer o decir nada y que nos gustaría que estuviera callado hasta que acabáramos de hablar.
- Empezar contándole tres cosas que apreciamos de él (por ejemplo, que sea tan importante para la familia, el modo en que quiere a nuestros hijos, etc.).
- Asegurarnos de que hablamos de nosotras mismas y de nuestros sentimientos, no de su comportamiento. Es decir, utilizar afirmaciones con «yo» y no con «tú».
- Hablarle de nuestros sueños y deseos, y después de los sentimientos internos que bloquean e impiden que esos sueños se cumplan.
- Si se experimenta algún dolor o resentimiento que impide sentirse cerca de la pareja, debe hablarse de ello. Sólo así se puede una librar de ello (hay que asegurarse de no culpar o criticar al otro).
- Cuando se haya acabado de hablar, hay que preguntar si el otro desea responder a algo de lo que hemos dicho. Quizás él desee pensarlo y contestar más tarde.
- Agradecerle que nos haya escuchado.

Si uno cree que necesita ayuda profesional, no debe esperar hasta que la relación ya esté rota. La mayoría de los regalos de la vida no son gratuitos; hay que trabajárselos. Mi propia relación de pareja, que dura 22 años, no es la excepción a esa regla de oro.

Cuando Donatus y yo formamos pareja, acababa de salir de un matrimonio fracasado y tenía tres hijos de 9, 7 y 5 años. Mi nuevo marido se había pasado los quince años anteriores de monje en un monasterio. Poca gente creyó que saldríamos adelante. En realidad, ni nosotros mismos apostábamos por más de un año. ¿Puede llegar alguien a imaginar los retos a los que nos enfrentamos? Para empezar, Donatus creía que no sabía apenas nada de las mujeres. El hecho de no tener ninguna hermana y haber entrado en un seminario católico a la tierna edad de 15 años no ayudaba demasiado. Y de repente se encontró frente a dos poderosas mujeres, mi hija y yo. No fue fácil para ninguno de nosotros, y ciertamente era un caso de ahogarse o nadar. Nadamos, aunque a veces era más bien lanzarse a las profundidades marinas. Yo tenía ciertos temas relacionados con el abandono durante mi infancia, que necesitaba resolver si quería que mi relación con Donatus tuviera una continuidad. Durante algunos meses acudí semanalmente a un terapeuta y después asistí a unas reuniones de grupo para poder superar mis miedos a ser abandonada y mi falta de autoestima. Nos enfrentamos a temas dolorosos.

Aprendimos a decirnos la verdad el uno al otro, sin importar lo dura que ésta fuera; aprendimos a escucharnos y, quizás lo que más, rezamos y pedimos ayuda. El trabajo mereció la pena, y me siento muy dichosa y agradecida por nuestra relación.

La madurez es la precursora de una nueva etapa en la relación de pareja, con cambios sexuales, emocionales y físicos.

Uno de los más grandes regalos que ofrece la maternidad es la exigencia de mirar más allá de una misma: ser menos egocéntrica para cuidar al otro. No importa cómo se sienta una; si el niño llora en mitad de la noche, se levanta y lo atiende. La maternidad es un aprendizaje maravilloso, una escuela de iniciación para la *otredad consciente*. En la madurez, una vez más, nuestra felicidad depende de nuestra habilidad de percibir esa «otredad» en el nacimiento de una nueva fase en nuestras vidas. Sé que esta idea no siempre es bien acogida por las feministas o por algunas de mis amigas, pero me pregunto a mí misma: «¿Deseo ser correcta o ser feliz?».

Como hemos aprendido de la psicología del yo, el reflejo es esencial para el primer desarrollo del yo. Al centrarse en el propio hijo y reflejar su realidad (es decir, sonreír cuando el niño sonríe, hacer los mismos sonidos que el niño, parecer triste cuando el niño llora), la madre juega, de hecho, un papel vital para dar a luz al yo del niño. Para desarrollar esos nuevos poderes, la mujer recibe ayuda de la hormona «arrulladora», la oxitocina, que la ayuda a relacionarse afectivamente con su bebé. A través de este sentirse reflejada, la madre deviene una auténtica mujer y cimenta las riquezas de su ser. Como muchas mujeres han experimentado, nuestras vidas se han enriquecido porque hemos tenido una parte del papel en el«nacimiento» de nuestros hijos.

Este concepto de crecimiento y transformación, fecundo y muy práctico, está respaldado por el trabajo fundamental del filósofo Martin Buber, quien, en su obra clásica, *I and Thou,* (Yo y Tú) habla de que no hay un «yo» sin un «tú»: «Debe prestarse una total atención a la comprensión de la conversación con (el otro)... como una cosa independiente de lo cotidiano o por encima de ello».

Cuando contemplamos nuestras principales relaciones a través de ese prisma, vemos al «otro» como nuestra invitación a la conexión, a la globalidad y a la comunión con nuestra alma, no como una demanda o una distracción. Ello nos induce a ir más allá de las limitaciones del yo que creemos ser y a expandirnos en un yo más amplio. Si la pareja entiende este contexto más amplio, mi experiencia me dice que encontrará así una manera efectiva y práctica de experimentar una mayor dicha, diversión y comprensión en su relación.

La necesidad de la otredad consciente se requiere con mayor frecuencia en el área de la sexualidad durante las relaciones de la madurez. No se pierde en felicidad si se aprende a ser generoso. Puede que la respuesta inmediata a la invitación de hacer el amor sea no, pero antes de reaccionar impulsivamente, lo más sensato es, a vista de pájaro, ver cómo queremos sentirnos realmente con nosotras mismas y con nuestra pareja. Si continuamente se piensan cosas como: «Ya no me interesa el sexo», o «Sólo quiere lo mismo», o «No me toca si no es para esperar que haya luego sexo», finalmente una acaba sintiéndose utilizada, resentida, enojada y desdichada. Si se piensa así, lo más probable es que tampoco se encuentre una bien consigo misma. Los pensamientos que dominan la mente acaban en dolencias físicas. Si queremos ser personas seguras, felices, cariñosas y espiritualmente ricas, necesitamos nutrirnos de afecto, de pensamientos positivos y centrarnos en ser la persona que deseamos ser.

Hacia los 45 años se tiene una visión de la vida lo suficientemente amplia para extraer de ella conocimiento y sabiduría. Se ha pasado ya por la *conciencia de la propia identidad* de la juventud y por la *lucha por la identidad* de la época feminista. Ahora es el momento de la libertad más generosa y relajada de propia *conciencia* de madurez, la cual llega precisamente a buen término a través de la *conciencia de la otredad*. Aconsejo seguir durante 30 días los pasos siguientes y observar los resultados.

Pensar cada mañana en las siguientes cosas para empezar a forjar la persona que deseamos ser:

Felicidad   (tres cosas que nos hagan felices)
Entusiasmo (tres cosas que nos ilusionen)
Orgullo   (tres cosas de las que nos sintamos orgullosas)
Gratitud   (tres cosas por las que nos sintamos agradecidas)
Afecto   (tres personas a las que amemos y tres que nos amen)

Si no puede pensarse en nuevas cosas, pueden utilizarse las mismas cada día. Escribir cada día sobre ellos en un cuaderno si se desea que estos sentimientos se produzcan en la vida. Después, describir lo persona que uno quiere ser. Observar que sucede.

Resumen

- **Las relaciones de pareja son muy importantes en la madurez, pues puede ser una época en la que el marido y mujer, o la pareja, lleguen a sentirse unos extraños, incluso a romper la relación.**

- **Si se tiene el valor de dejar atrás los viejos esquemas y la sensación de inquietud de intentar algo nuevo, la madurez puede ser el momento** propicio para fomentar a una relación confiada, y para crecer y amar más profundamente.

- En la madurez es más probable que surjan aquellos asuntos a los que no se ha hecho frente y también los resentimientos que se han dejado de lado. El amor puede seguir existiendo, y ser incluso más profundo, siempre que la pareja esté dispuesta a trabajar en ello. Las recompensas son enormes.

- Las relaciones de pareja en la madurez pueden ser un terreno propicio para una mayor espiritualidad y crecimiento.

- Hay ocasiones en las que se necesita un terapeuta o alguna ayuda profesional. No hay que esperar a que sea demasiado tarde.

Parte 4

Cambiar de actitud hacia la menopausia

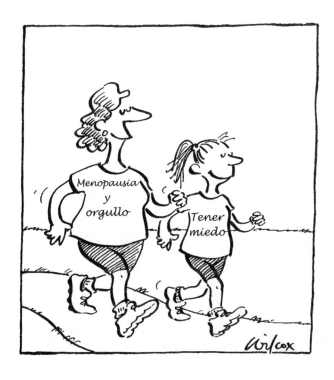

24

¿Mamá, te has puesto el parche?

De la boca de los niños y de los lactantes has hecho brotar la fuerza.
Salmo 8, versículo 2

«¿Mamá, te has puesto el parche?», le preguntaba una niña de 6 años a su madre menopáusica. Hoy en día no se esconde nada, gracias a Dios. Los viejos días de secretos y mentiras han pasado a la historia y las jovencitas se enfrentan directamente a las cosas de la vida, el principio, el fin de la misma, y todo lo que sucede entre un momento y otro.

La menarquía, el principio de la menstruación, forma hoy en día parte del programa de estudios. Mi propia historia de casi 60 años ilustra bien la diferencia entre el antes y el ahora. Justo poco antes de mi 12 cumpleaños, (debería decir de «nuestro» cumpleaños, pues tengo una hermana gemela, aunque es media hora más joven que yo, o sea que yo nací antes), me desperté a media noche húmeda e incómoda. Salí al baño, que estaba en la parte de atrás (teníamos suerte, pues la mayoría de las familias australianas lo tenían al final del patio; era el «retrete»), y me quedé consternada y sorprendida cuando vi que estaba sangrando. ¿Pero sangrando de dónde? Recuerdo el miedo que sentí de sangrar hasta morir sin saber por qué. Había tenido alguna hemorragia nasal, pero eso era en el otro extremo. No tenía ni idea de de qué estaba pasando en mi anatomía, «ahí abajo». Cuando mi madre me encontró a las seis de la mañana, pálida y llorosa, no me tranquilizó ni me explicó el misterio. De hecho, ella misma estaba tan abochornada que no le pude preguntar nada. Desde ese momento, pensé en la regla como en algo vergonzoso y molesto. ¡Había empezado la guerra entre yo y mis hormonas! En el capítulo 8 hablo de esa guerra.

Las mujeres mayores, como yo misma, recuerdan cuando no existían cosas como las compresas desechables o los tampones. Otra de mis pesadillas de la regla era que las cuatro mujeres de la casa teníamos que compartir sábanas viejas cortadas a trozos y usadas con cinturones e imperdibles para batallar con la temida y, personalmente maldita, hemorragia mensual. Esos trapos los metíamos en una cubeta y luego los hervíamos. Era totalmente asqueroso. Ahora entiendo cómo la falta de información y de iniciación me marcó emocionalmente.

> En Nueva Guinea [...] una mujer que ya no tiene la menstruación [...] se le confiere un estatus que no tenía en el período premenopáusico

Hoy día, la mayoría de las mujeres jóvenes están preparadas para tener su primera regla y dispuestas a ver la llegada de la menstruación con orgullo y como motivo de celebración. Pero se puede hacer algo más. En las culturas antiguas, al llegar la época de la pubertad se celebraban ceremonias especiales para los muchachos y las muchachas de esa etapa. En muchas culturas también había una ceremonia de reconocimiento del fin de la menstruación.

En Nueva Guinea, por ejemplo, una mujer que ya no tiene la menstruación puede sentarse junto a los hombres en las reuniones. Se le confiere un estatus que no tenía en el período premenopáusico. En Nueva Guinea, curiosamente, las mujeres de los poblados no utilizan compresas sanitarias. Las hemorragias no suelen ser grandes y duran sólo uno o dos días. A veces usan ovillos de hierba para detener la hemorragia, pero por lo general se sientan en cuclillas en la *haus blud* «casa de la sangre», que también es la «casa de los cerdos» (los cerdos son más valiosos que las mujeres en los pueblos de la meseta, por ello los protegen y los tienen resguardados). Las mujeres se mantienen apartadas en ese período de tiempo, pues se considera que el flujo menstrual es venenoso para los hombres.

En realidad, como hemos mencionado anteriormente, la menstruación no se produce de manera habitual en las mujeres «primitivas». Por lo general, están embarazadas o lactando durante la mayor parte de su vida; eso las que sobreviven a los riesgos del parto, y en total tienen menos de 50 reglas. En cambio, la mujer moderna está embarazada de dos a cinco años y tiene unos 40 años de ciclos mensuales, lo que significa unas 400 reglas en toda su vida. Las mujeres «primitivas» no sufren los trastornos menstruales que son tan comunes en nuestra sociedad, en la que se producen ciclos cada vez más desequilibrados a medida que se acerca la menopausia.

Para muchas mujeres que ahora están llegando a la menopausia existe todavía un gran silencio tras el que se esconden sus madres. Expresan con pesar y rabia que sus madres no compartieran con ellas sus experiencias con respecto a este otro momento crucial de sus vidas.

«No me advirtieron ni me prepararon –dice Rita–. Mi madre se negaba a hablar de cualquier cosa relacionada con el ciclo menstrual o con la sexualidad. En la menopausia aún se encerró más en sí misma. Recuerdo que se quedaba en casa y que siempre se estaba dando aire. Yo tenía 25 años cuando me fui de casa. Mi padre me dijo que anduviera con cuidado con ella porque "se altera muy fácilmente". Bueno, pues *¡yo no lo sabía!* Me habría gustado saber qué le pasaba y qué es lo que sentía, pero no había nada que hacer, sólo había un muro de silencio.»

La menopausia no existía para muchas mujeres, no se hablaba de ella. Hace poco le pregunté a mi tía sobre sus experiencias: «¿Cuánto tiempo te duró la menopausia?», le dije. «La menopausia está diez años viniendo y diez años yéndose», me dijo alegremente. A mí eso no me alegró nada.

Rita tiene ahora 47 años y está viviendo una menopausia prematura. Inició una trayectoria profesional y después se casó. Tuvo a su primera hija a los 39 años, y dos años después adoptó a una niña. Fue esa niña pequeña, que ahora tiene 6 años, la que le hizo esa pregunta memorable que da título a este capítulo: «¿Mamá, te has puesto el parche?» Estas niñas, a esa tierna edad, están muy pendientes de los altibajos de Rita. A diferencia de su madre, que no compartía nada con ella, Rita ha decidido hablar con sus hijas. Quizás sean demasiado pequeñas para comprender lo que ocurre, pero saben que las hormonas de mamá suben y bajan.

Rita tiene algunas preguntas respecto a su período menopáusico. A veces encuentra muy difícil mantener el control que ha tenido hasta ahora, primero en su profesión y ahora combinando la profesión y la maternidad, en este momento crucial de su vida: la menopausia. En el historial clínico familiar existe un caso de crisis nerviosa, lo cual le inquieta. Le preocupa el hecho de que pueda tener una crisis nerviosa y que su marido la abandone si eso ocurre. Me confiesa que si sucediera sería incapaz de salir adelante ella sola con las niñas.

Rita está experimentando las dificultades de una maternidad tardía. La edad conlleva algunas limitaciones físicas, pero los cambios emocionales que tienen lugar cuando el reloj biológico decae son retos muy significativos y llevan a algunas mujeres al borde del desastre. Se supone que las mujeres cuarentonas o que rondan la cincuentena han de ser *abuelas* de niños pequeños, y no madres. Necesitan poder pasarles esas exigencias a una madre más joven.

Rita sigue un TSH. Con él le han mejorado los síntomas físicos, como los sofocos, y tiene un mayor equilibrio emocional. No creo que las terapias alternativas sean en este caso suficientes. Rita necesita toda la ayuda posible. El parche es el botón de muestra. No me imagino a su hija pequeña preguntándole si se ha tomado el fitoestrógeno (la hierba o planta de estrógenos «natural», la cual no sustituye a la hormona auténtica).

Este capítulo ilustra la interrelación de la mente y las emociones con las hormonas. Las mujeres con muchas responsabilidades, como la de tener hijos pequeños y ejercer una profesión, pueden llegar a un punto decisivo si además de tantas tareas tiene la menopausia. El TSH puede realmente ayudarles. La franqueza de la mujer con su pareja y sus hijos al hablar de la menopausia es un paso más en la dirección correcta.

Resumen

- **El muro de silencio cae con la llegada de la menstruación, la cual, por lo general, comprenden y celebran las chicas de hoy en día.**

- **Son cada vez más las mujeres que hablan de la menopausia con su pareja y sus hijos, aunque todavía queda un largo camino por recorrer en ese sentido.**

- **El TSH ha ayudado a algunas mujeres a restablecer la condición física y los síntomas emocionales de esa etapa de la vida, por ello ya no tienen que soportar en silencio y con sufrimiento.**

25

¿Dónde se han metido las abuelas?

Parece ser que la edad ya no es excusa para nada. El eslogan de Nike «¡Tan sólo hazlo!» ha sido acogido de modo entusiasta por jóvenes deportistas, adultos, ¡y también por las abuelas! Todo es posible. Hoy en día las abuelas escalan montañas, están al tanto de algunos canales de televisión que antes hubieran parecido impensables para una persona de su edad, aprenden a volar, se doctoran, tienen otro niño (en Italia o Francia, a cualquier edad), entran en política, se convierten en presidenta de gobierno.

De autor desconocido, estos versos, que siempre entran en sintonía con las mujeres mayores de nuestros grupos de trabajo, hablan de ese tema:

> En un remoto y distante pasado,
> cuando el ritmo de la vida no era así de acelerado,
> la abuela solía mecerse y tejer,
> hacer ganchillo y encaje y a los críos proteger.
> Cuando los niños en un aprieto estaban,
> a la abuelita llamaban.
> En aquel tiempo genial,
> confiar en la abuela era ideal.
> Pero hoy en el gimnasio está,
> pues mantenerse le mola más.
> Va de excursión con su pandilla,
> o con unos clientes a comer tortilla.

Al norte se va, a dar vueltas, o a esquiar,
teniendo la agenda completa a rabiar.
Nada la detiene, nada la amilana,
la abuela de hoy en día está bien chiflada.

En nuestra sociedad, las abuelas tienen un papel muy importante, aunque muy variado. Las hay que están demasiado ocupadas para ejercer de abuelas; otras se quejan de que ya no pueden hacer de abuelas.

Judy tiene ahora 70 años y hace 20 que pasó la menopausia. Siguió un tratamiento hormonal durante 5 años, pero ya no lo necesita. Su densidad ósea es excelente. No corre riesgo de sufrir un infarto.Su marido murió hace 15 años. Sus hijos se independizaron todos muy jóvenes y tienen sus propias familias. Cada dos años, ella y una amiga, también una abuela posmenopáusica, salen a perderse por ahí. Hacen senderismo, escalan montañas y van en canoa. El año pasado fueron a Nueva Zelanda a hacer «puenting». Sus hijas tienen que pedirles con mucha antelación el favor de que cuiden de sus nietos.

La madre de Judy vivió una vida muy protegida; no conducía y nunca viajó más allá de 100 kilómetros de su pueblo. Murió siendo una mujer muy delicada, a los 75 años, tras fracturarse la cadera a causa de la osteoporosis. Judy, en cambio, es una abuela moderna que aprovecha todas las oportunidades que la vida le ofrece en este momento. Ella es la que abandona el nido.

Paulina, de 54 años, se siente inútil porque su nuera le deja muy poco tiempo a sus nietos. Sólo tiene un hijo. Solía estar muy unida a él, pero ahora se siente marginada por su mujer. «Es una pena desperdiciar a las abuelas», me dice con tristeza. Ahora cuenta con tiempo libre, no trabaja y su marido todavía no está jubilado. Le encantaría cuidar a sus nietos. Cuando su hijo se los lleva de visita, les cuesta encontrarse cómodos y conectar con ella.

El papel de la abuela ha cambiado en los últimos 20 años, en apenas una generación. Hay muchas mujeres con 60 años que aún están deseando ser abuelas, mientras que sus hijos, ya treintañeros, siguen ignorando el reloj biológico. Algunas no tendrán nietos. La libertad sexual de la mujer, gracias a la píldora anticonceptiva, ha determinado que tener hijos y también el matrimonio sean cosas opcionales. Sí, es una lástima desperdiciar a las abuelas, pero puede que Pauline y otras como ella encuentren otra vía para dar rienda suelta a su energía y llenar ese hueco.

«El concepto de ancianidad está también cambiando –dice Sheila Kitzinger–. Las mujeres entre 60 y 70 años no son

> «El concepto de ancianidad está también cambiando [...] Las mujeres entre sesenta y setenta años no son ancianas. En vez de ello entramos en una activa y satisfactoria "tercera edad" ...»

ancianas. En vez de ello, entramos en una activa y satisfactoria «tercera edad» y, tras ella, una feliz y amable «cuarta edad». Las abuelas y las no abuelas tienen hoy en día una esperanza de vida de 85 años. Para que esa cuarta edad pueda ser feliz y saludable es necesario gozar de salud física y mental.

Si bien hay algunos naturópatas que consideran la medicalización de la menopausia una postura injustificada por parte de médicos y compañías farmacéuticas, no hay duda de que el grito de «siempre femeninas» y la introducción del TSH en los años sesenta han llevado a mejorar los programas de las campañas sanitarias femeninas. Una vez más, afirmo que *no* abogo por el TSH para todo, pero sí por el hecho de que todas las mujeres tengan una evaluación médica en esa etapa de la vida.

Las abuelas gozan en este momento de unas ventajas que sus propias abuelas no tenían. Las mujeres, por regla general, viven más tiempo que los hombres. Creo que la mayoría de las mujeres pueden enfrentarse al estrés emocional y a la pérdida mejor que los hombres. «Una mujer es como una bolsita de té –decía Nancy Reagan–, uno no puede decir lo fuerte que es hasta que no la metes en agua caliente.»

Hay abuelas preocupadas por los hijos adultos (hombres, generalmente) que no se van de casa, pero asumen el papel de padre/esposo.

Entre el grupo de mujeres con las que hablé sobre el cambio de papel de las abuelas, algunas hicieron hincapié en sus propios apuros. Divorciadas o bien viudas, tras varios años de matrimonio, tenían con ellas a hijos que no habían querido irse de casa y que habían tomado un papel patriarcal en el hogar. Estos hijos eran adultos, aunque en cierto modo eran aún niños, y habían asumido el papel del marido; tomaban decisiones y generalmente vivían sus vidas sin tener en cuenta los deseos o las necesidades de sus madres. Las madres seguían haciendo la limpieza y cocinando, además de pagar la mayor parte de los gastos domésticos. Les gustaría tener nietos, pero sus hijos no desean comprometerse y formar su propia familia.

Serena dice que su hijo de 30 años no quiere irse de casa porque cree que *ella* no puede vivir sola. La trata con muy poco respeto. Serena dice: «La mayoría de edad de los chicos no son los 21 años, sino los 30. Les tenemos en casa hasta esa edad y a menudo más. Las chicas dejan la casa y se casan o crean su propia casa y tienen hijos, pero los chicos se quedan como señores del feudo».

Serena cree que muchos jóvenes –y los varones en particular– tienen miedo de casarse, sobre todo si el matrimonio de sus padres ha fracasado. Serena y su hijo se llevan mal; no es una situación fácil para ella, pero el hijo insiste en quedarse en casa.

El marido de Joy murió hace un año. Ella aún llora su pérdida. Su hijo ha vuelto a casa y se ha apropiado de ella. Y no sólo ha asumido el papel del padre, sino también sus gestos. Esto no es lo que Joy desea, y se pregunta: «¿Qué es lo que lleva a pensar a estos chicos que necesitamos un hombre en casa, un pseudomarido?».

Hay madres que siguen salvando a sus hijos; incluso cuando los hijos se trasladan, les compran automóviles, neveras y cosas así. Les siguen lavando y planchando la ropa. Algunos de ellos son perpetuos aprendices incapaces de apañárselas por sí mismos, ganarse la vida y tomar una responsabilidad. Prefieren ganar menos dinero y a tener más tiempo libre. Muchos de ellos no desean tener la profesión o los valores que tuvieron sus padres.

A medida que seguimos hablando del cambio de papel de las abuelas, surgieron otros temas. No sólo era el problema de los chicos o de los hombres jóvenes que dejaban perplejas a sus madres; había abuelas que se sentían atrapadas, y en cambio otras se sentían libres.

Las hormonas tienen poco que ver con esos sentimientos, aunque no hay duda de que el TSH ayuda a algunas mujeres al mejorar su calidad de vida y también la duración de ésta. Ahora que las hijas optan por tener hijos más tarde, sus madres tienen que esperar más para ejercer de abuelas, así que el TSH puede ayudarles a mantenerse en forma para ese papel. Sin embargo, las hay que se sienten tan independientes con este nuevo bienestar que no están demasiado dispuestas a asumir ese papel.

Creo que ha llegado el momento de preguntarnos también: «¿Dónde se han metido los abuelos?».

Muchos de ellos han sucumbido a los infartos y a los derrames cerebrales.

Incluso en estos tiempos en que se tienen muy en cuenta los riesgos del tabaco y del colesterol, hay muchos que se jubilan y mueren; y dejan a un gran número de abuelas haciendo sus tareas. Pienso que también los hombres en la madurez tendrían que hacerse un chequeo físico y emocional. Desgraciadamente, son muy pocos los médicos que se interesan por el tema.

Resumen

- **El papel de la abuela ha cambiado considerablemente en los últimos veinte años.**

- **Hay abuelas que siguen ayudando a sus hijos, a sus hijas y a sus nietos, pero también viven su propia vida de modo satisfactorio e independiente.**

- **Algunas se lamentan de la falta de contacto con sus nietos, tanto por ellas mismas como por los niños, pues saben lo importante que son en la vida los abuelos.**

- Hay también quien se enfrenta al problema de los hijos, varones en particular, que viven en casa hasta los treinta y asumen el papel del marido que ha muerto o del hombre que se ha separado de su madre.

- También están las mujeres que no son abuelas hasta los 60 o 70 años, si es que llegan a serlo, pues tanto hombres como mujeres retardan la decisión de tener hijos hasta bien entrada la treintena.

Parte 5

Vías de sanación

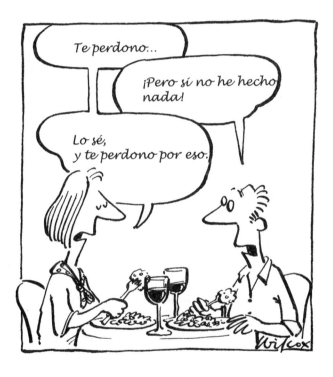

26

El perdón: bálsamo sanador y llave de la felicidad

El lugar más maravilloso de la Tierra
es aquel en el que un antiguo odio deviene un amor presente.
Un curso de milagros

¿Queremos paz? El perdón nos la ofrece. ¿Deseamos felicidad, tranquilidad
mental, seguridad y una sensación de valía y de belleza
que trascienda el mundo? ¿Deseamos la atención, la seguridad y la
calidez que da siempre la seguridad? ¿Deseamos un sosiego imperturbable,
una mansedumbre que no pueda ser herida, un consuelo profundo y
duradero y un reposo eterno que jamás sea alterado? Todo ello,
todo ello y más, lo da el perdón.
Un curso de milagros

Perdón es una de esas palabras que se utilizan mucho, como la palabra Dios. Desgraciadamente, por esa razón, a menudo pasamos por alto o desestimados los profundos y preciados dones que el perdón conlleva. A veces nos encontramos con gente que está en contra del perdón porque ha tenido una mala experiencia religiosa, o ha visto a amigos o conocidos ejercer un falso perdón y eso les ha repugnado. Una de las falsas ideas más comunes es pensar que perdonar significa aprobar los comportamientos hirientes, dañinos y negativos. Se ve el perdón como una «liberación de la culpa». Eso no es cierto; tiene que haber justicia, si es posible una justicia que devuelva la esperanza, no una justicia punitiva. La única persona que queda libre es la que ejerce el perdón. Al liberarse de la rabia, del odio y de la venganza se toma la firme decisión de no sufrir más, la decisión de sanar el propio corazón, la propia mente. Otro error es creer que el perdón significa negar lo que uno siente y fingir que lo que vemos con los ojos o sentimos en nuestro interior no está sucediendo. Eso no es cierto. Negarse los propios sentimientos acarrea malas consecuencias para la salud.

Kate era una mujer de 48 años, atractiva; una contable ejecutiva, divorciada y con dos niños. Decía que tenía «un trabajo divino», una actividad que le encantaba y apasionaba.

«¿Por qué quiero mandarlo todo a paseo? Estoy cansada, deprimida y no deseo levantarme por las mañanas.» Su hija de 24 años estaba esperando su primer hijo y Kate cree, según sus propias palabras, que «¡debería sentirme la persona más feliz del mundo!».

Kate me siguió explicando lo diferente que fue el primer embarazo de su hija del suyo. Kate se había quedado embarazada a los 16 años y sus padres la obligaron a tener el niño en otro estado y darlo en adopción. Y, cosas de la vida, el niño nació muerto.

Cuando recordó la historia empezó a llorar y después a sollozar, diciendo que en ese momento se había sentido aliviada y había pensado que lo único que quería era seguir con su vida y dejar atrás los trágicos acontecimientos. Sin embargo, nunca lloró la pérdida de ese hijo o sintió dolor o rabia por el rechazo y la falta de apoyo de sus padres. Le dije que escribiera una carta al hijo que había perdido y al que ella decidió llamarle David. Al cabo de unos meses, después de experimentar todos los sentimientos que había enterrado durante tanto tiempo, Kate empezó a reencontrar su vieja alegría. Finalmente, el perdón de Kate hacia sus padres y hacia ella fue un regalo de amor que se hizo a sí misma.

Con frecuencia, en la madurez, hay mujeres que todavía acarrean la pena, la culpa y la vergüenza de los abortos que tuvieron años antes. Otro tema importante es el resentimiento que guardan hacia sus maridos por no haber estado con ellas en el nacimiento de su hijo. El perdón es la clave para que esos grupos de mujeres se libren de los sentimientos que generan ambas situaciones.

Un error más con respecto al perdón es el que nos hace débiles e indefensos. Sentimos como si diéramos al otro luz verde para que vuelva a herirnos. Como si al perdonar, de algún modo, los otros se quedaran con la razón y nosotros con el error. Por alguna extraña razón

234

se tiene la idea de que la rabia es más fuerte que el poder del amor. Olvidamos que nosotros somos los únicos que sufren y pierden la sensación de paz.

El amor es la fuente de poder más sólida del mundo. No importa la intensidad con que estemos sufriendo, en algún lugar de nuestro interior hay siempre una elección. ¿Quiero ser correcta o quiero ser feliz? Veo a mujeres haciendo de madres y de amantes que ejercen un gran poder e influencia en un mundo que necesita mostrar que el amor es realmente más fuerte que el miedo. La siguiente historia, escrita por Don Goewey, director del Centro de sanación actitudinal de Sausalito, Estados Unidos, está extraída de su libro *Fishing for Fallen Light* (Pescar la luz caída). Goewey fue a Bosnia con un grupo de voluntarios respondiendo a la llamada de tres mujeres: Maja, Melita y Vesna. Ellas le pedían ayuda para superar el odio en sus corazones hacia quienes las habían violado y se habían ensañado con ellas. Goewey escribe:

Estas tres mujeres alquilaron una casa junto a otras cuantas y la hicieron confortable para las peregrinas que llegaban con el corazón destrozado. La casa estaba abierta a todo el mundo. No se discriminaba a nadie. Todo el mundo dañado por la guerra era bienvenido.

Un día, unas cuantas personas de la casita hicieron una sencilla proposición: «Vamos a formar un grupo y a hablar». Serbias, musulmanas, croatas, todas ellas. La propuesta fue acogida con miedo y recelo. Rápidamente surgió Caín entre los hombres. El mundo en el que se ha desarrollado esta guerra ha trazado una línea en sus mentes, una línea que creen no poder cruzar.

Al fondo de la habitación una mujer empezó a hablar. Se ajustó los pesados ropajes y empezó a hablar: «Soy de Sarajevo, musulmana. Los serbios mataron a mi padre y se llevaron a mi marido. Alenté a mis hijos este odio que nos está matando. Les envié a luchar. ¿Podéis creerlo? Pensé que el odio en sus corazones les haría más fuertes y les mantendría a salvo.»

Sacudió la cabeza y por un momento se le empañaron los ojos. Después prosiguió:

«Al cabo de poco más de un mes murieron en combate. Volvieron a casa envueltos en sacos de lona. Os digo: **Yo fui la que mató a mis hijos. No fueron los serbios. Yo les maté con mi odio.** Y hasta el día en que me muera, allí donde vaya, quiero decir a todas las madres que enseñen amor a sus hijos. También hacia sus enemigos. El odio es lo que les matará».

Para mí ésta no es la historia de una mujer bosnia. Es una historia mía. Cuando la oí, sentí que era una invitación personal a abandonar la rabia y la separación en mi corazón; no sólo por mí, sino por mis hijos y por mis nietos. Es una historia muy profunda que me llegó directamente al corazón. Es especialmente pertinente en un mundo que ha cambiado desde los sucesos de septiembre de 2001. He escuchado a gente de aquí, de Australia, contar que está viviendo una situación terrible de miedo e incertidumbre entre sus propias familias. No puedo ni imaginarme cómo será todo esto en Estados Unidos, Afganistán e Iraq.

La declaración de culpa de esa mujer musulmana me hizo pensar que era mi turno. Puedo sentirme impotente en cuanto a hacer cambiar de opinión a los líderes mundiales, pero ciertamente puedo hacer algo con respecto a las divisiones que hay en mi corazón. Sé que tengo una terrorista en mi interior que cuando hiere, arremete y culpa a los demás. Escuché esta historia como una invitación a dejar mis antiguos pesares y resentimientos. Un pensamiento te lleva a otro y luego a otro, y de modo colectivo se produce una fuerza que conduce al bien. No se trata sólo de mi paz interior, sino de la paz mundial; me siento capaz de hacer algo en vez de preocuparme.

Otro error sobre el perdón es pensar que si se perdona se tienen que hacer cosas que no se desean hacer, como «hacerse amigo» del ex marido o pasar más tiempo con la persona que nos ha herido. Eso no es cierto. No se trata de que uno tenga sentimientos afectuosos hacia esa persona o que nos tenga que gustar. Se trata de ver a la persona hacia la que sentimos tanto odio, o con la que estamos tan enojados –no importa lo que nos haya hecho–, como un ser humano. Uno puede ser incapaz de sentir amor, pero por la propia libertad, ver la situación con perspectiva y dejar que la vida, o Dios, ame a esa persona. Se puede dar marcha atrás y permitir que el amor encuentre el camino.

Una de las cosas más dolorosas que se puede hacer con uno mismo es mantener a alguien alejado de nuestro corazón. Entre las diferentes claves del perdón está la *buena voluntad*. A veces es casi imposible imaginar que en toda la vida se pueda llegar a perdonar a alguien. Es durísimo sólo el hecho de planteárselo. Lo único que se necesita para empezar ese proceso es un poco de voluntad. Una vez una mujer me dijo que ella «quería querer» perdonar a su padre por haber abusado de ella. Le aseguré que eso era lo único que necesitaba para disipar el daño y el dolor en un principio. A fin de conseguir su propia dicha y paz mental, deseaba abandonar la ira y los pensamientos dolorosos que tenía con respecto a él. Poco a poco, empezó a dejar de lado los pensamientos negativos de rabia y, después de un tiempo, fue capaz de ver a su padre rodeado de amor. No podía sentir un amor personal hacia él, pero podía verle rodeado de amor. Ése fue un paso decisivo para su futura sanación y su dicha.

¿Por qué perdonar? El perdón es la clave de la felicidad; nos libera de un pasado doloroso. Las raíces de nuestro dolor son como las del tocón de un viejo y retorcido árbol que están enterradas a gran profundidad. ¡No es extraño que duelan! El perdón deshace toda la maraña y finalmente nos ayuda a librarnos de la rabia, del dolor y de la vergüenza que nos producen penas y angustias.

Cuando uno se siente ofendido, siempre se centra en lo que no desea. ¿No es cierto que cuando nos sentimos mal, o heridos, acabamos sacando el «cuadernillo» y pensando en todo aquello que nos ha hecho esa persona en el pasado y echamos leña al fuego del daño y del dolor? Es así. ¿Pero es eso lo que queremos? ¿Nos sentimos así más felices o seguros, más alegres o tranquilos?

No se puede detener el sentimiento inicial, pero se puede, con algo de práctica, dejar de alimentar el fuego de la justificación y de la desdicha. Es de ayuda recordar que hay una opción: no ser víctima. Hacerse cargo de esos sentimientos heridos, y después, en nombre de la propia felicidad y generosidad hacia uno mismo, tener la voluntad de librarse de ellos. El cerebro no comprende las órdenes negativas. Aquello en lo que uno se centra es lo que se consigue, así, pues, hace bien en decir lo que se quiere y tener la voluntad de conseguirlo. Decir a nuestro cerebro que estamos dispuestos a hacer lo que sea para conseguir ser felices y estar tranquilos es emprender el camino del perdón y, finalmente, de la paz y de la felicidad. El perdón impide que el pasado se repita de modo inevitable. Ello significa vivir el presente sin la sombra del pasado.

La mayoría de nosotros tiene buen cuidado de no ingerir sustancias peligrosas o drogas, pues es consciente de los efectos perjudiciales que causan. En cambio, no somos ni la mitad de conscientes de los pensamientos tóxicos que dejamos campar libremente por nuestra cabeza. Nuestra mente es un ordenador muy bueno, y lo que programamos en ella tiene enormes consecuencias en nuestros sentimientos, nuestros cuerpos y en nuestras relaciones. Es ciertamente posible reprogramar nuestros pensamientos negativos. A veces cargamos con cosas en la cabeza y ni siquiera lo sabemos. Mi padre, que murió hace dos años, cuando yo era pequeña, era un policía bastante duro, un tipo de armas tomar. Hacia los 60 empezó a tener palpitaciones y se convirtió en un viejo hipocondríaco y gruñón. Unos años más tarde, para mi sorpresa y la suya propia, asistió a uno de los «Seminarios sobre el perdón» que mi marido y yo dirigíamos: «Sólo es para echar un vistazo a esa *historia* de la que siempre estáis hablando». Después del seminario no comentó nada, y cuando le preguntamos si le había gustado nos dijo que tal vez estaría bien para algunas personas. Una semana más tarde nos llamó una noche para decirnos: «¿Sabéis que la historia esa funciona?». Cuando le pregunté cómo es que había llegado a esa conclusión me contó lo que le había sucedido.

Como cada día, iba al trabajo por una carretera muy concurrida; llegaba un poco tarde y, por tanto, tenía prisa. Cuando se acercaba a un cruce se puso el semáforo en rojo y tuvo que detenerse. El corazón le latía con fuerza, se sentía rabioso y tenso y se agarraba al volante «como si estuviera en un maldito rally». De improviso, se encontró pensando en un antiguo comisario que le había acusado injustamente cuando él era un joven policía, y en la rabia que sentía aún cuando recordaba lo traicionado que se sintió por ese hombre. Entonces empezó a reírse y a decirse a sí mismo: «Soy un viejo chiflado; estoy a cientos de kilómetros y a 50 años de esa historia y aquel pobre diablo en el que estoy pensando debe estar muerto y enterrado. Seguro que él no está pensando en mí; al único que se le revuelve las tripas con esta historia es a mí. En ese momento dejé atrás el pasado y me dije: "¡Deja que ese pobre loco descanse en paz!"».

Después de descubrir lo efectivo que le había sido dejar atrás esas viejas ideas, mi padre empezó el verdadero proceso de liberarse de otras cosas dolorosas del pasado. Buscó algo bueno en cada persona que conocía, se ofreció a colaborar en su tiempo libre en el Centro de sanación actitudinal e hizo muchos nuevos amigos. Durante los últimos 15 años de su vida, mi padre fue un hombre feliz y entrañable rodeado de amigos y familiares que le amaban.

Ejercicio del perdón

- Siéntese en una silla y piense en una persona por la que sienta rabia.
- Deje que los sentimientos hacia esta persona fluyan dentro de sí.
- ¿Qué siente su cuerpo?
- Haga una lista de sensaciones, tanto físicas como emocionales.

Ahora, tenemos una lista de los sentimientos que deambulan libremente por la cabeza, ¿por qué intoxicarnos nosotros mismos con todos esos residuos? Como un acto de benevolencia hacia uno mismo hay que estar dispuesto a liberarse de todos esos sentimientos, a perdonar.

A veces me preguntan cuánto tiempo se tarda en perdonar. Mi amigo y maestro, el doctor Jerry Jampolsky, dice:

Nunca es demasiado pronto para perdonar
Nunca es demasiado tarde para perdonar
El perdón tardará tanto en producirse como uno crea que tardará
Si se cree que nunca sucederá, nunca lo hará
Si se cree que tardará seis meses en suceder, se tardará seis meses
Si se cree que tardará sólo un segundo, se tardará tan sólo un segundo

Resumen

- **El perdón no aprueba un comportamiento dañino ni hiriente. Pero tiene que haber justicia, aunque no una justicia punitiva.**
- **El perdón sólo pide ver a la persona que nos ha herido como un ser humano con toda su fragilidad.**

- El perdón no significa negar los sentimientos negativos que se sienten hacia el otro; eso es malsano. Se tienen que aceptar primero los sentimientos heridos y después liberarse de ellos.

- Cuando uno se libra de los pensamientos negativos y actúa con amor, y no con rabia o con miedo, la persona perdonada es uno mismo.

- Lo único necesario es querer perdonar.

27

El amor encuentra un camino

Un hombre abandonará a su madre y una mujer dejará su hogar,
de manera que caminarán juntos y los dos serán uno.

Canción de boda

Lo que se ofrece a los demás se experimenta en el interior. Lo que se ve en los demás fortalece. Cuando nos planteamos la vida con temor, acabamos instalando en nuestro cerebro «gatillos» que acusamos a los otros de disparar. Esto es muy evidente y doloroso en la relación con nuestros hijos adolescentes. A menudo vienen a verme personas que están «al borde del abismo», dominados por el miedo, la ira y la desesperación, sin saber qué hacer con su hijo o con su hija. El miedo llega a ser terrible cuando el hijo consume drogas.

Siento mucha compasión y empatía hacia esos padres. A mí también se me revolvieron las tripas de miedo e impotencia cuando uno de mis hijos se metió en un asunto de drogas. A los 17 años se fue de casa para ir a vivir con más gente en un piso compartido, pero al final se vio prácticamente viviendo en la calle. Vivimos todo eso con un miedo y una ansiedad constante. Nos sentíamos culpables. Le culpamos y nos culpamos a nosotros mismos. Creíamos que él nos culpaba. Intentamos tácticas para controlarle de cerca. Probamos todo tipo de argucias y/o manipulaciones psicológicas, tantas como pudimos nosotros y todos nuestros compañeros de profesión. Llegamos a pensar incluso en ponerle un detective privado que nos diera alguna idea de lo que estaba haciendo. Pero, obviamente, nada de eso funcionó. Lo único que conseguimos fue apartar aún más a Craig y desesperarnos. Sólo nos quedaba rezar. No es que no hubiéramos rezado antes, sino que ahora nos veíamos desarmados y sin saber qué hacer.

A veces, en medio de la noche, me despertaban las sirenas de la policía sonando a lo lejos. En aquella oscuridad, la mente vive obsesionada por el miedo y el pánico.

Intento describir la lucha interna que a menudo precede a una entrega total y profunda a la libertad. Más pronto o más tarde, en la vida, muchos tenemos la oportunidad de enfrentarnos a esa batalla interna, la ocasión de entregarnos a una mayor libertad. Eso me ocurrió a mí en ese momento. No nos damos cuenta de que no hay que luchar, de que nosotros (y nuestros seres queridos) estamos totalmente a salvo en brazos del amor, suceda lo que suceda. Para mí, esa entrega fue todo un proceso que duró varios años, pero no me di cuenta hasta ese momento. Como la mayoría de las victorias, llegó con una batalla. Sabía realmente que en cualquier circunstancia me salvaría el poder del amor, en el que creía, pero en el que a veces olvidaba confiar. Sabía de primera mano lo que era verse desprovisto repentina y trágicamente de los seres queridos. Había experimentado el horror de «recibir un golpe en la vida», de soportar lo insoportable cuando mataron a mi madre y a mi abuela. Sólo tenía en aquel entonces 13 años y nunca antes de ese fin de semana había salido de mi casa. Así que el pánico, el pavor de que ello volviera a ocurrir era mucho más de lo que podía soportar. Cuando recuerdo aquellas noches angustiosas, me doy cuenta de que no tenía dónde ir. Realmente no tenía ninguna otra opción que entregar a Craig y a mí misma en brazos de una realidad y un amor más fuertes. Al igual que un ciervo herido, atrapado y rodeado por perros de presa, tenía una razón, y también una gran desesperación, para abalanzarme a una nueva libertad por medio de la entrega. Decidí utilizar esos momentos nocturnos como una oportunidad. Cuando me despertaba, en vez de preocuparme, veía a Craig rodeado de una «zona de seguridad portátil» de gracia, sostenido en brazos del amor. No importaba donde estuviera o qué estuviera haciendo, yo le enviaba amor.

De vez en cuando, nuestro hijo pasaba por casa para vernos. Sólo veía lo mejor de él. Veía lo difícil que le era venir y lo valiente que era. Rechacé la invitación mental de poner mi energía en su cuerpo delga-

> **Más pronto o más tarde, en la vida muchos tenemos la ocasión [...] de entregarnos a una mayor libertad.**

do y consumido. Un día fui a la casa donde estaba, llamé a la puerta y pregunté si podía limpiarla. Tuve el privilegio de que aún confiara en mí. Le limpié la casa y le llené el frigorífico de comida. Recé por ser fuerte y me comprometí a ver a la gente joven de la casa como individuos que sufrían interiormente y que necesitaban amor y aceptación. Lo hice varias semanas durante algunos meses –no estoy segura de cuánto tiempo, tantos meses como necesité. Sentía que limpiar esa casa era como limpiar mi corazón de las arrogancias y los prejuicios que tenía sobre la juventud, las drogas, lo que consideraba buen y mal comportamiento, y muchas cosas más. Después de todo, era la hija de un policía, y el policía que llevaba en mi cabeza se volvía loco con lo que veía. Pero, poco a poco, con la fuerza del amor, mientras limpiaba me fui quedando limpia.

Mi marido y yo nos pasamos tiempo, mañanas y tardes, rodeándole de *amor incondicional.* Al final de ese período soñé que Craig era un bebé al que daba de mamar. En el sueño, dejaba de mamar durante un instante y me dedicaba una sonrisa de leche. Seguí visualizando esa imagen a fin de contemplar su placer e inocencia y sentir lo mucho que le amaba. Poco tiempo después, una mañana a primera hora, Craig nos vino a ver a casa muy consternado y nos despertó. Le cogí y lloramos los tres. Volvió a casa al poco tiempo y empezó un largo proceso de curación y rehabilitación con nosotros. Hoy en día Craig es un hombre que tiene todo mi respeto y mi amor. Es un ser humano lleno de fuerza, pasión e integridad, con una enorme capacidad de amar. Sé que más que la mayoría de los hombres que conozco se ha enfrentado a sus sombras y a sus demonios y ha sacado a la luz, con la gracia de Dios, a un ser humano muy bello.

El perdón significa ver la luz divina en todos, sin importar su comportamiento.

Practicar la fuerza del amor

- Ver sólo lo mejor de las personas.
- Ser un «descubridor de amor», en vez de un «descubridor de faltas».
- Ver a la gente con la luz del amor. Hay que decirse esto mientras se conduce, se espera constantemente mensajes telefónicos o se cruza con la gente de

la calle. Debe hacerse con la gente que uno siente más cercana y con la que se tienen problemas.

- Celebrar las pequeñas victorias. Reafirmarse cuando se consigue realizar algo que cuesta esfuerzo. Decir «lo he hecho» cuando se hace algo, y después describir qué se ha hecho.
- Cuando alguien nos hace algo que nos hiere, debemos ser conscientes de las opciones que tenemos; podemos ver un acto intencionado de maldad, o el error de alguien que está interiormente mal y está haciendo una llamada de socorro.
- Agradecer tres cosas al menos cada día. Antes de acabar el día, asegurarnos de que hemos dicho a cada uno de los de casa algo que apreciamos de ellos.

He visto mucho dolor, mucha rabia y mucha confusión en familias en las que los hijos intentan separarse de ellas. Suele ser muy desconcertante. El hijo con el que la madre tenía unos lazos muy estrechos y que era la alegría de su vida, de repente se vuelve huraño, reservado y malhumorado. No ayuda el hecho de que tal vez la madre esté pasando por la menopausia (para acabarlo de arreglar). El padre a menudo está también en otras historias. Todo esto puede ocasionar tensión entre los padres y verse toda la familia envuelta en unos momentos intentos y angustiosos. Lo importante es saber que todo esto no sucede por ser malos padres o porque se esté haciendo algo mal. En realidad, suele significar ser unos buenos padres que han proporcionado al hijo o a la hija la suficiente seguridad para que pueda tomar la puerta y «dar un portazo».

En nuestra sociedad actual, no sólo la puerta de entrada da portazos, sino que el hijo vuelve por la ventana. El adolescente que todavía vive en casa necesita el apoyo de la familia, pero también separarse y hacer su vida. Sólo los padres y los hijos muy valientes se aventuran en esa peligrosa senda. Somos la primera generación que tiene a los hijos en casa mientras van a la universidad o no pueden permitirse irse de casa por otras razones. Aun así, esos jóvenes tienen el suficiente coraje para desear seguir su propio camino, para ser independientes. Quieren sentirse seguros y preguntan: «¿Me querrás aunque no lleve el tipo de vida que has pensado para mí?»

Una de las fases clave en el desarrollo de nuestra personalidad es la necesidad de separarnos emocionalmente de nuestra familia como parte del camino a la edad adulta. En algunas culturas, esta transición se respalda con una ceremonia de «rito iniciático». Generalmente se trata de un modo simbólico de reflejar cómo el niño se separa de la madre para unirse a «los hombres» o a «las mujeres», y deja atrás la infancia y se convierte en adulto. De este modo, los padres no sienten ninguna sensación de culpa o de fracaso, sino que aceptan la marcha y la respetan. La comunidad respeta al hijo y a los padres. Nuestra hija pequeña, Meneas, no quiso esperar a ser adolescente para dar ese paso; en realidad, empezó a darlo a los 5 años. Una mañana ajetreada, mi marido le estaba dando prisa para ir al colegio y le dijo que tenía que estar en el automóvil antes de dos minutos. Ella se dio media vuelta y le dijo: «No soy ni un gato ni un perro para que me hables así; soy una niña y no puedes hablarle así a una niña».

Desde muy pequeña tenía un gran sentido de su propio yo, para el cual exigía integridad y respeto. Creo que al nacer 10 años después que sus hermanos, que tenían 10, 12 y 14, disponía de gran atención emocional. Era una niña muy querida, no sólo por sus padres, sino también por sus tres hermanos. Ello le hizo tomar conciencia de su yo, y desde esa postura tenía la suficiente seguridad para manifestar su personalidad desde muy pequeña.

Esto no surgió así de improviso. Cuando Donatus y yo empezamos a vivir juntos, los niños tenían 6, 8 y 10 años. Con el fracaso y el trauma de mi primer matrimonio y tras el inicio de una nueva relación, mis hijos se sentían muy inseguros. Supe que para que ellos se sintieran controlados y fuertes en la vida yo tenía que hacer cambios esenciales en la mía. Al mismo tiempo tenía que trasmitirles cuánto les amaba y lo importantes que eran para mí. Dada la edad que yo tenía (32 años), al poco tiempo de casarnos quisimos tener otro hijo.

Sabíamos que era importante implicar a los chicos en el proceso. Cuando les preguntamos si estaban de acuerdo en que tuviéramos otro niño, respondieron con un categórico y rotundo «NO». Les escuchamos y decidimos dejar pasar un tiempo hasta que estuvieran preparados.

Sabía por propia experiencia que para que esta nueva familia tuviera una posibilidad de funcionar yo tenía que enfrentarme a ciertas cosas serias. Tenía que haber otro camino. La cosa más importante que tuve que hacer fue la de perdonar a mi ex marido, el padre de mis hijos, y también a mí misma por todo el dolor y la amargura que nos habíamos causado durante el tiempo que estuvimos juntos. Por el bien de mis hijos, y el mío propio, tenía que dejar atrás la rabia y el resentimiento.

Empecé por escribirme una carta a mí misma, diciéndome cuán amada fui y por qué necesitaba y merecía perdonar y ser perdonada. En la carta dije a Patricia que deseaba hacer eso como un acto de amor hacia ella. Después escribí una carta dirigida a mi ex marido (no se la envié) en la que le perdonaba y le pedía perdón. Empecé visualizando un puente de fácil acceso hacia delante y hacia atrás entre los niños y él. Finalmente, reuní valor para telefonearle y quedar después a tomar café. Aunque muy lento, pues ambos teníamos mucho miedo, el proceso siguió adelante. Nunca olvidaré, dos años más tarde, las caras de los niños cuando su papá vino a cenar con nosotros una noche por primera vez desde que nos habíamos separado. *El amor había encontrado un camino.*

Nuestros hijos —con nuestro hijo mayor, Mark, a la cabeza—, después de tres años de decirles que queríamos tener un hijo, nos dieron un gran y abrumador «SÍ». Habíamos preparado el camino. El embarazo llevó a toda la familia a una nueva identidad, a compartir un objetivo y a un nuevo vínculo. También dio lugar a que llegara a nuestras vidas Margaret Smith, pues la elegí como ginecóloga. Le pregunté qué le parecería si llevaba a toda mi familia a las visitas prenatales para implicarlos así en la llegada del nuevo miembro. A fin de que mis otros hijos se sintieran totalmente implicados, y con las oportunas medidas médicas, quise tener el bebé en casa. Meneesha nació en casa en presencia de Donatus, los niños y una comadrona. Margaret llegó a los quince minutos del parto. Una semana más tarde, Mark puso una pegatina en medio de la puerta de su habitación que ponía «El hogar está en el lugar en el que uno nace». Cuando lo vimos nos dimos cuenta de que no sólo teníamos un nuevo hijo, sino también una nueva unidad familiar. Sería una unidad en la que los seis gestionaríamos las alegrías, las penas, los disgustos y las celebraciones de nuestras vidas en el presente y en el futuro.

La historia anterior sobre la identidad plantea una cuestión realmente importante de la que quiero hablar: el *declive* de una relación. Si uno no se siente «cómodo» cuando se está con el otro, y tiene que ir con pies de plomo con respecto al otro, es probable que la raíz de ello esté en lo vivido al inicio de la vida en común. Pero esto no significa que sea demasiado tarde. Es probable que no se desee hablar de cosas que se sabe que traerán problemas, o que se haga más por «contentar» al otro que porque se piense así. El conflicto entonces se ve como algo malo, y, por consiguiente, se evita, pues no se sabe cómo enfrentarse a él.

Cuando esto le ocurre a una pareja, le pido que me cuente cómo se fueron ellos de casa cuando eran adolescentes. Hay familias que tienen la norma tácita de «sigue el juego y te querrán». A largo plazo, el pago de «ser bueno» es sentirse solo, vivir una vida de tranquila desesperación. Se vive entonces como si uno fuera un robot en una cinta transportadora. Se hace un maestro en el arte de fingir. El hecho de fingir bloquea incluso sentirse amado, pues siempre habrá una cláusula oculta: «Si supieras realmente como soy, no me querrías». Ése es el síntoma que tiene un hijo que sólo ha conocido el amor condicional: «sigue el juego a la familia o si no te rechazarán»

A veces, la razón de la auténtica angustia de la separación de nuestros hijos en la época de la adolescencia es que nos damos cuenta de que nosotros no cumplimos con esa separación. Al igual que los hijos, desarrollamos estrategias para estar seguros, ser amados, ser importantes, ser mimados y todo eso. Es difícil liberarse de todo ello en nombre de uno mismo. ¿Podría el auténtico yo levantarse? Con frecuencia no sabemos de quién se trata, pues ha habido mucha pretensión, y pueden surgir el resentimiento, la culpa y la depresión. El miedo es lo que más excluye, lo que más separa. El amor es siempre lo que más agrupa y consolida. Nunca es demasiado tarde. Tiene que haber, y hay, otro camino. Lo único que se necesita es un poco de voluntad, el amor encuentra el camino.

El perdón es el medio. El perdón es la conciencia en acción. La conciencia viene de dentro, libera los nudos de nuestras represiones. Cuando en nuestra vida damos la bienvenida a la conciencia, los bloqueos y los agravios desaparecen, el velo cae y el corazón se abre.

Perdonar significa no descartar a nadie de nuestro corazón.

Abrir el corazón al amor

A continuación damos algunos consejos prácticos para tranquilizar, sanar y entregar dulcemente el corazón al amor:

- Escribir cartas (sin enviarlas) a uno mismo, a familiares o a aquellos que nos importan. Enviar los mensajes que durante años hemos estado reteniendo. Hablar en ellos de quiénes somos realmente.
- Liberar emociones reprimidas. Eso ayuda a liberar la energía retenida y aligera la carga.
- Permitirse dar rienda suelta a las lágrimas.
- Verse uno mismo soltar las cuerdas de montones de globos atados al dolor, al miedo y a las emociones negativas del pasado. Observar cómo ascienden y dejarlos volar muy lejos.
- Comprarse un ramo de flores como agradecimiento hacia uno mismo, hacia el ser interior que nunca nos ha abandonado y que ha estado con nosotros en las buenas y en las malas. Dejar que las flores nos digan «gracias».
- Escribir una carta a la pareja (uno decide si se quiere entregar o no). En la carta, pediremos perdón y, a la vez, perdonaremos las pretensiones, la falta de atención y los reproches que han impedido a cada uno llegar al corazón del otro.

El perdón significa liberarse de la rabia y de los «pensamientos de ataque». *Nadie puede hacernos enfadar sin nuestro permiso.*

La gente a menudo culpa a los demás de las opciones y decisiones que ha tomado. Cuando pensamos que una persona o un suceso ha sido la causa de nuestros sentimientos, estamos responsabilizando a esa persona o a ese suceso de lo que nos ocurre. Cada vez que pensamos que son los demás los que nos hacen actuar o pensar de cierto modo, estamos renunciando a nuestro derecho a ser libres.

Todos cargamos interiormente con una imagen de cómo debe funcionar el mundo. Somos conscientes de algunos aspectos de esa imagen, pero inconscientes de otros. ¿Tenemos una idea preconcebida de cómo es un buen marido? ¿Qué esperamos de una buena familia? ¿Qué es un buen día para nosotros? Seguramente, todos nosotros tenemos ideas de todo esto, pero no somos conscientes de ellas. Vemos el mundo no como es, sino como pensamos que debería ser. Esa lente altera todo lo que vemos. Cuando nuestras expectativas no se cumplen, nos angustiamos porque el mundo no funciona como creíamos que debería funcionar.

Si uno se siente impotente, es probable que culpe a otro de ello. El *disgusto* es un trabajo interno. Uno nunca se altera por aquello en lo que cree; ése es uno de los principios de la sanación actitudinal (*véase* inferior). Cada vez que se culpa a otro de nuestros disgustos, se crea un peligro. Debe recordarse que cuando se echa la culpa a otro, detrás de ello hay un miedo escondido. Si se tiene la voluntad de obrar a *mi manera,* el amor encontrará el camino. Ello nos dará el valor para responsabilizarnos de nuestras opciones, sentimientos y acciones. Hay que ser un adulto responsable de las propias percepciones. He visto a menudo a mujeres que se acostumbran a «no ser» personas. Han estado durante años haciendo las comidas que convenían a su marido y a su familia. Han cocinado lo que gustaba a los otros. Cuando salen fuera a comer, dejan que sea el marido el que elija el restaurante y cosas así. Hay que ser consciente de las veces que se adopta la actitud de «no sé, me da igual». De ese modo evitamos tomar decisiones. Observemos cuántas veces al día decimos «debería», «tendría», «tengo que» o «debo de». Hay que empezar cambiando los «debería» por «podría», y después optar por hacerlo o no. Son sólo pequeños pasos, pero marcan una gran diferencia en la autoestima.

Principios de la sanación actitudinal

1. La esencia del propio ser es el amor.
2. La salud es paz interior. Salud es liberarse del miedo.
3. Dar y recibir es lo mismo.
4. Podemos liberarnos del pasado y del futuro.
5. El ahora es el único momento que existe y cada instante es para dar.
6. Podemos aprender a amarnos a nosotros mismos y a los demás perdonando, y no juzgando.
7. Podemos llegar a ser descubridores de amor en vez de descubridores de culpas.
8. Podemos optar por la paz interior, a pesar de lo que ocurra exteriormente.
9. Somos aprendices y maestros unos de otros.
10. Debemos centrar la atención en la vida entera, y no en fragmentos de la misma.
11. Puesto que el amor es eterno, la muerte no debe contemplarse con miedo.
12. Podemos percibir siempre a los demás invitándonos a amar o pidiendo ayuda.

Nos sentiremos más fuertes si empezamos por nuestras propias emociones. Debemos contemplar nuestros sentimientos como unos instrumentos de navegación que nos guían hacia nosotros mismos. Si los sentimientos dan sensación de paz, uno llega a un lugar de amor. Si los sentimientos crean una sensación de desasosiego, es que se ha pasado del amor al miedo. Guardarse interiormente la rabia obstaculiza la capacidad de experimentar paz interior. Hay que tener claro que el objetivo es la paz mental, no cambiar o castigar al otro. Un medio seguro y eficaz para angustiarse es ver en los demás cosas negativas, o culpar a los otros de la propia angustia. Volver a lo mismo una y otra vez es como rascar la costra de una herida. Aquello que tenemos como objetivo es lo que conseguimos; no obstante, hay un camino. *Lo único que se necesita es un poco de voluntad para querer verlo de un modo diferente. Después, a través de los miedos rotos, el amor encuentra el camino.*

Resumen

- **El perdón nos permite actuar desde el amor, no desde la rabia y el miedo.**
- **Amar a nuestros hijos incondicionalmente nos permite sobrellevar los problemas de la adolescencia y les permite a ellos separarse de nosotros sabiendo que son amados y respetados por lo que son.**
- **Culpar a los demás de nuestras decisiones y angustias nos hace sentir totalmente impotentes.**
- **Podemos optar por sentir paz interior a pesar de lo que ocurra en nuestro entorno.**
- **Lo único necesario es la voluntad.**

28

Encontrar un significado en nuestro interior

El amor es el camino que recorro con gratitud
Curso de milagros

¿Nadie se ha sentido nunca como si estuviera andando por un páramo con los zapatos cargados de tierra seca? Ocurre cuando todo parece demasiado duro y uno pierde el sentido de lo que se está haciendo. Muchas de nosotras conocemos ya el preaviso de pieles ajadas, huesos frágiles y vaginas resecas, pero la sequedad emocional y espiritual de la madurez sigue siendo con frecuencia un misterio imprevisible. Un día, un misterioso viento árido malogra nuestro exuberante jardín. El sentido que le demos al caos que sigue de modo natural, y cómo etiquetemos esta parte de la historia de nuestra vida, determinará el modo en que pasemos la madurez. Puede pasar que ésta transcurra en medio de resentimiento, miedo y soledad. O puede que estemos arropados por nuestros amigos y nuestra familia e invirtamos nuestra energía en dar y recibir en comunidad. Obviamente, no existe una manera única de encontrar paz interior, felicidad e integridad; sólo existe nuestra propia manera.

Delores era una profesional de gran éxito que había alcanzado la cima en su labor y había recibido los más importantes galardones de los colegas locales y también de los de toda Australia. Era una madre dinámica, atractiva, llena de vida; tenía dos hijos adolescentes y formaba parte activa en los colegios de sus hijos y en otros grupos de su comunidad. El mundo perfecto de Delores se vino abajo cuando su marido le dijo que estaba enamorado de otra y que al día siguiente dejaría la casa para siempre.

Durante los seis meses siguientes, Delores se vio inmersa en un sentimiento de vergüenza y rabia hacia ella misma; estaba amargada y vengativa, era una mujer infeliz. Me dijo: «Se suponía que mi vida no iba a ser así». Creía que su vida era una farsa y que había fracasado en todos los sentidos; afirmaba que su éxito profesional se debía a que había buscado cobijo a la sombra de sus colegas varones.

———————

Nuestra sociedad no nos conduce a desarrollar las herramientas básicas para crearnos una vida interior. De hecho, vivimos en una época en la que se infravalora la importancia de la espiritualidad, la conciencia y la madurez emocional. A veces se necesita caer en el fango o recibir de la vida «una palmadita en el hombro». En otras palabras, cuando todas las soluciones externas del pasado dejan de ser una solución o un consuelo, nos vemos forzados, armados de valor, a buscar en nuestro interior respuestas y significados propios.

Delores no tuvo otra solución que meterse en el ojo del huracán. Yo sabía que si se imbuía en su propio caos, en vez de luchar contra él, finalmente encontraría paz interior. Ayudada y respaldada por mí a no juzgar sentimientos ni ideas, Delores empezó a advertir su falta de valía, su vergüenza y su fracaso. Los sentimientos que había evitado la habían llevado a ser «perfecta» y a conseguirlo todo en todas las facetas. Había creado la que sus familiares y amigos consideraban «la familia ideal y el matrimonio perfecto». Delores empezó a rastrear los sentimientos hacia su padre y sus dos hermanos. Aunque ella era obviamente inteligente, fueron sus hermanos los que tuvieron una educación en un colegio privado y a quienes les respaldaron en sus estudios universitarios. Por ser chica fue a un colegio privado local y la animaron a «buscarse la vida» y conseguir un trabajo para casarse después. Ella lo que quería era realizar estudios superiores, pero su padre la desanimó, incluso la ridiculizó; le dijo que era una pérdida de tiempo y dinero. Delores trabajó durante el día y consiguió estudiar por la noche. Decidió que haría más cosas y sería mejor que los demás; así se aseguraba de no sentirse otra vez inepta o incapaz. ¡Iban a ver!

Dolida como estaba, y con ríos de lágrimas, Delores empezó un proceso de sanación interior. Tras varias semanas de introspección y de detenerse en su sentimiento de culpa y de reproche, empezó a liberarse de la carga. Surgieron energías renovadas en su interior. Empezó a contemplarse con admiración por su tenacidad, fuerza y valor, y surgió de ella un sentido del yo. Cuando fue capaz de pasar por la fase de liberación de los sentimientos que guardaba hacia su padre, dicho de otro modo, de perdonarlo en nombre de su propia libertad, empezó a sentir paz interior.

En mis 26 años de consulta, me siento agradecida y también una privilegiada por haber trabajado con un gran número de hombres y mujeres excepcionales. Cuando están ante mí y me cuentan sus historias, no puedo menos que sentir humildad e inspirada por su capacidad para encontrar soluciones, una vez se sienten cómodos y seguros en un lugar donde nadie los juzga y donde sienten una confianza y un amor incondicional. Me he dado cuenta de que, incluso en las personas más sanas, la edad madura es, sin lugar a dudas, una época de grandes cambios y una etapa de desarrollo. Nuestra cultura está repleta de mensajes negativos sobre la vejez. Las tarjetas de cumpleaños están repletas de chanzas sobre «estar en la cima» y de mensajes sobre la necesidad de entrenadores físicos, dietas para perder peso, tratamientos faciales, michelines, cremas con colágeno y estiramientos para protegerse de la vejez y mantenerse lo más lejos posible de ella. En cierto modo nos da cierta vergüenza envejecer.

Estoy muy agradecida a Margaret por muchas cosas, entre ellas el hecho de que sea mi maestra desde hace 13 años. Por extraño que parezca, no tengo demasiadas amigas o familiares que me hayan mostrado «el camino» de la madurez y el envejecimiento. A mi madre y a mi abuela las asesinaron delante de mi casa cuando yo tenía 13 años. Mi madre tenía 38 años, y mi abuela, 64, de modo que mi vida ha transcurrido sin parientes cercanos que me allanaran el camino. Ciertamente muchas de nosotras carecemos de buenos modelos a seguir en la madurez y más adelante. Si miramos a nuestro alrededor, a la gente que conocemos, ¿cuántas personas envejecen satisfactoria y felizmente?

Los antropólogos nos dicen que, en nuestra cultura, cuando un número importante de gente experimenta cambios análogos surgen los mitos y los rituales. Necesitamos mitos y rituales para dar validez a nuestras experiencias y para encontrar un sentido en lo que nos ocurre, así como para movernos en cada etapa de nuestro camino, reuniendo riquezas y viendo posibilidades. Sin embargo, los mitos y los rituales necesitan tiempo para evolucionar y tal vez la experiencia de la madurez no ha tenido el tiempo suficiente en la historia de los mitos para estabilizarse. Por primera vez en la historia de la humanidad tenemos una etapa de madurez larga y una población anciana. Si tenemos valor, llegaremos a ello, seremos «creadores de mitos». Y habrá una generación futura que creará los rituales que girarán en torno a esos mitos.

Dada esa falta de mitos y ritos nos sentimos confusos, pues no hay un mapa o un indicador que nos señale dónde estamos, y menos a dónde vamos. En otras etapas de nuestra vida tenemos indicadores que se reconocen fácilmente: cumpleaños, ceremonias de graduación, la consecución de un buen trabajo, el matrimonio, la compra de una casa, tener hijos. Además, tenemos a nuestros padres, amigos y profesores que nos animan y nos aclaman. Sin embargo, llega la época de la madurez y parece que estemos solos, con pocos modelos o indicadores. Para algunas mujeres, superar esta etapa se hace más difícil, pues sus herramientas habituales, al igual que sus hormonas, están alteradas. Otras ven que su capacidad de levantarse y «ponerse en marcha» se evapora con la pérdida de estrógenos. Esto no significa que nunca puedan volver a actuar. A menudo eso significa que la *manera* de vivir en la vida en el pasado no les sirve en el presente y es realmente inadecuada para el futuro.

> **Todo lo que creamos en el presente se transfiere automáticamente al futuro. Si queremos tener un futuro tranquilo, necesitamos crear un presente tranquilo.**

A veces, los sueños y las expectativas de lo que van a ser nuestras vidas no se cumplen. «Se suponía que mi vida no iba a ser así», me han dicho muchas mujeres, y creen que les queda poco tiempo para realizar sueños futuros. De este modo nos sorprende saber que hemos pasado mucho tiempo en la vida en «conseguir llegar a algún sitio», que cuando llegamos no sabemos dónde estamos o, lo que es más importante, *quiénes* somos. Algunos esperan ser ese «adulto» que llega y de repente tiene todas las respuestas.

No obstante, «la vida es un camino, no un destino», y para valorar el camino hay que vivir el presente. Tenemos que dejar los «si…» (si… ganara la lotería se acabarían mis problemas) y los «tan sólo que…» (tan sólo que... mi marido fuera menos exigente y me escuchara...). Ahora es el momento de empezar a ser honestos con nosotros mismos, saber lo que queremos experimentar y de responsabilizarnos de nuestras propias opciones. Todo lo que creamos en el presente se transfiere automáticamente al futuro. Si queremos tener un futuro tranquilo, necesitamos crear un presente tranquilo.

He oído decir: «La vida es cambio; podemos resistirnos o dejarnos llevar por él», pero probablemente también aprenderemos a nadar. Sin embargo, podemos hacer algo más que tan sólo aprender a nadar; podemos cuestionarnos las cosas y optar por ir más allá de nuestras propias historias. Mirar en conjunto proporciona una objetividad y una sabiduría que proviene de la experiencia, al menos así podemos dar un significado a los muchos aspectos de lo que ocurre en nuestra vida. Desde la perspectiva global podemos ver este período de la vida con respeto y valorar las múltiples habilidades y el conocimiento adquirido. Además, todos hemos visto y sentido el cambio en nosotros mismos, por tanto, somos capaces de dar los consejos más prácticos y de ofrecer una visión más amplia de las cosas que dará a nuestra propia generación, así como a las futuras, flexibilidad, compasión y esperanza.

En esta etapa tan poderosa de nuestro desarrollo accedemos a unas lluvias refrescantes y sanadoras para nuestro desierto –lluvias que pueden aplacar y dar sentido, sanar las brechas de las relaciones pasadas y arrastrar las divisiones entre cuerpo y alma. Ellas reportan esperanza al espíritu, fortaleza al cuerpo y nos ayudan a hablar de la vejez y a enfrentarnos a sus horrores y miedos.

Podemos empezar a equilibrar los miedos y los medios, el poder y el propósito, el cuerpo y la materia con la mente y el espíritu, y así tendremos la posibilidad de barajar nuevos caminos para ser, conocer y actuar. Tenemos el privilegio de ser portadores de una llama de sabiduría, de modo que estamos preparados para pasar a la generación siguiente la esperanza de hacer rituales de nuestros mitos, la compasión para cuidar a nuestras familias y comunidades, y el amor para llevar la paz al mundo.

Resumen

- El vacío emocional y espiritual y la decepción respecto a lo que ha llegado a ser nuestra vida es uno de los mayores retos de la madurez.

- La introspección anímica es a veces necesaria para deshacerse de los sentimientos negativos que tenemos hacia los demás. Ello y perdonar a quienes nos han herido, y a nosotros mismos, es la única manera de, finalmente, experimenta la paz interior.

- Los mitos y los rituales pueden ayudarnos en las crisis que experimentamos en las distintas etapas de nuestra vida. Es necesario desarrollarlos a medida que nuestra población envejece, así podremos apoyarnos en ellos al llegar a la madurez y a la vejez.

Notas de las autoras

P. 21 «Susan Davis [...] hizo recientemente el siguiente llamamiento: "Basta de bombardear a las mujeres con el HRT".», S. Davis, *Australian Doctor*, h. 2000.

P. 22 «Ello no prueba, por tanto, que (las hormonas) produzcan cáncer, pero hace que los cánceres sensibles al estrógeno se desarrollen con mayor rapidez.», Doctor Barry, Wren, *Menopause*, Oxford University Press, Oxford, 2000. Escribió también: «Las hormonas no dan pie a mutaciones oncogénicas».

P. 28 «Victor Frankl [...] escribió el libro titulado *Man's Search for Meaning*». Washington Square Press, New York, 1963, *El hombre en busca de sentido*. Editorial Herder, 1991.

P. 37 «En cambio, John Lee, médico norteamericano, confiere en sus trabajos un total protagonismo a la progesterona.», *What Your Doctor May not Tell You About Your Menopause*, Warner Books, 2004 (*Aquello que tal vez su médico no le dijo sobre la menopausia*).

P. 37 «Sin embargo, en un pequeño estudio realizado por mí y por mis colegas hace unos cinco años, no encontramos ningún resultado que lo confirmara.», O'Leary, P. & Smith, M., *Clinical Endocrinology*, vol. 53, nº 5, 2000, pp. 615–620.

P. 48 «Recomendamos el libro *Power over Panic* [...], », Fox, Bronwyn, *Power over Panic,* Alpha Books, Australia, 2001.

P. 51 «Últimamente se prescribe un compuesto químico llamado tibolone [...] esta sustancia mimetiza algunos de los efectos del estrógeno y la testosterona, de modo que alivia síntomas como sofocos [...]» Estudios que avalan el tibolone: «El tibolone alivia los síntomas del climaterio en las mujeres con una sintomatología muy acusada» Landgren, MB, Helmond, F.A. & Engelen, *Maturitas,* vol. 50, 2005, pp. 222-230, y especialmente Kenemans, P. & Speroff, L., «Tibolone: Consejos clínicos y guía práctica: informe de International Consensus Group» *Maturitas,* vol. 51, 2005, pp. 21-28, www.sciencedirect.com.

P. 65 «Doris Lessing dice: «La temida menopausia no apareció: mis reglas desaparecieron y ya está.», *Under My Skin* (Bajo mi piel).

P. 66 «Hay un 50 % de mujeres que tienen pocas molestias y no necesitan tratamiento hormonal [...]», Morse, *Menopause Transition: Progress in the Management of Menopause,* Parthenon, Londres 1997.

P. 72 «En mi opinión, que una mujer joven siga un tratamiento hormonal para paliar la pérdida de estrógenos no significa que corra el riesgo de sufrir cáncer de mama...» *Véase también* Eden, J. A., "A case control study of combined continous strogen-progestin replacement therapy among women with a personal history of breast cancer" *Menopause,* vol. 2, 1995, pp. 67-72; y B. G, *Menopause,* Oxford University Press, Oxford, 2000.

P. 77 «Mi historial ginecológico se correspondería con el de las mujeres de campo...», Lessing, Doris, *Under my Skin* (Bajo mi piel).

P. 81 «Katherina Dalton y Wendy Milton, y más recientemente el Dr. John Lee, han escrito ampliamente sobre ello [...]», Dalton & Hilton, *Once a Month,* Hunter House, Reino Unido 1999-2004; progesterona natural en www.womensheathlondon.org.uk; Dr. John Lee, *What Your Doctor May Not Tell You About Your Menopause,* Warner Books, New York, 2004.

P. 82 «El catedrático Jim Brown, uno de los más destacados investigadores australianos, estudió durante 20 años a mujeres de 35 a 55 años [...]» Esta exposición tuvo lugar en el Prince Henry's Hospital de Melbourne. Nunca llegó a publicarse.

P. 101 «En 1999, el Congreso de la Sociedad Australiana de Menopausia se llamó "Conseguir el equilibro adecuado".» («Getting the Balance Right»), *Changes*, 2000, circular divulgada en el citado congreso.

P. 104-105 «Las pruebas clínicas indican que este fármaco (tibolone) alivia muchos síntomas de la menopausia sin causar molestias mamarias [...]» Estudios que lo confirman: Landgren, Helmond, F. A. & Engelen, «El tibolone alivia los síntomas del climaterio [...]» *Maturitas*, vol. 50, 2005, pp. 222-230, y, especialmente, Kenemans, P. & Speroff, «Tibolone: consejos clínicos y guía práctica.» *Maturitas*, vol. 51, 2005, pp. 21-28.

P. 106 «Hay especialistas en osteoporosis que dicen que se administre el TSH a las mujeres que están en la franja de los 60 a los 70 años y que se siga durante un largo período [...]» La idea de administrar estrógeno durante un largo período a mujeres mayores se desechó tras el estudio WHI (Women's Health Initiative) que revelaba el posible incremento de hemiplejías en aquellas mujeres de cierta edad que seguían un tratamiento de sustitución hormonal, aunque recientes estudios lo siguen avalando, por ejemplo, Canley en «Terapia de estrógeno y fracturas en mujeres de edad», *Annals Internal Medicine*, vol. 122, 1995, pp. 9-16.

P. 107 «La reciente preocupación acerca de que la progesterona del TSH pueda incrementar riesgos como el cáncer de mama y la formación de coágulos (trastornos de coagulación) no tiene demasiada base [...] Aquellas que siguen una terapia limitada (de menos de cinco años) pueden estar seguras de que es apropiada y segura.» Hillner, «Postmenopausal estrogens in prevention of osteoporosis benefit virtually without risk if cardiovascular effects are considered. *American*

Journal of Medicine, vol. 80, nº 6, junio de 1986, pp. 1115-1127; *véase también* Hillner, «Estrogen therapy for geriatric osteoporosis: just one ball in a complex juggling act», *Southern Medical Journal,* vol. 85, nº 2, agosto de 1992, pp. 6-10, y Hammond, «Confronting ageing and disease: the role of HRT».

P. 107 «**En la actualidad no se puede afirmar que el TSH prevenga o palíe las enfermedades coronarias o los derrames cerebrales.**» Estudio PEPI, *Journal of the American Medical Association (JAMA)* vol. 273, 1995, pp.199-209; Halley, «Effects of estrogen or estrogen/progestin regimes on heart disease risk factors in postmenopausal women», grupo de investigación HERS, *JAMA,* vol. 280, 1998, pp. 605-613; Pines, Amos, «WHI and aftermath: loking beyond figures" *Maturitas,* vol. 51, ejemplar 1, 16 de mayo de 2005, pp. 48-50.

P. 107-108 «**El estudio HERS (1998) [...] El estudio WHI (2002) [...] Writing Group for the Women's Health Initiative**, «Risks and benefits of estrogen and progestin in health postmenopausal women: principle results from the WHI Randomised Controlled Trial." *JAMA,* vol. 288, 2002, pp. 321-333.

P. 111 «**El deseo de las mujeres de mantener los efectos benéficos y sistémicos de las hormonas, en cuanto a calidad de vida y longevidad se refiere, las expone al inevitable problema de las hemorragias endométricas.** S. K. Smith, *Progress in the Management of the Menopause,* Parthenon, Londres 1997.

P. 112 «**[...] se descubrió que esa estimulación exclusivamente a base de estrógeno a largo plazo incrementaba siete veces la incidencia de cáncer de endometrio [...]**» Marrett & Meigs, *American Jorunal of Epidemiology,* vol. 116, 1982, pp. 57-67. Este clásico estudio realizado por un experto ginecólogo americano causó alarma hasta que se descubrió que la suma de progestógenos anulaba el aumento del riesgo de sufrir cancer endométrico: Beresford, *Lancet.* vol. 349, 1997, pp. 458-461.

P. 120 «**Las mediciones de la temperatura cutánea y de la circulación periférica, concretamente de cabeza y brazos, llevadas a cabo en estu-**

dios recientes, muestran que *el sofoco no es lo mismo que el rubor.*»
Freedman, «Pathophysiology and treatment of menopausal hot flushes» *Seminars in Reproductive Medicine,* vol. 23, nº 2 mayo de 2005,
pp. 117-125.

P. 120 «Germaine Greer, dice: "el proceso que hace que los vasos
sanguíneos de la superficie cutánea se dilaten es similar al que hace
que algunas personas nos acaloremos cuando sentimos vergüenza y nos
pongamos coloradas".», Germaine Greer, *The Change,* Ballantine, Londres, 1991 / Anagrama, Barcelona, 1993.

P. 121 «Recientemente se ha demostrado que ciertas clases de antidepresivos alivian los sofocos a algunas mujeres [...]» Loprinzi, «Venla-
faxine in the management of hot flushes in survivors of breast cancer»,
Lancet, vol. 356, 2000, pp. 2059-2063.

P. 123 «Somos muchos los que estamos de acuerdo con los especialistas
en psicología social que indican que "la idea de que la menopausia es
una experiencia universal, tanto a nivel biológico como fisiológico o
social, debe tomarse muy seriamente en cuenta".», Avis, «The evolution
of menopause symptoms», *Balliere's Clinical Endocrinology and Metabolism: The Menopause,* Balliere Tindall, Reino Unido, 1993, cap. 2.

P. 123 «[...] de esos especialistas señalan que gran parte de los síntomas que las mujeres esperan tener y que se han atribuido a la
menopausia por la bibliografía médica son *"componentes de un estereotipo de mujer menopáusica y no la experiencia real de la mayoría
de las mujeres".»,* Albery, «Politics of menopause», Smith, *Progress
in the Management of the Menopause,* Parthenon, Londres, 1997, pp.
12-17.

P. 123 «Es cierto que los síntomas registrados varían. Así, por ejemplo, los estudios realizados con mujeres japonesas difieren bastante de
los realizados con mujeres norteamericanas.», Albery, «Politics of the
menopause», en Smith, *Progress in the Management of the Menopause,*
Parthenon, Londres, 1997, pp. 12-17.

P. 129 «La brillante escritora inglesa Iris Murdoch, fallecida en 2002, narra gráficamente el gradual deterioro de una mente inteligente y el dolor de su marido soportando la enfermedad.», Bayley, *Elegy for Iris / Elegía a Iris*, Picador, Londres, 2001-Alianza Editorial, Madrid, 1999.

P. 129 «Hay algunas pruebas de que los estrógenos pueden mejorar la memoria inmediata.», Robinson, «Estrogen replacement therapy and memory in older women», *Journal of the American Geriatrics Society*, vol. 42, 1994, p. 919-922.

P. 129 «[...] no se ha demostrado ningún aumento de la incidencia de depresión profunda o trastornos mentales que estén asociados a la menopausia natural.», Dennerstein & Helmes, «The menopause transition and quality of life: methodological issues», *Quality of Life Research*, vol. 9, 2000, pp. 721-731.

P. 130 «Está demostrado que la deficiencia hormonal, especialmente la falta de estrógeno, produce cambios de comportamiento y problemas de aprendizaje, así como en la memoria.», Kumura, «Estrogen therapy may protect against intellectual decline in postmenopausal women", *Hormonal Behaviour* (Comportamiento hormonal), vol. 29, 1995, pp. 312-321.

P. 130 «Numerosos estudios realizados en Estados Unidos señalan que las mujeres que siguen un TSH son menos propensas a desarrollar trastornos mentales», Le Blanc, «Hormone replacement therapy and cognition: systematic review and meta-analysis» *JAMA*, vol. 285, 2001, pp. 1489-1499.

P. 130 « [...] los científicos dicen que es necesario realizar pruebas clínicas extensas y a largo plazo antes de que los médicos adopten terapias dirigidas a las mujeres con el *sólo* propósito de mejorar la función cerebral.», Davis, *American Society of Reproductive medicine Annual Meeting*, Abstract 0-199, presentado el 15 de octubre de 2003.

P. 131 «Cada vez hay más indicios de que la testosterona, la principal hormona masculina, ejerce un efecto protector en algunas funciones cerebrales.», Davis & Burger, «Androgens and postmenopausal women» *Journal of Clinical Endocrinology & Metabolism,* vol. 81, nº 8, agosto de 1996, pp. 2759-2763.

P. 134 **«Mi amiga Susan Maushart lo relata claramente en su libro** *Wifework* **(El trabajo doméstico).»,** Bloomsbury, Londres, 2001.

P. 134 **«Germaine Greer en** *The Whole Woman* **(La mujer completa) habla mucho de este tema.»,** Germaine Greer, *The Whole Woman,* Anchor, Londres, 1999/Ed. Kairós.

P. 135 **«Una de las historias más excéntricas y graciosas que he leído sobre las mujeres se publicó en nuestro periódico nacional [...]»** *Véase* http//inventors.about.com/library/inventors/blgabe.htm

P. 142 **«Los estudios científicos sobre los efectos del TSH en el peso desmienten que suponga un aumento del mismo.»,** Kritz & Barrett-Connor, «Long-term postmenopausal hormone use: obesity and fat distribution in older women», *JAMA,* vol. 275, 1996, pp. 46-49.

P. 142 **«Casualmente, se descubrió que las mujeres que habían aumentado de peso en los tres años en que se hizo ese estudio eran las que** *no* **seguían el TSH.»** «The PEPI Trial» (Estudio PEPI), *JAMA,* 1996, vol. 275, pp. 46-49.

P. 144 **«Se ha demostrado que la risa mantiene los corazones sanos.»,** Argyle, M., «Is hapiness a cause of Health?», *Psichological Health*, vol. 12, 1997, pp. 769-781.

P. 145 **«Lorraine Dennerstein dice: "Según parece, las mujeres maduras de Melbourne disfrutan de la vida; eso se contradice con los estereotipos negativos".»** Dennerstein, «Mood and the Menopausal Transition», *Journal of Nervous Mental Disorders,* vol. 187, 1999, pp. 685-691.

P. 146 **«En la época de la madurez, los hombres sufren con más frecuencia trastornos de conducta/hostilidad, y abusan de sustancias, mientras** que las mujeres son más propensas a desarrollar trastornos de ansiedad y depresión.», Klose & Jacobi, «Can gender differences in the prevalence of mental disorders be explained by sociodemographic factors», *Archives of Women's Mental Health,* vol. 7, nº 2, 2004, pp. 133-148.

P. 146 «Se ha demostrado que un tratamiento a base de estrógenos reduce la ansiedad y la depresión *leve* en las mujeres menopáusicas», Seeman, «Psychopathology in Women and Men: focus on female hormones», *American Journal of Psychiatry,* vol. 154, 1997, pp. 1641-1647.

P. 146 «[...] antes de que se pueda prescribir un TSH con el único objetivo de mejorar la función cerebral [...], es dudoso que alguna mujer opte por utilizarlo sólo para ese fin.», Dennerstein, «Mood and the Menopausal Transition», *Journal of Nervous Mental Disorders,* vol. 187, 1999, pp. 685-691.

P. 146 «El estudio más reciente de la *New England Journal of Medicine* se colgó en Internet seis semanas antes de su publicación.», Hays, «Effects of strogen plus progestin on health-related quality of life» *New England Journal of Medicine,* vol. 348, 8 de mayo de 2003, p. 1939-1954.

P. 153 «En una portada del *Time,* Robert Wright habla de las cuestiones que provocan la tristeza que conduce a la depresión.» Wright, «The evolution of despair», *Time,* 28 de agosto de 1995.

Pág. 155 «Según un estudio [...] muchas mujeres mayores "antes que la muerte, temen pasar por la experiencia de perder la independencia [...]"», Sekeld, «Quality of life related to fear of falling and hip fracture in older women», *British Medical Journal,* vol. 320, 2000, pp. 341-346.

P. 158-159 «Los resultados de un estudio realizado en Australia [...] indican que el 60 % de las mujeres y el 30 % de los hombres sufren una fractura por osteoporosis después de los 60 años [...]», Estudio DOES. *Medical Journal of Australia, 1977.*

P. 167 «El riesgo genético de contraer cáncer, en mujeres portadoras de un gen específico, es tan sólo de un 5 % en todo tipo de cáncer de mama», Karas, «Cancers of the female reproductive system», Rogerio Lobo, Jennifer Kelsley & Robert Marcus, *Menopause: Biology and Pathobiology,* Academic Press, N. York, 2000, pp. 360-365.

P. 167 «**Al menos la mitad de los cánceres de mama no tienen receptores de estrógenos, de modo que no se debe fundamentalmente a la estimulación hormonal [...]**» Mismas fuentes que la cita anterior.

P. 168 «**[...] el estrés, el primer hijo a edad tardía y no dar de mamar, incrementan el riesgo de sufrir cáncer de mama.**», Eden, «Risk factors for breast cancers», B. G. Wren & L. E. Nachtigall, *Clinical Management of the Menopause,* McGrawHill, Sidney, 1996.

P. 168 «**Antes se pensaba que una dieta alta en grasa era peligrosa, pero los estudios recientes no lo han confirmado.**» Mismas fuentes que la cita anterior.

P. 168 «**¿Se está incrementando la incidencia de cáncer de mama? Sí, pues se han detectado muchos casos debido a adecuados chequeos previos**» Olsen & Gottzche, P. C., «Cochrane review on screening for breast cancer with mammography», *Lancet,* vol. 358, 2001, pp. 1340.

P. 168 «**[...] la tasa de muertes debidas a este tipo de cáncer está decreciendo gracias a que se descubren en una fase primaria de desarrollo.**», Reynolds, «Declining breast cancer mortality», *Journal of National Cancer Institute,* vol. 91, 1991, pp. 750-753.

P. 168 «**Entre los 60 y los 70 años es más probable que las mujeres mueran de un infarto o de un derrame cerebral que de un cáncer de mama [...]**», Horton, «Screaning mammography», *Lancet,* vol. 358, 2001, pp. 1284-1285.

P. 168 «**[...] el tibolone es una alternativa que muchos especialistas utilizan para mejorar los síntomas de deficiencia de estrógeno sin estimular el tejido mamario.**», Marchesoni, «Postmenopausal hormone therapy and mammography breast density», *Maturitas,* vol. 53, ejemplar 1, 10 de enero de 2006, pp. 59-64.

P. 169 «Está científicamente probado que el virus del papiloma (HPV, según siglas en inglés) causa un tipo de cáncer cervical.», Minoz, «Human papilloma virus and cancer: the epidemiological evidence», *Journal of Clinical Virology*, vol. 19, 2000, pp. 1-5; y Teede, «And overall assessment of HRT», *Australian Family Physician*, vol. 31, nº 5, 2002, pp. 413-418.

P. 169 «Un estudio realizado hace diez años en un grupo de mujeres de 80 años, e incluso más, que habían fallecido por otras causas que no eran el cáncer de mama, demostró que el 25 % de esas mujeres, según la autopsia, habían tenido previamente un cáncer de mama no diagnosticado.», Teede, «An overall assessment of HRT», *Australian Family Physician*, vol. 31, nº 5, 2002, pp. 413-418.

P. 169 «Ciertamente, a una mujer que haya tenido un cáncer de mama con receptores de estrógenos positivos no se le debe recetar un TSH después, aunque los estudios realizados por Wren y Eden y su grupo de Sidney han demostrado que las mujeres que utilizaron un TSH en ese caso no experimentaron un incremento en el riesgo de reaparición del cáncer y que el grupo que recayó no seguía ningún TSH.», Eden, «A case control study of combined continuous estrogen-progestin replacement therapy», *Menopause*, vol. 2, 1995, pp. 67-72.

P. 174 «La doctora Alexandra Graziottin, una ginecóloga [...] afirma [...]» Graziottin, «Hormones and libido», Smith, *Progess in Managements of the Menopause*, Parthenon, Londres, 1997.

Pág. 175 «[...] la terapia hormonal tiene un papel importante en cuanto a la conservación de la función sexual.» Mismas fuentes que en cita anterior.

P. 175 «Germaine Greer [...] dice: aquellas que han vivido el declive del deseo sexual como una liberación no tienen remedio.» Mismas fuentes que en cita anterior.

P. 175 «Germaine Greer dice, asimismo: "En la sexualidad, como en todo lo demás, imponemos un comportamiento ético".» Greer, *The Whole Woman*, Anchor, Londres, 1999.

P. 180 «Con el tiempo el *amor* llega a ser el vehículo [...]», Houston, *The Search for the Beloved: Journeys in Sacred Psychology,* Tarcher, Los Ángeles, 1987.

P. 196 «En un estudio publicado en 1999, Davies señaló que la administración de testosterona mediante parches en mujeres premenopáusicas con bajo nivel de testosterona aliviaba en gran parte los síntomas relacionados con el síndrome premenstrual [...]», Davis, «Androgen treatment in women», *Medical Journal of Australia,* vol. 170, 1999, pp. 545-549. El profesor Davis pertenece al Jean Hailes Centre, Melbourne.

P. 199 «Un reciente estudio [...] dice que no hay correlación entre los niveles de andrógenos (hormona masculina) y la función sexual en las mujeres.» Davis, «Circulating androgen levels and self-reported sexual function in women», *JAMA,* vol. 294, 2005, pp. 91-96.

P. 235 «La siguiente historia, escrita por Don Goewey [...] está extraída de su libro [...]», Goewey, *Fishing for Fallen Light,* Wakan Press, Estados Unidos, 1998.

Agradecimientos

Queremos dar las gracias a todas aquellas mujeres que nos han explicado sus historias, en especial a Sonja Kitcher, amiga y paciente, quien nos sugirió hace dos años que escribiéramos las historias acaecidas a las mujeres en su tránsito a través de la madurez. Cuando nos dijo que las mujeres no estaban seguras de si lo que les ocurría se debía a las hormonas o a otras cosas, surgió el título del libro. Su grupo de amigas y seguidoras realizaron después un cuestionario que les ayudó a ver sus propias historias con perspectiva.

Un tema recurrente en estas mujeres era que no se sentían escuchadas y que no se respondía completamente a sus preguntas. A pesar de la plétora de libros que hay en el mercado, hay muchas cuestiones que permanecen sin respuesta.

Muchas gracias también a nuestra amiga y colega, la doctora Anne Jequier, quien escribió gran parte del capítulo 9 ¡Ay, me olvidé de tener hijos!, que contempla la difícil cuestión de la menopausia prematura y de la esterilidad relacionada con la edad. Esta doctora es una especialista internacional, experta en andrología, el estudio de las hormonas masculinas y de la esterilidad. Durante muchos años ha realizado prácticas en el campo de la esterilidad femenina y en la fertilidad in vitro, así como en el terreno de la ginecología y de la obstetricia.

Gracias también a la Dra. Maria Weekes, amiga y psiquiatra, quien afirma que nuestra obra conjunta es complementaria y clara.

Agradecemos a la Dra. Alexandra Graziottin, directora del Centro de Ginecología y Sexología clínica de Milán, Italia, que nos haya permitido publicar parte de su trabajo sobre la libido del ser humano.

Le damos las gracias, asimismo, al psiquiatra infantil Dr. Gerald Jampolsky, mentor y amigo de ambas. Es el fundador del primer Centro de Sanación actitudinal de Tiburón, Estados Unidos, inaugurado en 1975. Jampolsky se inspiró en el ejemplo dado por sus jóvenes pacientes que, a pesar de sufrir un cáncer terminal, supieron asumir lo que les sucedía y vivir en paz. Comprendió que tenía que cambiar su propia actitud a fin de hacer lo mismo. Su trabajo a favor de la paz en países como Bosnia ha sido reconocido internacionalmente.

Y, sobre todo, les damos las gracias a Donatus, Mark, Craig, Lahra y Meneesha.

Lecturas recomendadas

Temas generales

FRANKL, Victor, *El hombre en busca de sentido*, Ed. Herder, Barcelona, 2004.

GREER, Germaine, *El cambio: mujeres, vejez y menopausia,* Ed. Anagrama, Barcelona, 1993.

— *La mujer completa,* Ed. Cairos. Barcelona 2000

HENDRIX, Harville, *Conseguir el amor de su vida,* Ed. Obelisco, Barcelona, 1997.

JAMPOLSKY, Gerald, *Amar es liberarse del miedo,* Los libros del comienzo, Madrid, 1994.

JAMPOLSKY, Gerald, *Adiós a la culpa,* Los libros del comienzo, Madrid, 1994.

Temas médicos

ÁVILA, José O., *La osteoporosis o fragilidad ósea,* Edicions Cedel, Barcelona, 1992.

BELTRÁN PONS, Bartolomé, *Siempre mujer: ante la menopausia,* Salvat Editores, S.A., Barcelona, 1988.

BOTELLA, LLUSIÁ, José, *Edad crítica: climaterio y menopausia,* Salvat Editores S.A., Barcelona, 1990.

CASTILLO OJUGAS, Antonio, *Osteoporosis,* International Marketing & Communications, S.A., Madrid, 1993.

CUTTLER, Winnifred; GARCÍA CELSO, Ramón, *Tratamiento médico de la menopausia y la premenopausia,* Ediciones Medici, S.A., Barcelona, 1987.

DÍAZ CURIEL, Manuel; RAPADO, A., *Manual sobre osteoporosis,* Pharma Consult, Madrid, 1994.

DÍAZ-RUBIO, E.; ESCUDERO, Manuel, *Cáncer de mama,* International Marketing & Communications, S.A., Madrid, 1998.

DOVER, Clare, *La osteoporosis,* Editorial Edaf, S.A., Madrid, 1996.

FLÓREZ LOZANO, José Antonio, *La mujer ante el cáncer de mama,* Edika, Med, S.L., Barcelona, 1994.

SCHNEIDER, Sylvia, *Menopausia,* Ediciones Urano, S.A., Barcelona, 1992.

Páginas web útiles

Asociación española contra el cáncer
www.aecc.es
Ofrece un espacio dedicado a las personas que padecen cáncer de mama.

Asociación española para el estudio de la menopausia
www.aeem.es

Asociación española contra la osteoporosis
www.aecos.es
Pretende orientar a las mujeres que padecen esta enfermedad.

Sociedad australiana de menopausia
www.menopause.org.au

Cáncer de mama
www.breastcancer.org

Atención a las mujeres
www.caringforwomen.com.au

Centro de menopausia Jean Hailes
www.jeanhailes.org.au

Enfoque vital (Patricia Michalka)
www.lifefocus.com.au

Salud femenina
www.womenshealth.medscape.com

Menopausia: mitos y medicina
www.abc.net.au/science/menopause

Página de la salud en la madurez
www.midlife-passages.com

NAMS (siglas en inglés para **Sociedad norteamericana de la menopausia**)
www.menopause.org

Ministerio de Sanidad y Consumo
www.msc.es

Pº del Prado, 18-20
28014 Madrid
Tel. 901 40 01 00

En la web se informa sobre qué es la menopausia y cómo afrontarla de la mejor manera posible (alimentación, ejercicio físico, consejos, etc.). También podrá consultar otras enfermedades relacionadas con esta etapa de la vida, al mismo tiempo que aparecen direcciones de asociaciones con las que podrá contactar.

La historia de Margaret
Por qué las hormonas son importantes para mí

Comprender las hormonas femeninas y sus efectos parece ser el principal objetivo en mi vida. ¿Cómo ha llegado a serlo?

La medicina no me enseñó demasiado sobre lo que es ser una mujer. En la época en que yo estudiaba en Adelaida, hace 50 años, la medicina era una carrera masculina. En una clase de 80 personas, sólo 4 éramos mujeres. No se nos animaba a que nos especializáramos e incluso nos negaban la residencia. Nos decían que nos fuéramos y que tuviéramos hijos, que éramos una pérdida de tiempo y de recursos pues no teníamos la resistencia necesaria.

Por fortuna, ignoré esos consejos. De hecho, eso me incitó a lograrlo, costara lo que costara. Y tuvo un coste: no tuve hijos. No podía encajarlos en mi apretado programa de trabajo. Me arrepiento de ello ahora, cuando veo a mujeres que trabajan en el campo de la medicina y tienen ambas cosas, familia y profesión.

En aquellos primeros años teníamos que ir al extranjero a licenciarnos, ya que en Australia no había facultad de obstetricia y ginecología. Eso ocurría en 1978. Estuve estudiando en Edimburgo durante cuatro años y realicé mis exámenes de posgrado con muy buenos resultados. Mis profesores de ginecología eran todos hombres, y las clases eran todas sobre cirugía, de cómo extraer un órgano afectado que sangraba y causaba dolor.

Antes de que la píldora anticonceptiva saliera al mercado, en los años sesenta, la medición hormonal no era fácil. Sin embargo, en la actualidad, en mi consulta se realiza la medición hormonal para diagnosticar y tratar a las mujeres.

Yo deseaba ser profesora universitaria, pero mi aventurero marido, cirujano, me llevó a Papúa Nueva Guinea, donde, durante los siete años siguientes, fui la única obstetricista y ginecóloga de toda la región del altiplano. Las aventuras que tuve allí serán el argumento de mi próximo libro.

En 1971, mi marido y yo abandonamos Nueva Guinea con gran pesar. Nos fuimos a Perth, así él podía ampliar la enseñanza de cirugía torácica, pero nunca se sintió cómodo con el estilo de vida de allí. Nos marchamos en los años ochenta.

En 1972, fui bien recibida como profesora universitaria, y durante los quince años siguientes estuve enseñando a muchas generaciones de futuros médicos. En 1978, con el apoyo de los catedráticos Christopher Nordin y John Martin y la ayuda del Dr. Dale Evans, creé la primera clínica de la menopausia en el oeste de Australia, la cual lleva ahora mi nombre.

Ahora tengo poco más de 60 años y sigo practicando la ginecología (ahora sin niños y sin cirugía, tan sólo hablo y escucho).

Hace tres años padecí una enfermedad grave, con seis semanas de cuidados intensivos y casi tres meses de hospitalización. No creí que fuera a recuperarme, pero salí del agujero negro y me puse a revisar este libro, pues creo que es un mensaje para muchas, muchísimas mujeres. Ha habido estudios norteamericanos, como los de Women's Health Initiative (WHI) y otros, que saltaron en su momento a las primeras planas, y las mujeres tuvieron miedo de seguir un TSH, y sus médicos de recetárselo. En el tiempo en que este libro se ha editado, los estudios de WHI se han considerado y revisado. En la actualidad, el TSH que siguen las mujeres de 50 años para paliar los trastornos de la menopausia se considera seguro y admisible. Más importante aún: es lo único que realmente trata la deficiencia hormonal.

Los médicos varones me enseñaron la *ciencia* de la medicina. Realmente esa enseñanza fue un regalo que me hicieron, pero aún estoy más agradecida a mis profesoras, es decir, a todas las mujeres a las que he cuidado. Quiero homenajear a las miles de mujeres a las que he tenido el privilegio de atender en mis 50 años de profesión. Ellas me enseñaron el *arte* de la medicina.

Conocí a Patricia hace 25 años, cuando vino a verme porque quería tener su cuarto hijo. Había médicos que no creían que fuera algo seguro. Estuve de acuerdo en ayudarle, y todo fue bien. De hecho, ella lo hizo todo tan bien que me perdí el parto; claro que junto a ella había una competente comadrona y tenía el apoyo de toda su familia. Desde entonces hemos trabajado juntas, en sanación actitudinal, en educación y en dar apoyo a las mujeres durante todos los cambios que experimentamos. Ha sido una asociación fructífera que ha culminado con la creación conjunta de este libro.

La historia de Patricia
La vida me ha llevado en la palma de la mano

Amor, pérdida y sanación son lecciones que he aprendido toda la vida una y otra vez. Fui una niña muy querida, hija única, que estaba demasiado mal para ir andando al colegio, pues sufría una lesión de corazón congénita y tenía los pulmones delicados. Antes de los 10 años, estuve a punto de morir varias veces. La dedicación de mi madre me enseñó que lo que más necesita la gente es que se la escuche y comprenda. Y me ayudó a interiorizar y a saber, siendo niña, la fuerza de tener conciencia propia. «Escuchadme los dos –grité a mis padres– se trata de mi corazón y de mi cuerpo, y voy a operarme.» Y así fue cómo se tomó la decisión de operarme a corazón abierto en 1955, cuando tenía 10 años.

Con su sueldo de policía, mi padre me pagaba un servicio de atención especial las veinticuatro horas del día. Segura del amor de mis padres, años más tarde, cuando descubrí la sanación a través de las actitudes, descubrí la verdad; supe en lo más profundo de mi alma que la esencia del ser es el amor. Ser tratado con amor y sentirse respaldado nos da la sensación de que podemos conquistar el mundo. Es un sentimiento estimulante. Pasamos gran parte del tiempo diciendo a los demás y a nosotros mismos lo que no somos. Es más importante afirmar lo que realmente somos, nosotros y los demás.

Mi infancia en un barrio de Sidney con mi guapa madre (antigua modelo) y mi inmenso, enérgico y sociable padre quedó destrozada el día en que mi madre y mi abuela murieron atropelladas por un automóvil cuando cruzaban la calle para ir a ver al párroco de nuestra parroquia. Yo tenía 13 años. En su funeral tuve mi primera experiencia sobre el verdadero perdón. Por el camino vi llegar a una mujer y a un hombre joven temblando, llorando y encogidos por la angustia. El conductor del automóvil y su madre venían a pedir perdón. Mi padre les extendió la mano y así consiguió la fuerza para sobreponerse a su rabia y necesidad de venganza. Hoy siento en mi corazón que nuestra capacidad de perdón es la piedra angular de nuestra libertad en la vida.

Una semana después del funeral, la familia de mi madre, tías, tíos y primos que nos habían recibido en sus casas prácticamente cada fin de semana, nos rechazaron a mi padre y a mí. No les volví a ver hasta ocho años más tarde, cuando les invité a mi boda. Paralizada por el miedo, el trauma y la sensación de abandono, mi «vivir en la verdad» quedó en suspenso. Necesité muchos años y pasar por muchas y diversas experiencias en cuanto a relaciones personales para trabajar mi camino hacia el punto donde poder perdonarles y liberarme del sufrimiento. Tras la muerte de mi madre, sola y atemorizada en el internado, la hermana Denise empezó a ser cada vez más mi único vínculo con el amor incondicional que antes daba por sentado. Aún hoy día no pasa una semana sin que piense en ella.

Cuando dejé el colegio para ir a la universidad, mi padre se casó con una mujer con cuatro hijos y yo me quedé sola. A veces tenía tanto miedo que no podía irme a la cama; colocaba una butaca grande delante del fuego y dormía toda la noche sentada en el suelo. Así aprendí a vivir sola. Sin embargo, en todo aquel tiempo, de un modo extraño sentía que la vida me llevaba en la palma de la mano.

Sin ninguna atadura, a los 20 años emigré a Canadá y allí conseguí el título de asistenta social; volví a Australia, me casé con un canadiense que había conocido en Canadá y tuve tres hijos. A los diez años y con gran angustia, me divorcié. Mis sueños de formar una familia quedaron destrozados, sentí una terrible sensación de fracaso y luché por empezar de nuevo. Me volví a casar y tuve otro hijo, lo cual estuvo acompañado de una enorme gratitud y también esperanza. De aquí a unas cuantas semanas mi marido y yo celebraremos felizmente, con nuestros cuatro hijos, sus parejas y nuestros dos nietos, el 25 aniversario de nuestra boda. Si miro atrás, las heridas de mi infancia, las relaciones que tuve, los hombres con que me casé, los hijos que traje al mundo, las lágrimas y las risas, los años de terapia, los finales y los inicios fueron exactamente lo que necesité para crecer, sanar y ser sanada. Tengo la firme convicción de que el amor siempre encuentra un camino, y que todo valía la pena. Creo realmente que cada faceta de nuestra vida, correctamente considerada y asumida de modo compasivo, es la expresión de un empuje sagrado hacia la plenitud y la sanación. Muchas etapas de mi vida están entretejidas con las páginas de este libro. Tengo la esperanza de que el humor y el corazón que he puesto en las diferentes narraciones sirvan al lector, de vez en cuando, para encontrar inspiración, calidez y sustento. Que nos sirvan de recordatorio de que nos aman mucho más de lo que podemos soñar.

Índice analítico

abandono
  durante la infancia 215
  emocional 63
  enfrentarse al 59
  miedo al 224
  sensación de 152-153
  sentimientos alrededor del
    206-209
abortos 91-92
abuelas
  cambio de rol 226
  etapa reproductora 89
  poema acerca de las 225-226
  vida activa 225-226
abuso sexual en la infancia 189
actitudes
  basadas en el amor 28
  basadas en el miedo 28-33
  opciones 28-33
  reafirmación 29
actividad física 155, 159
adolescentes que se van de casa
    244-245
agorafobia 49
aislamiento, soledad 151-153
alejamiento de los adolescentes
    241-242, 247
alendronato 106, 160
Alzheimer, enfermedad de 128, 131

amor
  abrir el corazón al 248-249
  como fuente de poder 235-236
  condicional 247-248
  desde la tragedia 211
  entregar 242-243
  practicar la fuerza del 243-244
análisis de sangre
  cansancio 135
  menopausia prematura 40
  perimenopausia 39
anemia 37, 44
ansiedad. *Véase también* ataques de pánico
  cambios hormonales 47
  síntomas parecidos a los de la
    menopausia 37
apnea del sueño 38
aspectos emocionales de la
    enfermedad 133
ataque de corazón 10, 108
ataques de pánico
  deficiencia hormonal 36
  síntomas 47-48
  tratamiento 49-54
atractivo sexual 63
autoestima 136, 143
aventuras
  beneficios para el matrimonio
    202-203

chantaje de las 204
efectos emocionales 206

barbitúricos 120-121
Brown, Jim 82
Buber, Martin 216

«calentamiento global» 37, 44
«chepa de la viuda» 106, 160
«cuarta edad» 227
calcio
  «pérdida obligada» 157
  ingesta recomendada 159
  midiendo los niveles de 156
cambios bruscos de humor 146
cambios emocionales
  en el siglo pasado 217
cambios en cuerpo y alma 186-188
cambios en el estilo de vida como
      síntomas del SPM 86-87
cáncer
  apreciar el amor 211-212
  cervical 169
  endometrial 114
  sensible al estrógeno 22
  síntomas parecidos a los de la
      menopausia 37
cáncer de mama
  no diagnosticado 169
  riesgo genético 167
  SERM 158-159
  terapia de estrógeno 104
  tibolone 104
  TSH 9, 108, 165-167
cansancio
  aspectos emocionales 134
  extremo 135
  síntoma de 44
chantaje por una aventura 204
ciclo menstrual
  equilibrio hormonal durante el 82
  explicado 19-20
  gráfico del 19
  y vida reproductiva 79-80
compresas 222
comunicación

falta de 182
  puntos a tener en cuenta 214
conciencia, etapas de la 188-191
confianza
  falta de 56-57
  importancia de la 58-59
consejero matrimonial 40-41, 42, 57, 181
control 40-42
control de peso 139-144
corticoesteroides 18
crema de ñame 82
crioterapia 94-95
crítica interiorizada 52-53
cuerpo
  actitud de sanación 190
  cambios 139-144
culpar a los demás 249
curso de mejora y perfeccionamiento
      de la conducción 29

Dalton, Katherina 81
Danazol 114
Davis, Susan 21, 199, 257
decisiones, responsabilizarse de las
      propias 27-33, 249
deficiencia hormonal
  efectos de la 145-146, 206
  función cerebral 130-132
Dennerstein, Lorraine 145
densidad ósea. Véase
      también osteoporosis
  factores 156-157
  medición de la 156
  medidas preventivas 156
depresión
  antiguos tratamientos 147
  descripción 148-150
  endógena 11, 26
  exógena 26
  mejor definición de la 195
  otras causas 43
  síntomas parecidos a los de la
      menopausia 37
derrame cerebral 10, 108
deseo vs despertar sexual 175
dieta 142

disfunción intermitente de los ovarios 76-77
dolencia hepática 37
dolor
  acumulado 188-189
  sentimientos de 180
dolor de mamas 51, 102, 104-105
dones
  buscar nuestros 191
drogas, niños y 241-244

«el desparrame de la mediana edad» 141
educación recibida 60
ejercicio 142, 155
embriones
  congelados 95
  donados 95
emociones basadas en el miedo 29
endometrio
  excesivo crecimiento del (cáncer de) 113
  función menstruadora 112-114
  personalidad y endometriosis 40
  tejido excepcional 112
enfermedad de Hashimoto 45
enfermedades cardiovasculares 107
enfermedades mentales 129-131, 146
enfermedades mentales estigmatizadas 86
entusiasmo perdido 195
episodios de ansiedad. Véase ataques
      de pánico
equilibrio
  en la vida 191
  físico 101
estimulante para los ovarios 75
estradiol
  administración 102
  estrógeno más producido 18
  gráfico de ciclo menstrual normal 19
  gráfico de ciclo perimenopáusico
      normal 20
  parches 21, 198
  vías de aplicación 22
estrógenos
  cáncer sensible a los 165
  ciclo perimenopáusico 20

efectos secundarios de los 106
en dosis altas 22
función sexual 175
gráfico de ciclo menstrual normal
      19-20
implantes de 74, 75, 102, 149, 165
óvulos vaginales de 68, 75, 103
parches de 21
por vía oral 21
producción de 18-19
receptores positivos de 166
síntomas de la falta de 36-37
sosias de los 106
terapia a base de. Véase
      también HRT
  precauciones 168-169
  y cambios de humor 108
  y células endometriales 112
estrógenos vegetales 22, 121
estronio 22, 102, 198
estudio Dubbo de epidemiología de la
      osteoporosis 158
estudio HERS 107
estudio PEPI 142
estudio WHI 108
estudio WISDOM 108
etapas de la vida
  alargando los años de vida activa 227
  caos de sentimientos 207
  en la edad adulta 245
  moviéndose por las distintas 215
excitación sexual vs. deseo sexual
      174-175
expectativas
  comportamiento sexual 177
  comprensión 248
  vivir para los demás 51, 52
extirpación de mamas como medida
      preventiva 167-168

factores psicosociales en la madurez
  trastornos 146
falta de comprensión 56-57
falta de hierro 44
fármacos que alteran la conducta 85-86
fatiga 44, 136

felicidad
 actitud hacia el propio cuerpo 190
 crear la propia dicha 68
 cuatro etapas 182
fertilidad
 niveles según la edad 93
 salvaguardar la 94-96
 tratamiento para la esterilidad 93-96
 y reloj biológico 89-93
fibromas 113
FIV (fecundación in vitro) 93-96
fluoxetina 85
folículos primigenios 95
Fosamax 106, 160
fractura con un traumatismo mínimo
  157, 160
fractura de cadera 155
fracturas
 de cadera 159
 de cuña 160
 el estudio DOES 159
 traumatismo mínimo 157, 160
fracturas de cuña 160
Frankl, Victor 28, 30
frustración, sentimientos de 180, 204
fuerza interior 186
funcionamiento mental 129
función cerebral
 testosterona 123
 THS 130-132, 146
función eréctil 177
función sexual
 declive de la 173
 niveles de testosterona 198-199

Gimnasia, etapa crisálida 182, 186-188
glándula pituitaria 18
globulina transportadora de las
  hormonas sexuales (SHBG) 21
Graziottin, Alexandra 174
Greer, Germaine
 amas de casa 135
 menopausia 123-124
 sexualidad 175-176
 sofocos 120
Guerra de Bosnia 235

Hartman, profesor Peter 163
hemorragia
 disfuncional 112, 114
 fuerte 113-115
 incordio 113, 116
 posmenopáusica 115-116
 uterina 111
Hepburn, Katharine 140
herramientas 13, 50-51, 56-58,
  253-254
hidratos de carbono 139
hijos
 papel patriarcal 226-227
 seguir salvando a los 228
hinchazón de mamas 102-106
hiperhidrosis 123
histerectomía
 laparoscopia y 114
 objeciones a la 114
 pérdida de ovarios 72
 recuento de ovarios 38
 respuesta emocional acerca de la 115
 tratamiento hormonal tras la
  102-103
historias de vida
 dejar atrás viejas 184-186, 192, 212,
  237, 237-239
 de parientes 183-187
 nuevas 185-187
hombres
 alcance de la madurez 62
 alcohólicos 196
 chequeo físico y emocional en la
  madurez 229
 con cargos relevantes 62
 crisis de madurez 206
 crisis en la madurez 201
 objetivo primordial de los 212
 problemas relacionados con los 202
 problemas sexuales 176-178
 sus hormonas 196
 trastornos en la madurez 146
 y menopausia 201-206
 y sofocos 120
homosexualidad
 respuesta de la familia 31-32

Hormona foliculoestimulante (FSH, siglas en inglés) 18-19, 92-94
hormonas. *Véase también* estrógenos y progesterona
de «lucha y huída» 43
desequilibrio en la perimenopausia 55-58
función sexual 175
medición de los niveles hormonales 35-36
sexuales 17-20
síndrome premenstrual 85
tipo de personalidad 76-77
hormonas sexuales 17-21

I and Thou 216
impotencia 177
independencia, perder la 155
infancia
abandono 215
abusos sexuales en la 189
efectos en el futuro 50
privaciones en la 149
problemas no resueltos 41-42, 53-54, 61
infertilidad, tratamientos para 92-96
inhibidores selectivos de la recaptación de serotonina (ISRS) 85
interiorización de la historia de su madre 182
intimar con una misma 190
intolerancia al calor, sofocos 122

Jampolsky, Dr. Jerry 239
Jequier, doctora Anne 92-95
Jonás 208

Kitzinger, Sheila 227

"la epidemia silenciosa".
Véase osteoporosis
«las edades de las mujeres» 139-140
lactancia materna
Nueva Guinea 163
Lee, Dr. John 37, 81
Lee, Gipsy Rose 140

lenguaje
cambiar el 249
efectos del 30
Lessing, Doris 65-66, 69, 76-77
LH (hormona luteinizante) 18
libido
definición 174-175
fallo de la 56
mermada 173-178, 195-196
recuperada tras el tratamiento 197
Loren, Sofía 139

madurez
cambio de las relaciones en la 216
cambios y desafíos 25-33
llegada de los hombres a la 62
nueva etapa en la relación de pareja 215
pérdida de memoria 127-132
reencuentro de la libertad en la 66-68
rito de la travesía en la 182, 187
sentimientos de sufrimientos en la 179-180
mamas
bultos 164
papel en la sociedad 163-164
recargadas 102, 105
mamografía 104
mareos 101
maridos
«¡Venga, anímese» 56
abandono emocional 152
aventuras 59-60
detrás de mujeres más jóvenes 57, 61-62, 143, 173, 213, 251-252
maternidad
el mayor regalo de la 215
tardía 224
tardía o pospuesta 91-97
Maushart, Susan 134
menarquía. *Véase* menstruación
menopausia
afrontar la depresión de la 145-146
antigua definición de 133
cinco síntomas principales de la 36-37

duración de la 223
efectos en la mujer y en sus huesos 155
efectos negativos de la 66
efectos positivos de la 66-69
experiencias varias de 123-124
exposición negativa por parte de los medios de comunicación 65
inducida quirúrgicamente 38, 71-72, 74
inicio de la 12
niveles hormonales 18-19
no comentada 223
prematura 39, 71
significado de la 11
síntomas parecidos a los de la 37-38
transición natural 69
tratamiento de la 10-12, 22
valoración individual 21
y pérdida de hormonas masculinas/femeninas 201
menorragia 112-114
menstruación
historia de dificultad 76
inicio de la 221-222
ni la naturaleza la desea 112
y mujeres «primitivas» 223
y mujer moderna 222
modelo a seguir, falta de 41
mujeres
reacciones a las reacciones de los hombres 204-205
su foco vital 212-213
trastornos en la madurez 146
mujeres emigrantes
aislamiento social 151
infancia llena de privaciones 149
soledad 149-151
mujeres japonesas y sofocos 124
mujeres jóvenes y TSH 72
mujeres mártires 149
mujer menopáusica, transición biológica de la 145-146
Murdoch, Iris 129
necesidad de ser necesitada 212-213
necesidad de valoración 136

necesidades sexuales 176-178
negación 41
niños
cambios que conllevan 84
desarrollo del yo 216
Nordin, Christopher 155
nostalgia del ayer 59-64
Nueva Guinea
estatus de las mujeres menopáusicas en 222
lactancia 163
papel de la mujer 135
vida reproductiva 79

osteoporosis. Véase también densidad ósea
a largo plazo 108
medición de la densidad ósea 105
perder la independencia 155
prevenir la 158
tratamiento de la 106
TSH y 10, 60, 105-106
otredad consciente 215-216
ovarios. Véase óvulos
disfunción ovárica inducida 73
disfunción ovárica intermitente 75
extirpación de 38, 72
ovulación
a finales de la treintena 82
estimulación de la 96
proceso de 18
óvulos
congelados 94
donados 95
estimulación 94

«punto máximo de la masa ósea» 157
palpitaciones 47-48
paz
interior, pasos para la 182
sensación de 250
paz interior, cuatro etapas para la 182
pensamientos positivos diarios 217
pérdida de memoria 127-132
pérdida de memoria en la madurez 127-132

pérdida de un bebé 234
perdón
  cartas de 248
  como clave de la felicidad 237-239
  cuánto tiempo se tarda en perdonar 239
  del ex marido 243
  de uno mismo 245
  ejercicio de 239
  experiencias pasadas de 233
  falsas ideas 235-237
  liberarse 183-186
perimenopausia
  entrar y salir de la 55
  explicación de la 35-36
  gráfico de ciclo de la 20
  identificar la 39-41
  inicio de la 11
  reducción de la fertilidad 89-97
  riesgo de enfermedades
    cardiovasculares 108
período. *Véase* menstruación; ciclo
    menstrual
personalidad
  efectos en la función hormonal 76-78
  propensa al SPM y el TDPM 86
persona perfeccionista
  críticas maternas 53
  efecto en la función hormonal 76
píldora anticonceptiva
  efectos secundarios 83
  en la perimenopausia 57
  para controlar hemorragias excesivas 114
  para controlar las reglas 75
  síndrome del ovario resistente 73
  y mujeres de mediana edad 38-39
Premarin 198
preñez
  al final 91
  en la juventud 95
  medidas de salvaguarda 93
  no planificada 90
  pospuesta 89-93, 95-96
presión arterial, sofocos 123
problema coronario no detectado 136
problemas emocionales
  tratamientos a los 11

problemas sexuales y relaciones
    sentimentales 176
progesterona. *Véase*
    también tratamiento de
    sustitución hormonal (TSH)
  células endometriales 112
  ciclo menstrual 20
  crema 82
  efectos de la falta de 82-83
  gráfico de ciclo perimenopáusico 19
  introducción de 17
  papel de la 72
  preocupación acerca de la
    progesterona del TSH 107
  producción de 18
  tratamiento sustitutorio de 37
  y SPM tema de debate 80
Prozac 85
psicoterapia
  depresión 150
  síndrome premenstrual disfórico 84

quimioterapia 73
Quindlen, Anna 90-91

rabia y la crítica, la 192
radioterapia 73
raloxifeno 106, 158, 168
Reagan, Nancy 227
reconstrucción del alma 207
relaciones
  cultivar las 211-218
  en la madurez 245
  existencia paralela 180-181
  necesidades sexuales 176-178
  profundizar las 246
renacimiento 207-208

sabiduría 191-192
sanación actitudinal, principios de la 249
sanación interior 181
Sarandon, Susan 144
seguridad emocional 42, 181
sentimientos
  rastrear los 252
sentimientos de inferioridad 185

sentirse reflejada 216
sequedad de piel 45
sequedad vaginal 51, 68, 103, 197, 205
SERM
  sosias de los estrógenos 106
  tras el cáncer de mama 168-169
  y osteoporosis 158-159
sexo y cerebro 175-176, 205
sexual
  excitación vs. deseo
      174-175
  atractivo 63
  función
      declive de la 173
      niveles de testosterona 198-199
sexualidad
  en la madurez 173-177
  inexistente 103
  no esperada 216
síndrome de «¿qué he venidoa buscar
      aquí?» 127
síndrome del ovario resistente 73-74
síndrome premenstrual (SPM) 36
  cambio premenopáusico 86
  cambios bruscos de humor 146
  cambios en el estilo de vida 83-84
  explicado 80-86
  parches de testosterona 196
  personalidad y 76, 86
  píldora anticonceptiva 83
  Prozac y 85
  tratamientos para controlar los
      síntomas del 84
síndrome premenstrual grave (SPM) 83
síntomas parecidos a los de la
      menopausia 37-38
sistemas de valores de nuestros padres
      183
Smith, Margaret 246, 293
sofocos 119-121
  antiguos tratamientos 120
  causas 120
  causas no hormonales 44
  intolerancia al calor 122
  mujeres japonesas 124
  otras reacciones 119

tratamiento con estrógenos
      103-104, 109
  y rubor 120
sonrojo o rubor, sofocos
      120-121
sudores nocturnos 39-40
sudor excesivo 123
suicidio
  masculino 208
  motivos para el 150-151
  pensamientos de 63

«tan sólo que…» 254-255
«tercera edad» 227
tamoxifeno 75, 103, 158, 165, 168
tampones 222
tejido ovárico congelado 95
tensión premenstrual. Véase síndrome
      premenstrual
terapia de la gonadotropina 93
terapia sustitutiva de estrógenos
      (ERT, siglas en inglés) 9
testosterona
  crema de 76
  efectos secundarios de la 197
  implante de 75
  inexistencia de pruebas fehacientes 199
  medición de los niveles de 21-22
  niveles bajos de 74
  papel de la 72, 196
  parches de 196
  tratamiento sustitutorio de
      198-199
  y función cerebral 131-132
tibolone 51, 104, 116, 166, 168
tiroides
  hiperactividad 37-38, 44
  hipoactividad 37, 45
tomarlo todo a guasa 56
trabajo doméstico 134
trabajo doméstico despreciado
      134-136
transtornos mentales, historial clínico
      familiar de 224
trastorno disfórico premenstrual
      (TDPM) 80, 84-86

tratamiento de sustitución hormonal (TSH)
con ataques de pánico 49-52
con osteoporosis 60, 105-107, 159
debate 9
después de un cáncer de mama 169
dosis altas 72
efectos secundarios del 111-113
en Australia 10
exclusivamente a base de estrógeno 112-113
impacto en las abuelas 227
información del producto 101-102
mejora de la libido 197
mejora en la calidad de vida 146-147
miedo al cáncer de mama 164-166
mujeres jóvenes y 72
perimenopausia 35
preocupación acerca del 11-12
preocupación acerca de que la progesterona del 107
terapia cíclica 113, 142
terapia combinada 113
terapia continua 107, 113
ventajas 146
y aumento de peso 141-143
y función cerebral 130-132, 146
y memoria inmediata 129

ultrasonidos 104

vejez
cambios en la 139-144
etapas de la 227
mensajes negativos acerca de la 252-253
signos de 27
¡Venga, anímate! 47-54
vello facial 196
verse libres 66
versos de mi madre 133
vida
encontrarle un significado 251-256
responder a los cambios 28-29
sucesos críticos 26-28
vida reproductiva 79-80, 86
Virginia Woolf 11, 150
virus del papiloma humano (HPV) 169
vulnerabilidad en la edad adulta 11

yo
adaptado 52-53
compromiso con el propio 190
conciencia del propio 217
dudar del propio 60
inseguraridad 57
interno 52
sensación de pérdida del propio 55

Notas

La Dra. Margaret Smith ha escrito los capítulos médicos. Patricia Michalka ha participado en los capítulos 20 y 23, así como en todos los capítulos de la quinta parte, en el tema del bienestar emocional. Margaret se ha inspirado también en la experiencia de Patricia en los capítulos del 2 al 5 y el capítulo 22.

Se ha tenido especial cuidado en la búsqueda y recopilación de información, así como en las citas que contiene este libro. En él se anima al lector a buscar tanta ayuda como considere necesaria. Las autoras y la editorial declinan cualquier responsabilidad derivada de la utilización de la información que se proporciona en el libro.

Asimismo, se han realizado todos los esfuerzos pertinentes, por parte de las autoras y de la editorial, para cumplir fielmente con los derechos de autor. Sin embargo, si se ha pasado por alto, de modo involuntario, cualquier información o referencia, se corregirá cuando sea posible.

Índice

Introducción 9

Parte 1. ¿Soy yo o son mis hormonas? 15
1. Hormonas, ¿podemos *funcionar* sin ellas?. 17
2. ¿Y ahora, ¿qué más me va a pasar? 25
3. Si no es la menopausia, ¿qué es?. 35
4. ¡Venga, anímate!. 47
5. La madurez emocional 55
6. ¿Tiene que ser la menopausia un problema?. 65
7. No puede ser la menopausia, eres demasiado joven 71
8. Guerra y paz: trastornos menstruales y síndrome
   premenstrual 79
9. ¡Ay, me olvidé de tener hijos! 89

Parte 2. Síntomas y tratamiento de la menopausia. 99
10. Cambios y alteraciones: conseguir un buen equilibrio
    con tratamiento. 101
11. Sangrar o no sangrar, ésa es la cuestión 111
12. Salir disparada de los restaurantes: los sofocos 119
13. Perder la cabeza: el síndrome de, «¿qué he venido a
    buscar aquí?» 127
14. ¡Estoy enferma y cansada de estar enferma y cansada! 133
15. Tal como éramos: problemas de sobrepeso 139

16. No hacer señales ni ahogarse: afrontar la depresión 145
17. Prevención de la osteoporosis........................ 155
18. Estar al corriente de las cosas: el riesgo de contraer cáncer
en la madurez 163

Parte 3. Sexualidad y relaciones personales 171
19. La sexualidad en la madurez: ¡yo tengo demasiado calor
y él ronca! 173
20. Sexualidad y relaciones personales: la necesidad del amado ... 179
21. Falta de estímulo y recompensa. La testosterona ayuda 195
22. Hombres y menopausia 201
23. Cultivar las relaciones........................... 211

Parte 4. Cambiar de actitud hacia la menopausia 219
24. ¿Mamá, te has puesto el parche?..................... 221
25. ¿Dónde se han metido las abuelas?................... 225

Parte 5. Vías de sanación 231
26. El perdón: bálsamo sanador y llave de la felicidad 233
27. El amor encuentra un camino 241
28. Encontrar un significado en nuestro interior 251

Notas de las autoras 257
Agradecimientos................................... 269
Lecturas recomendadas............................... 271
Páginas web útiles 273
La historia de Margaret 275
La historia de Patricia............................... 279

Elogios del libro

«Son muchos los que hablan de medicina "holística", pero pocos los que la llevan a cabo. Éste es un libro sobre la menopausia que examina realmente la mente, el cuerpo y el espíritu. La menopausia es una época de la vida en la que no sólo se producen trastornos físicos, como sofocos o alteraciones que necesitan atención, sino también otros temas que quedan ocultos. Pueden ser temas relacionados con la maternidad, el miedo a la muerte, preocupaciones respecto a la pareja o a los hijos o incluso al proyecto de vida. He disfrutado especialmente del capítulo dedicado al perdón. Margaret y Patricia tienen que sentirse muy dichosas de haber escrito un libro tan útil.»

> *Dr. John Eden, catedrático adjunto de endocrinología reproductiva de la New South Wales University (Australia); director del Sydney Menopause Centre (Centro de menopausia de Sydney) y de Natural Therapies Unit (Unidad de terapias naturales) del Royal Hospital for Women de Sydney.*

« *¿Soy yo o son mis hormonas?* es ciertamente una guía, un callejero, para moverse por el laberinto de la madurez. Si usted es una mujer menopáusica o cree que está en camino de serlo, no salga de casa sin él.»

> *Susan Maushart, autora de* What Women Want Next *(Lo que las mujeres quieren luego),* Wifework *(El trabajo doméstico), y* The Mask of Motherhood *(La máscara de la maternidad).*

«Aquellas mujeres desconcertadas por los extraordinarios cambios que experimentan sus cuerpos encontrarán en este libro una gran ayuda y un gran consuelo, y aprenderán en él cómo las hormonas afectan a su comportamiento.»

Dr.Barry G. Wren, ginecólogo, presidente y fundador de la Australian Menopause Society (Sociedad australiana de la menopausia).

«Las hormonas juegan un papel complejo en nuestras vidas, tanto física como psicológicamente. Los consejos que la doctora Margaret Smith y Patricia Michalka nos dan en este libro son muy oportunos, y proporcionan a las mujeres australianas una mejor información sobre su salud y su bienestar. Este libro es una buena herramienta para ayudarnos a investigar sobre nuestras posibilidades, para determinar si la culpa es de las hormonas o para ver si, realmente, debemos abordar otros temas que nos garanticen una vida larga y saludable.»

Fundación Jean Hailes para la salud femenina.

«Este libro es una contribución importante para las mujeres. Contiene temas prácticos compartidos por dos mujeres admirables que son, a la vez, maestras excepcionales. Amigas y compañeras durante más de 20 años, las he visto siempre practicar con el ejemplo. Escriben de modo sencillo y directo, con la sabiduría práctica de quien ha decidido en la vida seguir el camino de la paz, del amor y de la gratitud.»

Dr. Jerry G. Jampolsky, escritor y fundador del International Centre for Attitudinal Healing (Centro Internacional de sanación actitudinal).

«Se trata de un libro delicioso que reconfortará a aquellas mujeres que experimentan una serie de síntomas y emociones en la época de inicio y desarrollo de la menopausia. Lleno de anécdotas y de historias de cientos de mujeres que han sufrido muchos de esos síntomas y emociones, la obra analiza con sumo cuidado los problemas en un intento de discernir entre lo relacionado con disfunciones ováricas y lo que se refiere a cuestiones de tipo psicológico y relacional.

Estas dos expertas clínicas comparten con el lector sus planteamientos sobre los complejos problemas a los que se enfrentan las mujeres cuando las hormonas empiezan a experimentar cambios que alteran sus cuerpos y sus relaciones. La poesía y la prosa utilizadas para presentar el tema de cada capítulo reflejan el cuidado y el esmero de las autoras. Aquellas mujeres desconcertadas por los extraordinarios cambios que experimentan sus cuerpos encontrarán en este libro gran ayuda y gran consuelo, y aprenderán cómo las hormonas afectan a su comportamiento.»

Dr. Barry G. Wren, ginecólogo, presidente y fundador de la Australian Menopause Society (Sociedad australiana de la menopausia).

«Hoy en día se habla mucho de la excesiva medicalización de la menopausia. Margaret Smith y Patricia Michalka son dignas de elogio por este libro tan ponderado que contempla los aspectos médicos de la menopausia desde una perspectiva global… Me encanta el hincapié que hacen en la valoración personal y en la visión holística de los problemas femeninos, así como en la contemplación global de los muchos cambios que tienen lugar en la madurez. El sumario es realmente útil.»

Henry Burger, catedrático, AO, FAA, Endocrinólogo de la Fundación Jean Hailes para la salud femenina, en Melbourne, y cofundador de la primera clínica menopáusica del Prince Henry Hospital, en 1971.

Si lo desea puede enviarnos algún comentario sobre

¿SOY YO O SON MIS HORMONAS?

Esperamos que haya disfrutado con la lectura y que este libro ocupe un lugar especial en su biblioteca particular. Dado que nuestro principal objetivo es complacer a nuestros lectores, nos sería de gran utilidad recibir sus comentarios, enviando esta hoja por correo, fax o correo electrónico a:

EDICIONES OBELISCO
Pere IV 78, 3º 5ª
08005 Barcelona (ESPAÑA)
Fax: (34) 93-309-85-23
e-mail: comercial@edicionesobelisco.com

✍ Comentarios o sugerencias:
_____
_____
_____

✍ ¿Qué le ha llamado más la atención de este libro?
_____
_____
_____

✍ ¿Desea recibir un catálogo de nuestros libros? (Válido sólo para España.)
❏ SÍ   ❏ NO

✍ ¿Desea recibir nuestra agenda electrónica de actividades?
❏ SÍ   ❏ NO

Si desea recibir **NUESTRA AGENDA ELECTRÓNICA** de actividades con conferencias, talleres y eventos, además del boletín con las nuevas publicaciones, puede darse de alta automáticamente en nuestra web **www.edicionesobelisco.com** y facilitarnos sus datos en el apartado Suscríbase.

Nombre y apellidos:
Dirección:
Ciudad: Código Postal:
Provincia/estado: País:
Teléfono: E-mail:

¡Gracias por su tiempo y su colaboración!